Editorial

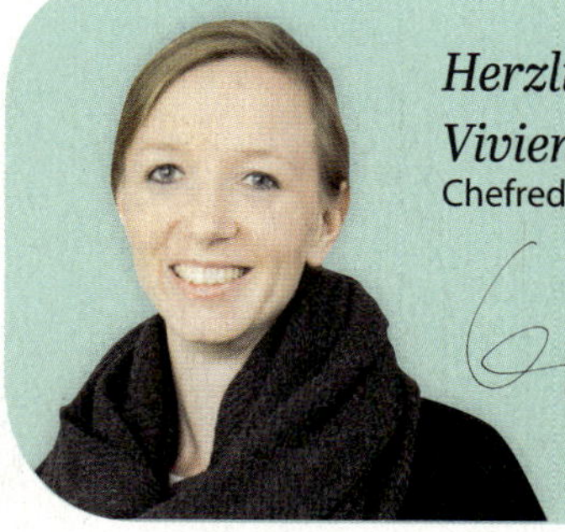

Herzlichst eure
Vivien Koitka
Chefredakteurin

Liebe Leserin, lieber Leser,

besser Bescheid zu wissen, ist der Schlüssel ~ … gilt in jeder Lebenslage. Sie lässt sich au… anwenden. Wir alle essen jeden Tag – zun… …, abends und zwischendurch. Wer unsere reichlich v… …bensmittel, ihren Geschmack und ihre Verwendungsmöglichke… …kennt und zudem weiß, wie sie auf unser Wohlbefinden wirken, kann sie gezielt einsetzen. Auch um ganz persönliche Ziele zu verfolgen – und das mit jeder Mahlzeit. Um sich gesund zu ernähren, muss man zum Glück kein extra Studium absolviert haben. Die vier wichtigsten Grundlagen lauten: Mahlzeiten möglichst selbst kochen und backen, dabei am besten unverarbeitete Zutaten verwenden, niemals auf Essen verzichten und zuletzt: jedes Gericht bewusst genießen. Wer daheim mit dem Thermomix® arbeitet, wird jetzt zustimmen: Das mache ich alles schon so! Daher geht es in dieser SPEZIAL-Ausgabe von ***mein ZauberTopf*** *darum, unterschiedliche Ernährungsformen kennenzulernen. Wer eine Woche nach einer Methode gekocht und gegessen hat, wird sich und die Welt des Genusses noch ein Stückchen besser kennen. Ich wünsche euch viel Spaß beim Ausprobieren und Mixen!*

Sei dabei!

In unserer **mein ZauberTopf**-Facebook-Gruppe **„Abnehmen mit Thermomix®"** tauschen sich inzwischen über 23.000 Thermomix®-Nutzer täglich über ihre Erfahrungen aus, stellen Fragen und teilen natürlich jede Menge tolle Rezeptideen. Werde Teil der Community und rede mit! Wir freuen uns auf dich!

Titelfotos: Tina Bumanni (1); Anna Gieseler (1); Sabine Wacker (1)
Editorial-Fotos: Kathrin Knoll (1); Archiv (2), Sabine Wacker (1) | Illustrationen: Archiv

Plant eure individuelle Mix-Woche

GANZ OHNE VERZICHT

Ihr wollt die Rezepte dieser Ausgabe nach eurem Geschmack zu einer abwechslungsreichen Genusswoche verplanen? Ab Seite 130 findet ihr dafür alle Rezepte unserer 4 großen Ernährungswochen als Kärtchen zum Ausschneiden. Diese könnt ihr auf den Blanko-Wochenplan auf Seite 139 verteilen, wie es euch gefällt.

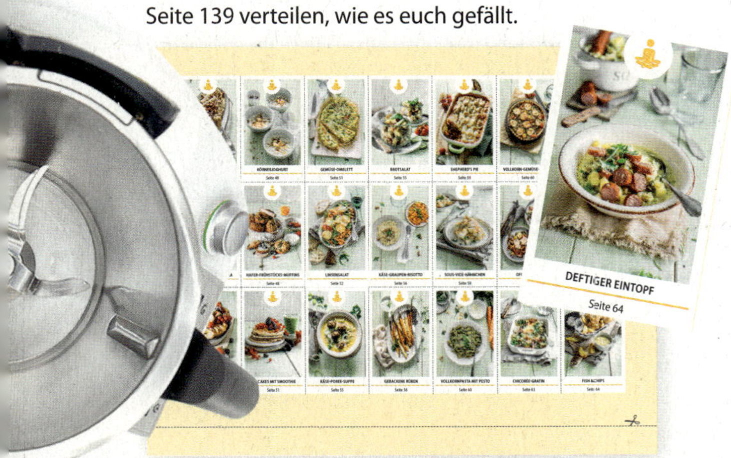

Basenfasten – so einfach geht's mit dem Thermomix®

PLUS: EXPERTIN SABINE WACKER IM INTERVIEW

Fasten liegt absolut im Trend. Speziell das Basenfasten begeistert viele von uns, die sich gern mit ihrer Ernährung auseinandersetzen. Was es mit dieser natürlichen Art des „Entgiftens" auf sich hat, erfahrt ihr zunächst ab Seite 72. Inspiration geben euch zudem unsere 21 Rezepte für eine ganze Basenfasten-Woche ab Seite 74. Wir haben außerdem die Begründerin dieser Methode interviewt: Sabine Wacker gibt ab Seite 100 Einblicke, wie sie die Kur entwickelt hat und welche Ziele ihr damit erreichen könnt. Mehr über andere beliebte Fastenarten findet ihr darüber hinaus in Kurzporträts ab Seite 102.

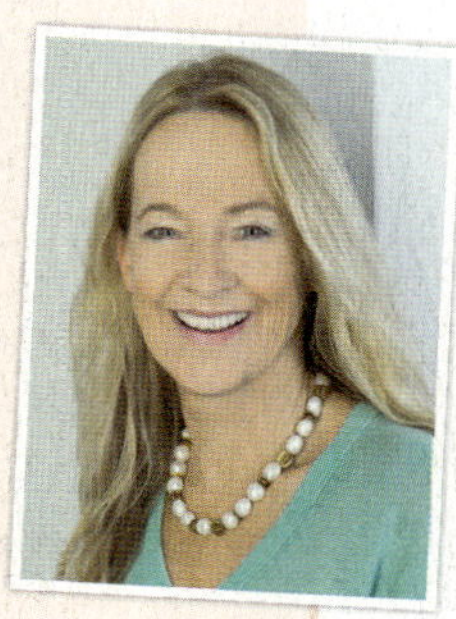

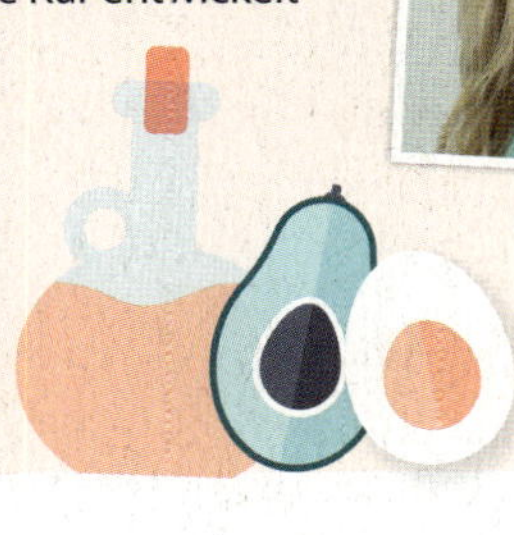

Inhalt

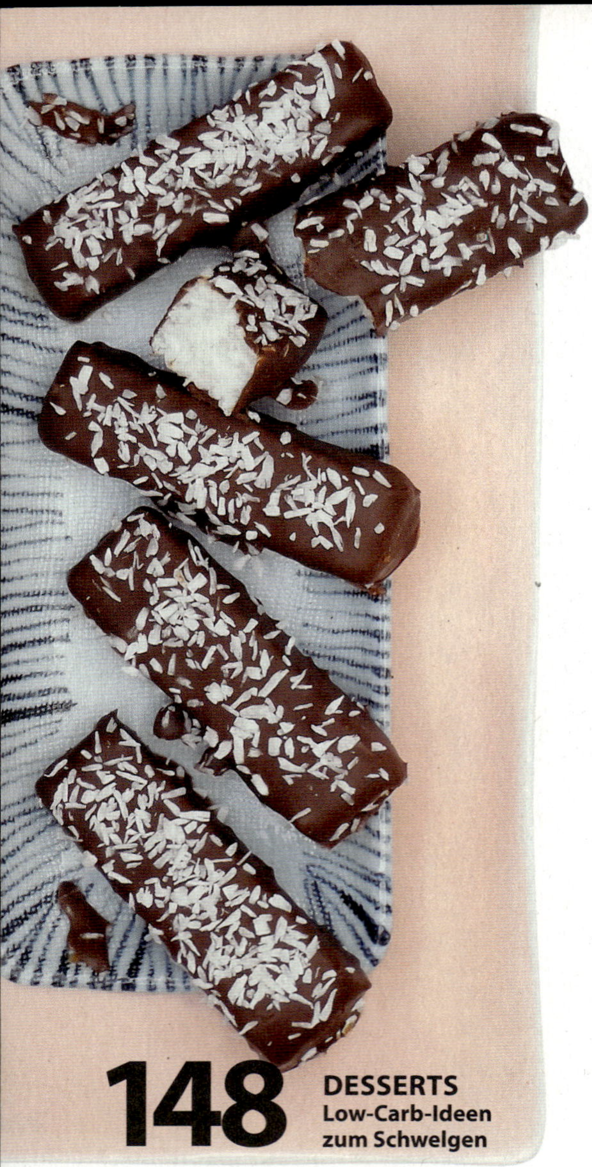

148 DESSERTS
Low-Carb-Ideen zum Schwelgen

Unsere Themen

Service

Standards

★ Titelthemen

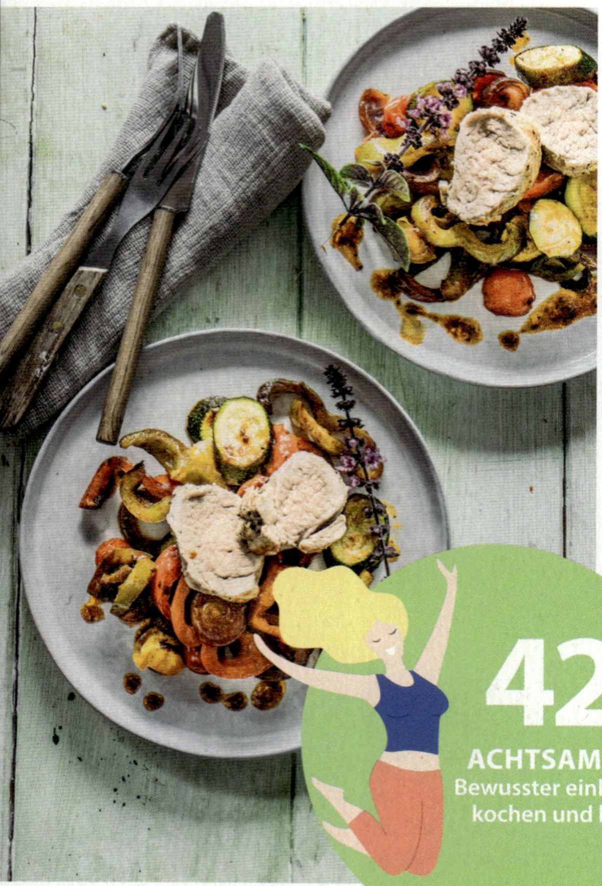

42 ACHTSAMKEIT
Bewusster einkaufen, kochen und leben

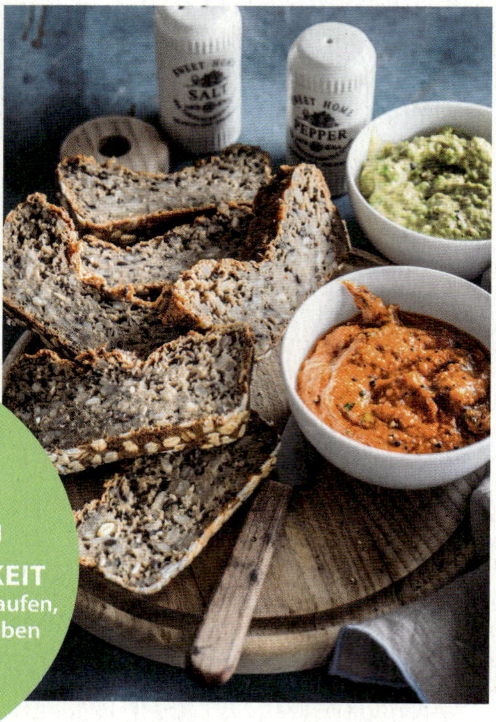

104
GLUTENFREI – BROT & CO. MAL ANDERS
Lieblingsrezepte mit köstlichen Alternativen zu Weizen, Roggen & Co.

Basis REZEPTE

WIE PRAKTISCH!
Unsere Thermomix®-Basisrezepte erkennt ihr an diesem Hinweis!

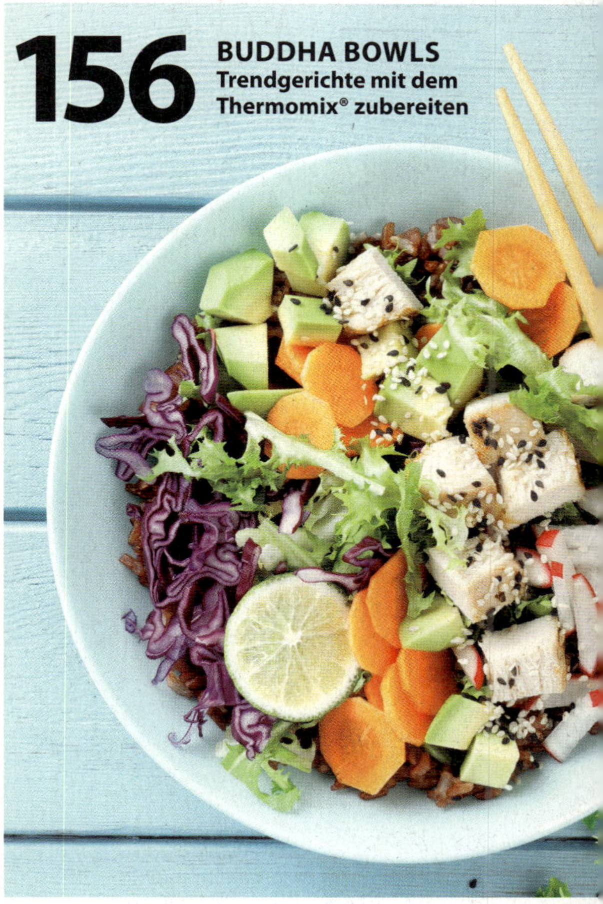

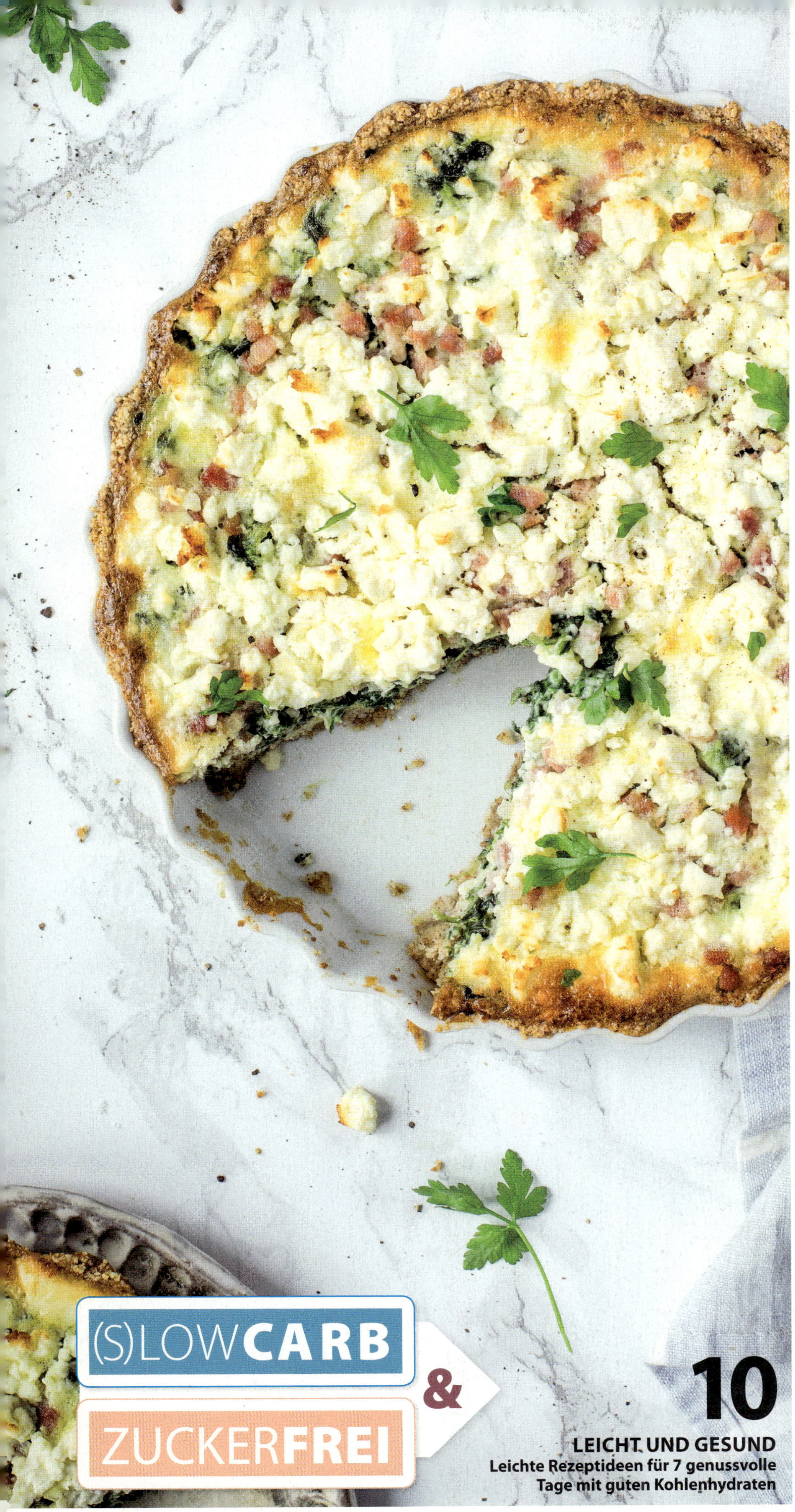

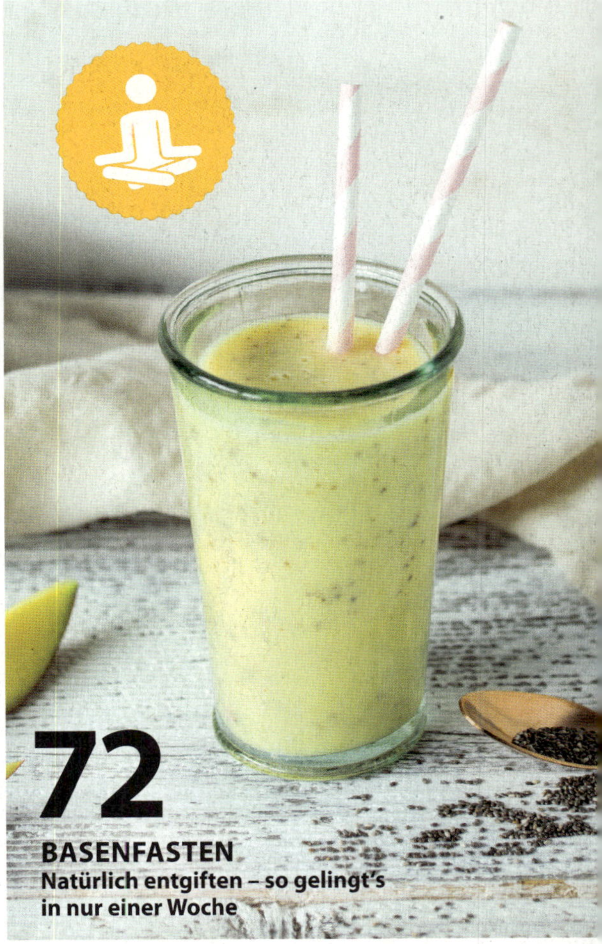

Fotos: Friederike Fänger (1); Tina Bumann (2); Désirée Peikert (1); Anna Gieseler (1); Gettyimages/Yelena Yemchuk (1)

Herzhaftes

mein ZauberTopf Rezepte dieser Ausgabe

TITELREZEPT

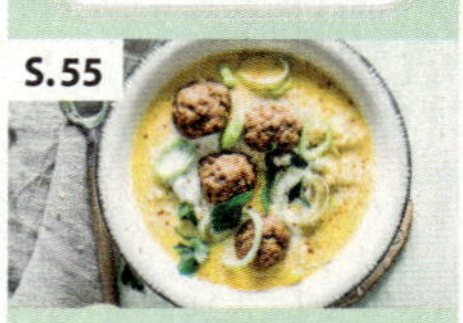

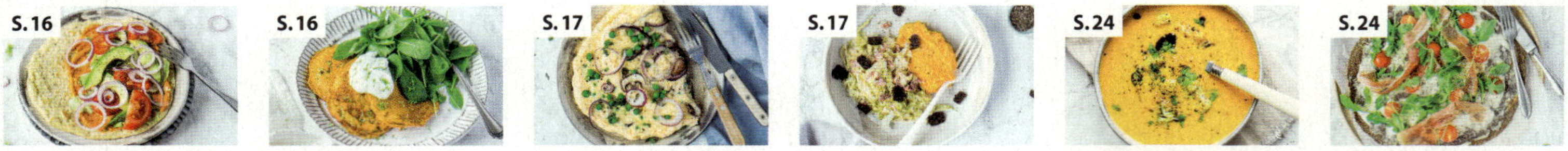

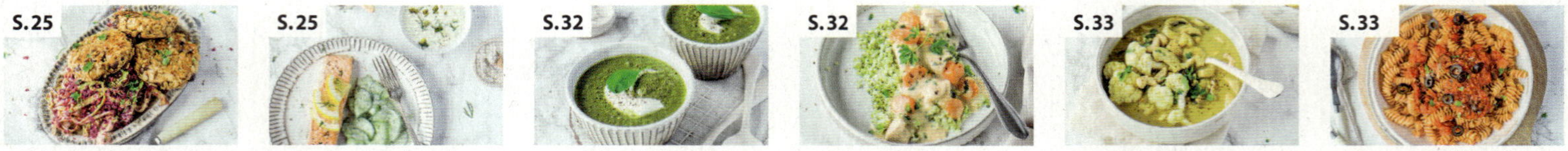

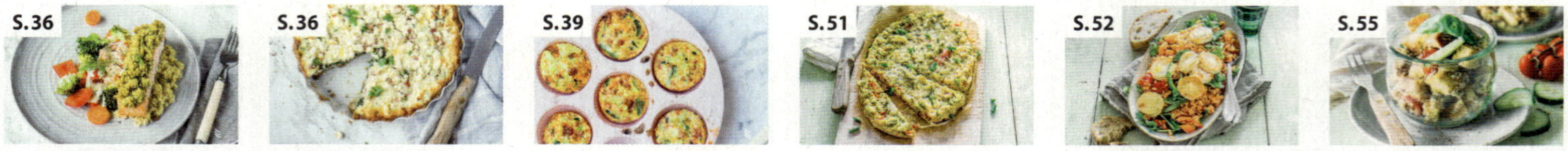

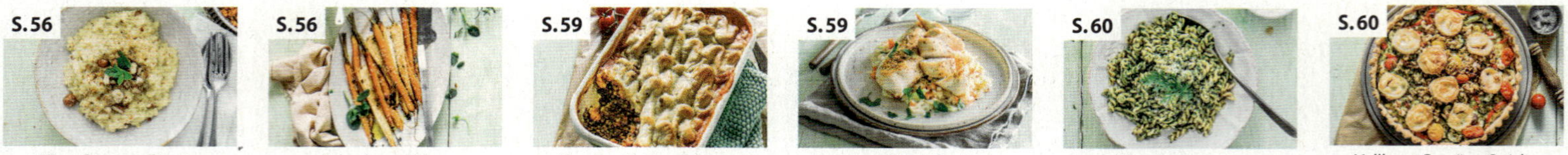

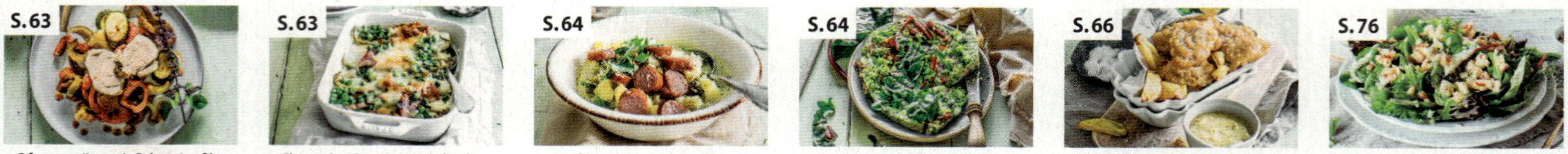

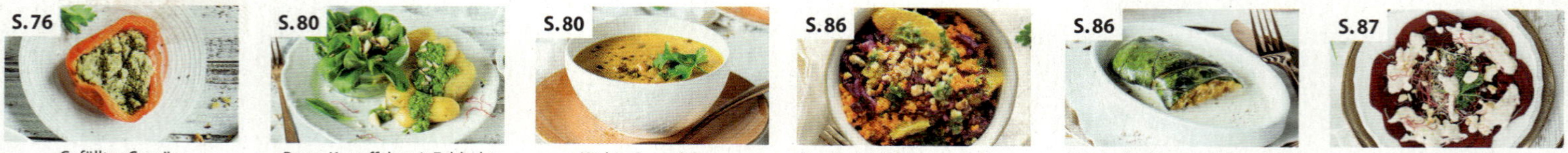

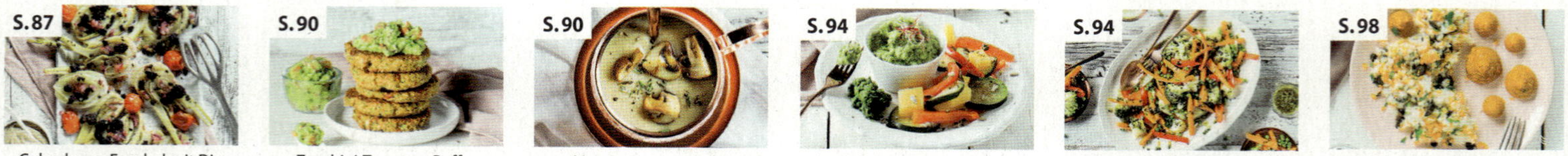

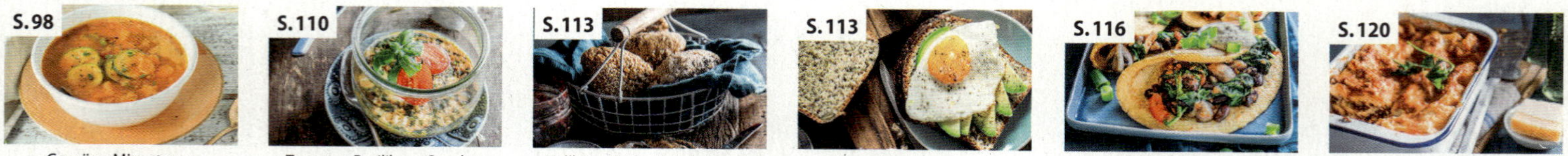

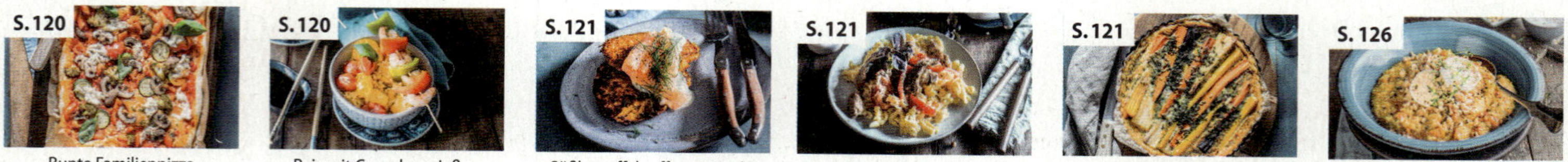

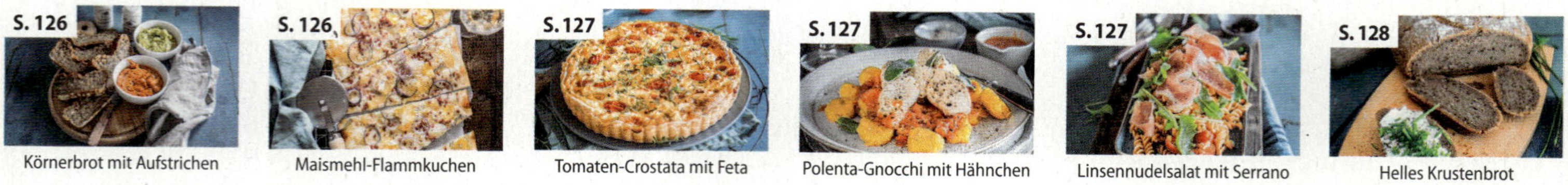

Unsere verwendeten Symbole im Überblick

Mixtopf = | **Sanftrührstufe** = | **Linkslauf** =

Spatel = | **Teig-Modus** =

Diese Symbole haben wir zu allen Rezepten gesetzt. Sie zeigen, welche Ernährungskriterien ein Gericht erfüllt, und helfen euch, Gerichte eurer Wahl zu individuellen Wochenplänen zu kombinieren.

Vegetarisch · Vegan · Laktosefrei · Glutenfrei

Kalorienarm · LOW CARB Low Carb · LOW FAT Low Fat

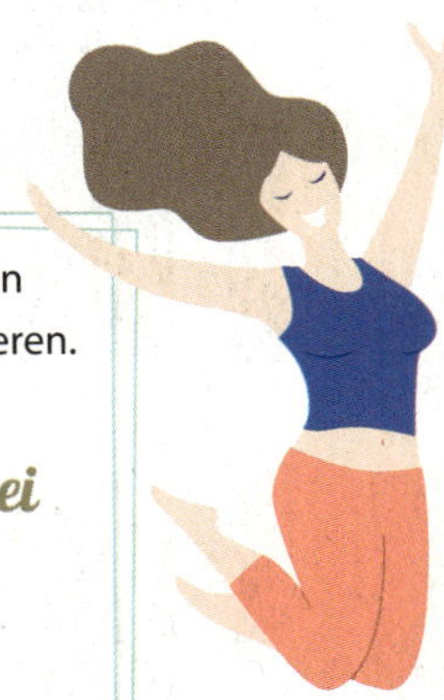

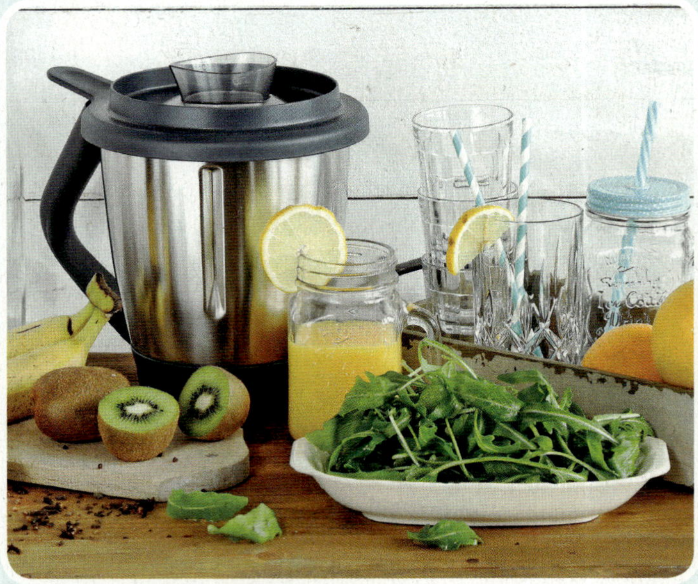

Gesünder mit Thermomix®

Wie nimmt der **Thermomix® Einfluss** auf die tägliche Ernährung derer, die ihn besitzen? Wir haben 2.000 **mein ZauberTopf**-Fans befragt. Findet ihr euch in den Antworten wieder?

Mit dem Thermomix® kochen die meisten Befragten

mehr!

frischer

gesünder

natürlicher

schneller

abwechslungsreicher

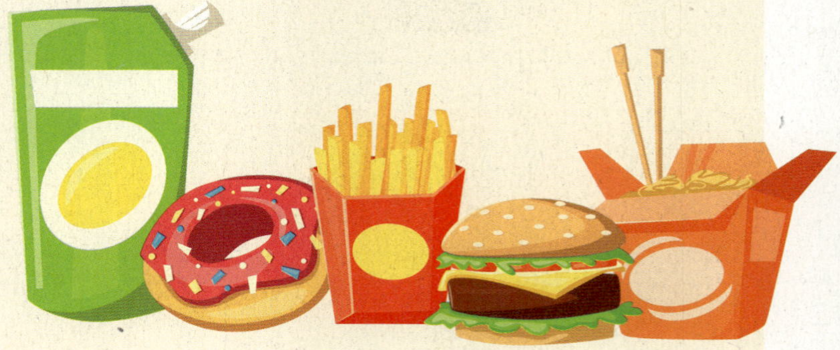

71% verzichten dank Thermomix® auf Fertigprodukte und Fix-Tüten

„Ich nutze lieber frische Zutaten!"

SELBST GEMIXT werden in erster Linie

Gemüse-Gewürzpaste

Brot

Varoma-Gemüse

JA! 70 % haben schon mal eine DIÄT gemacht

Jeder 12. verzichtet auf oder isst weniger Fleisch

NACHHALTIG: Fast alle Befragten kaufen

- möglichst wenig Verpackung
- mit eigenen Körben und Einkaufstaschen
- gern Lebensmittel im Glas, um dieses weiterzuverwenden
- loses Obst und Gemüse

60 % haben schon mal LOWCARB gekocht!

Niemals verzichten wollen Thermomix® Nutzer auf

Brot 1

Nudeln 2

Schokolade 3

(S)LOW CARB & ZUCKERFREI

Weniger Kohlenhydrate und kein Zucker mehr, dafür voller Genuss – wir verraten euch die besten Tipps für **die Trend-Diät** sowie 21 neue Rezepte mit einem klaren Ernährungsplan für eine ganze Woche

Low Carb – ein Ernährungstrend, der sich zu Recht seit Jahren hält. Übersetzt bedeutet er „wenig Kohlenhydrate". Hierbei wird die Kohlenhydratmenge auf unter 100 g, strenger genommen unter 70 g am Tag beschränkt. Auch Haushaltszucker zählt zu den Kohlenhydraten. Für diesen empfiehlt die Weltgesundheitsorganisation grundsätzlich höchstens 25 g am Tag, also ungefähr 5 TL. Zucker ist per se nicht schlecht, er süßt das Essen, liefert schnell Energie und setzt Glückshormone frei. Doch im Alltag nehmen wir unbewusst zu viel davon zu uns, was auf Dauer schädlich für den Körper sein kann. Und: Zucker macht süchtig!

Low oder Slow?

Wer sich bei dem Gedanken an die Einschränkung durch Low Carb nicht ganz wohlfühlt: Slow Carb bietet eine Alternative. Hier werden ausschließlich hochwertige, „langsame" Kohlenhydrate aufgenommen. Das sind unverdauliche Ballaststoffe, die im Magen viel Wasser binden, ein schnelleres, länger anhaltendes Sättigungsgefühl bewirken und den Blutzuckerspiegel weniger stark beeinflussen. Durch beide Ernährungsweisen verbessert sich der Stoffwechsel nachweislich und die Pfunde purzeln.

Gute Fette erlaubt!

Die erste Faustregel lautet: Spart Kohlenhydrate, wo ihr könnt – für Slow Carb gilt: Esst die richtigen. Die zweite Faustregel: Steigert euren Fettkonsum. Ja, ihr habt richtig gehört. Denn Fett macht nicht gleich fett. Unser Körper braucht bei einer (S)Low-Carb-Ernährung Energie aus anderen Quellen. Statt schneller Energie aus Kohlenhydraten geht die Gewinnung aus Fetten langsamer voran, der Körper verbraucht dabei sogar mehr Kalorien. Der Verzicht auf zuckerhaltige Lebensmittel, Brot, Reis und Nudeln klingt dramatisch, ist er aber gar nicht.

So seid ihr erfolgreich

Vier Wochen solltet ihr die Umstellung durchhalten. Findet dabei euer eigenes Mittelmaß aus unseren abwechslungsreichen Low-Carb-, Slow-Carb- und zuckerfreien Gerichten. Wir machen es euch leicht!

DOs & DON'Ts

- ✓ Überlegt, was ihr für unterwegs mitnehmen oder essen könnt.
- ✓ Statt nur etwas wegzulassen, kocht einfach mal etwas ganz anderes.
- ✓ Gegen die ersten Entzugsanzeichen hilft eine Extradosis Magnesium.
- ✓ An Gemüse und Salaten könnt ihr euch satt essen!
- ✓ Viel Eiweiß aus Eiern, Fisch, Fleisch und Käse tut euch jetzt gut.
- ✓ Fette aus Nüssen, Ölen und Kokosnüssen sind erlaubt.
- ✓ Trinkt viel Wasser, Tees und Schorlen.
- ✓ Hülsenfrüchte und geringe Mengen Vollkorn könnt ihr essen.
- ✓ Obst in Maßen – Vorsicht, Fruchtzucker!

- × Zucker solltet ihr meiden – dazu gehören raffinierter Haushaltszucker genau wie Rohrohrzucker, aber auch Ersatzsüße wie Honig, Agavendicksaft, Süßstoff & Co.
- × Verzichtet auf stärkehaltige Lebensmittel.
- × Meidet Paniertes (Fleisch, Fisch und Käse), denn in der Panade verstecken sich meist Kohlenhydrate.
- × Verzichtet auf Kekse, Kuchen und Sahnetorten.
- × Saft, Limonaden und Alkohol sind tabu. Sie enthalten zu viel Zucker.
- × Meidet alle Weißmehlprodukte.

Vorteile & Nachteile

Vorteile

Geringeres Krankheitsrisiko z. B. für Fettleibigkeit, Diabetes Typ 2, Karies, Leberschäden, Gicht, Bluthochdruck, Demenz, Herz-Kreislauf-Leiden.

Zucker kann Ursache von Müdigkeit, Hautproblemen, Heißhunger und Immunschwäche sein.

Es gibt viele alternative Produkte und Rezepte.

Durch das vermehrte Selbstkochen verzichtet man automatisch auch auf andere Zusatzstoffe.

Gut geeignet zum Abnehmen.

Ihr findet viele wissenschaftliche Studien und ärztliche Empfehlungen zur Ernährungsform.

Stärke- und zuckerreiche Lebensmittel lösen mehr Hungergefühl und Appetit aus.

Nachteile

Nicht ganz einfach umzusetzen, da Zucker in vielen gängigen Lebensmitteln versteckt enthalten ist.

Zeitaufwendig, da man meist selbst kochen muss.

Anfängliche Entzugserscheinungen wie Müdigkeit oder Konzentrationsschwäche, während der Körper sich auf die neue Energiequelle umstellt, besonders durch den fehlenden Zucker.

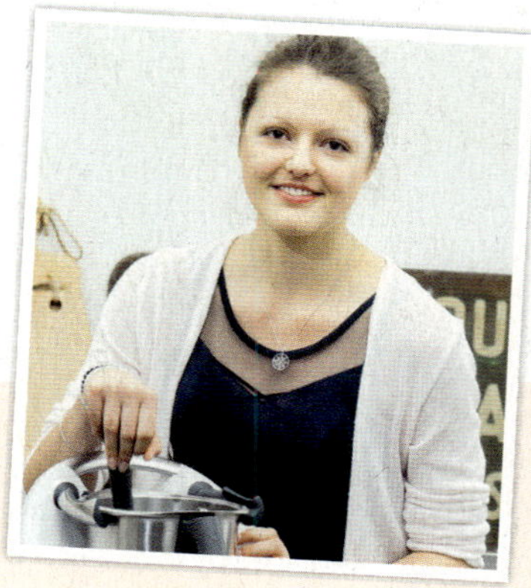

Interview mit Redaktions-Volontärin Svenja Rudolf

Was sind deine Erfahrungen mit der (S)Low-Carb-Ernährung?
Ich habe mich eine ganze Weile Low sowie Slow Carb ernährt und meinen Zuckerkonsum drastisch eingeschränkt. Das mache ich heute noch gern, weil es sehr gut zu meinem fitten Lebensstil passt und ich den Unterschied spüre. Ich bin nicht mehr so konsequent, finde jedoch immer wieder von allein dahin zurück, insbesondere zum Abendessen. Industriellen Zucker hingegen esse und brauche ich inzwischen kaum noch!

Was begeistert dich besonders?
Das Beste ist, dass man normale Gerichte ganz einfach als Low-Carb-Gericht zubereiten kann. Zunächst hatte ich Sorge, ohne Kartoffeln & Co. nicht satt zu werden. Doch die vielen Proteine schaffen es definitiv. Außerdem esse ich haufenweise Gemüse und fühle mich dadurch gesund. Man muss auch nicht auf das geliebte Brot verzichten, weil es so viele gute Rezepte für Low-Carb-Brote und -Brötchen gibt!

Was hast du durch diese Ernährung Neues für dich entdeckt?
Als absoluter Kuchenliebhaber ist für mich das größte Highlight, dass es diesen Genuss auch mit weniger Zucker und Mehl gibt. Was kann schöner sein als Schlemmen mit bestem Gewissen und gutem Körpergefühl?

Wie setzt du den Thermomix® dafür ein?
All-in-one- und One-Pot-Gerichte sind definitiv meine Favoriten. Am liebsten koche ich Suppen, Eintöpfe und Currys. Mit dem Thermomix® sind sie schnell und einfach zubereitet. Ruckzuck ist beispielsweise Blumenkohl-Reis gehäckselt und das Gemüse im Varoma gegart. Schon bin ich satt und glücklich.

Was sind die Herausforderungen und Schwierigkeiten bei (S)Low Carb?
Sich (S)Low Carb zu ernähren, besonders rund um die Feiertage, ist gar nicht so einfach. Da lauern überall die kleinen Versuchungen. Dann ist es gut, wenn man ein richtig satt machendes Mittag- oder Abendessen kocht. Auch einen gesunden süßen Snack wie einen Apfel habe ich immer parat. Aber zugegeben, manchmal reicht das nicht. Nein zu sagen zum Kuchen ist nicht immer schön.

Wie gut passen (S)Low Carb und zuckerfrei deiner Meinung nach in den Alltag?
Sie passen sehr gut, wenn man ein paar Dinge beachtet. Nicht immer gibt es unterwegs etwas Geeignetes. Oatmeal, Joghurt und Nüsse, auch Salate und Suppen sind ideal zum Mitnehmen. In großen Portionen vorbereitet, kann man Gerichte einfrieren und nach Feierabend genießen. Im Restaurant braucht man auch nicht bloß am Salatblatt zu knabbern. Es gibt Alternativen, die sich nicht wie Verzicht anfühlen: Ich liebe gebratenes Fleisch und Gemüse, den Döner esse ich als Teller, den Burger einfach brotlos.

Wie teuer ist diese Ernährung?
Frisches Gemüse und Fleisch findet man ganz regulär im Laden oder auf dem Markt. Proteinquellen wie Kichererbsen und Linsen bekommt man preiswert frisch oder aus der Dose. Die Zutaten findet man in jedem Supermarkt. Teurer sind lediglich die fertigen Produkte wie Eiweißbrötchen und Pizzateig.

Basis REZEPTE

BLUMENKOHLREIS

Für 4 Personen als Beilage: 400 g Blumenkohlröschen, 1 Prise Salz und 1 TL Zitronensaft in den geben und mithilfe des **5 Sek. | Stufe 5** zerkleinern, in den Varoma umfüllen. Gleiche Mengen Blumenkohl, Salz und Zitronensaft ebenso zerkleinern und umfüllen. 500 g Wasser in den geben und den Blumenkohlreis im verschlossenen Varoma **15 Min. | Varoma | Stufe 2** garen. Als Beilage servieren.

PRO PORTION: 56 KCAL | 4 G E | 0 G F | 9 G KH

PIZZABODEN

Backofen auf 180 °C Ober-/Unterhitze vorheizen. Für 1 Pizza 1 Ei, 60 g Quark, 70 g geriebenen Gratinkäse, 1 Msp. Trockenhefe sowie je 1 Prise Salz und frisch geriebene Muskatnuss in den geben. **20 Sek. | Stufe 3** vermengen. Die Masse auf einem mit Backpapier ausgelegten Blech verteilen, den Boden 15 Min. vorbacken. Dann nach Belieben belegen und weitere 10–15 Min. backen. Das Rezept könnt ihr für 2 oder mehr Pizzaböden einfach hochrechnen.

PRO PIZZABODEN:
391 KCAL | 35 G E | 27 G F | 3 G KH

LOW-CARB-BROT

160 g gemischte Nusskerne in den geben, **5 Sek. | Stufe 6** zerkleinern und umfüllen. 120 g Leinsamen und 40 g Flohsamenschalen im **10 Sek. | Stufe 10** pulverisieren und mit dem nach unten schieben. 420 g Wasser zugeben und **5 Sek. | Stufe 3** vermengen. 2 Min. quellen lassen. Den Backofen auf 180 °C Umluft vorheizen. Zerkleinerte Nüsse, 100 g Sonnenblumenkerne, 50 g Kürbiskerne, 2 TL Salz, 40 g natives Olivenöl extra sowie 30 g Mandelmus zufügen, alles **2 Min. |** vermengen. Den Teig in eine mit Backpapier ausgelegte Kastenform (24 cm Länge) geben. 40 Min. backen, dann aus der Form nehmen und weitere 35–40 Min. backen. Das Brot auf einem Rost gut auskühlen lassen.

PRO SCHEIBE: 175 KCAL | 6 G E | 15 G F | 2 G KH

Los geht's

Foto: Anna Gieseler (1) | Illustrationen: www.Gettyimages.de/Archiwiz (1), Archiv (1)

(S)LOW**CARB** & ZUCKER**FREI**

Auf den folgenden Seiten zeigen wir euch 21 zuckerfreie Rezepte, die mit guten oder besonders **wenigen Kohlenhydraten** auskommen. Rezepte mit maximal 25 g Kohlenhydraten sind zudem als „Low Carb“ markiert. Auf welchen Tag freut ihr euch am meisten?

Rezepte: Vivien Windel
Fotos & Styling: Désirée Peikert

Mittag

Wraps mit Paprika-Kichererbsen-Aufstrich
Rezept auf Seite 16

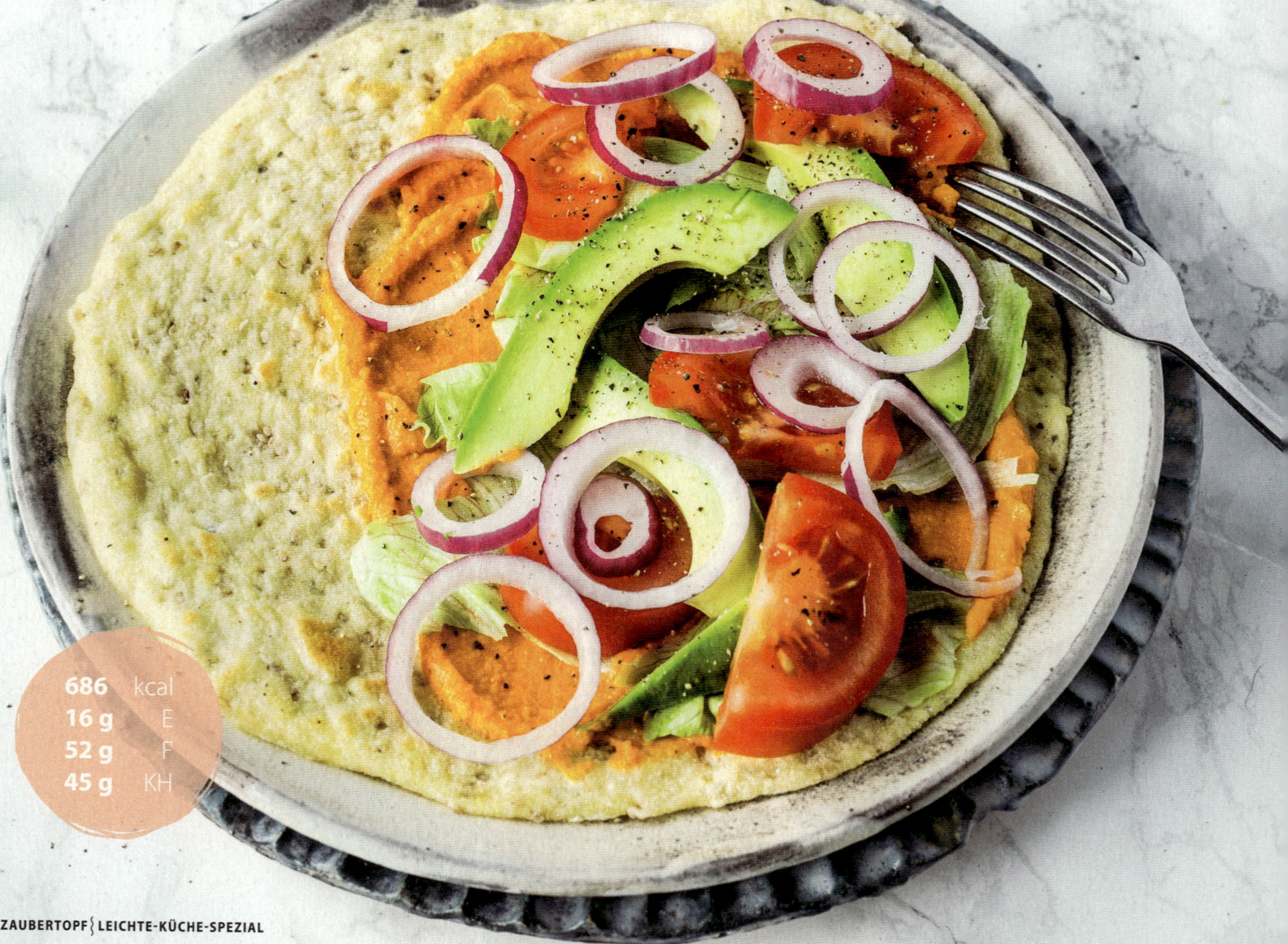

686 kcal
16 g E
52 g F
45 g KH

Montag

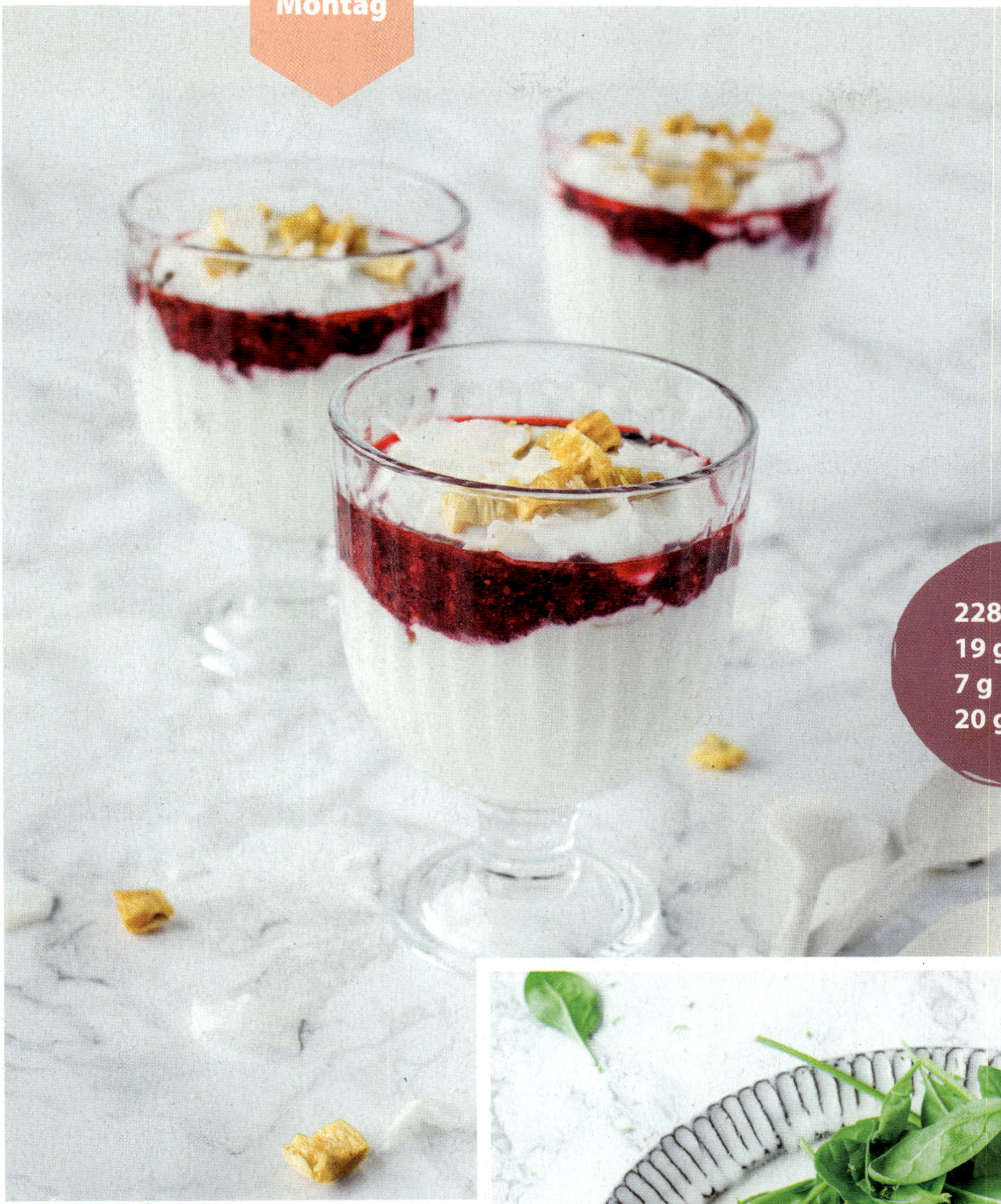

Frühstück

Piña-colada-Quark
Rezept auf Seite 16

228 kcal
19 g E
7 g F
20 g KH

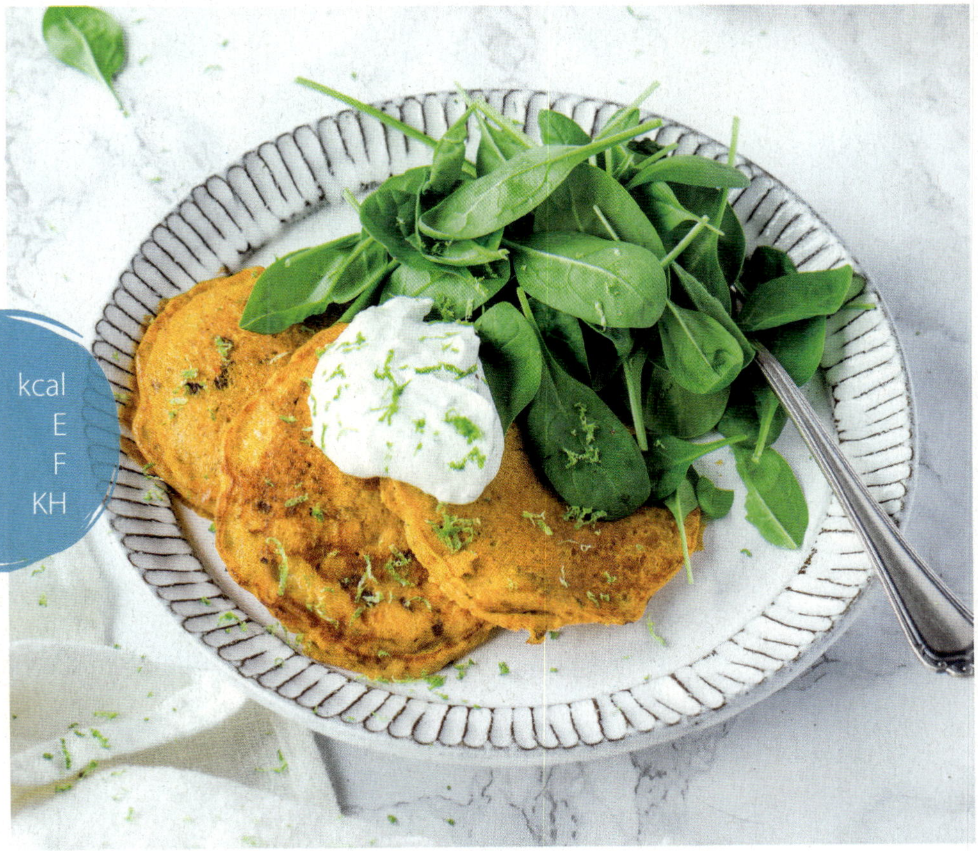

293 kcal
25 g E
12 g F
20 g KH

Abendessen

Kürbis-Karotten-Puffer mit Kräuter-Limetten-Quark
Rezept auf Seite 16

Dienstag

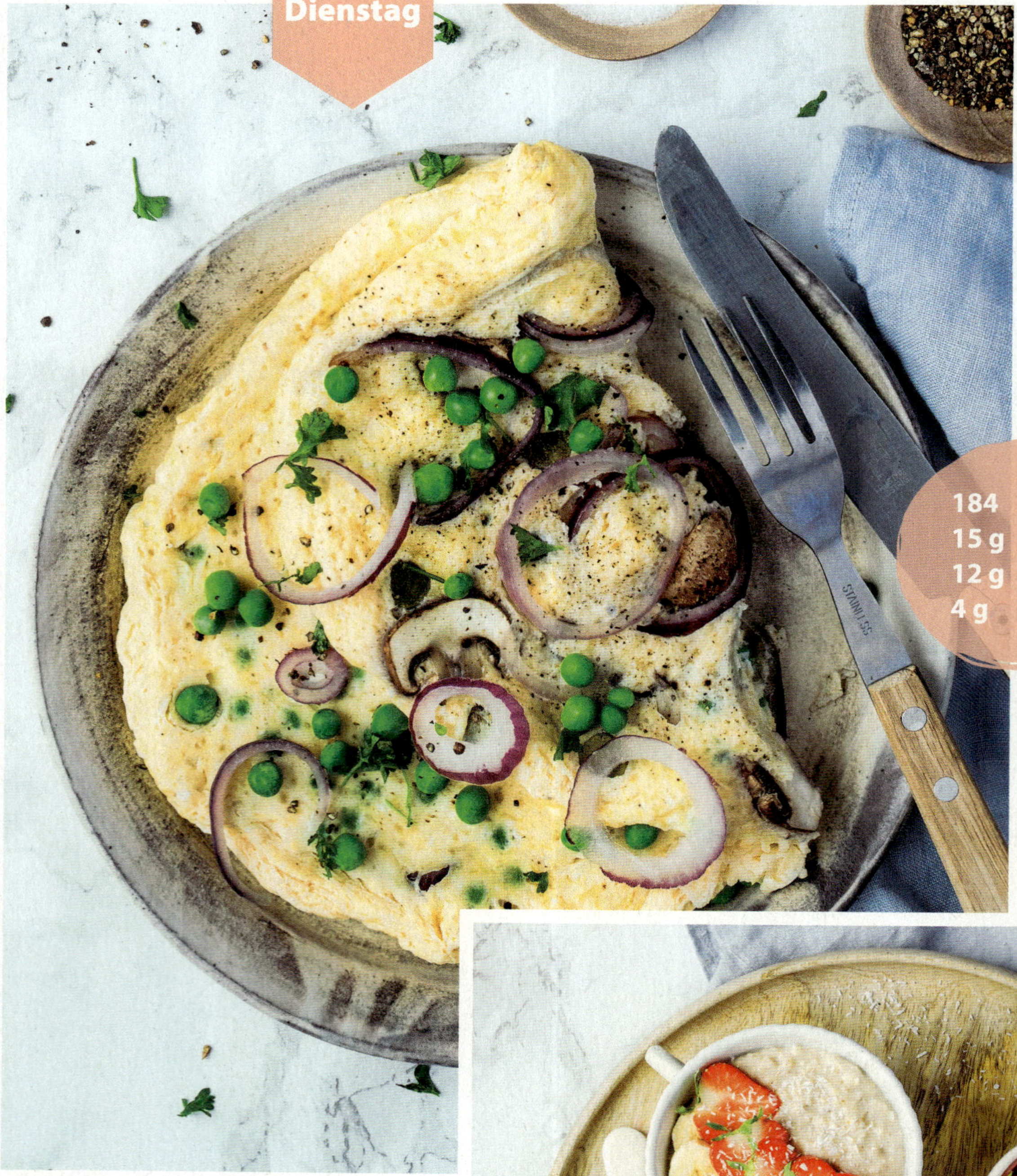

Mittag

Omelett mit Zwiebeln, Käse, Erbsen, Cornichons und Champignons

Rezept auf Seite 17

184	kcal
15 g	E
12 g	F
4 g	KH

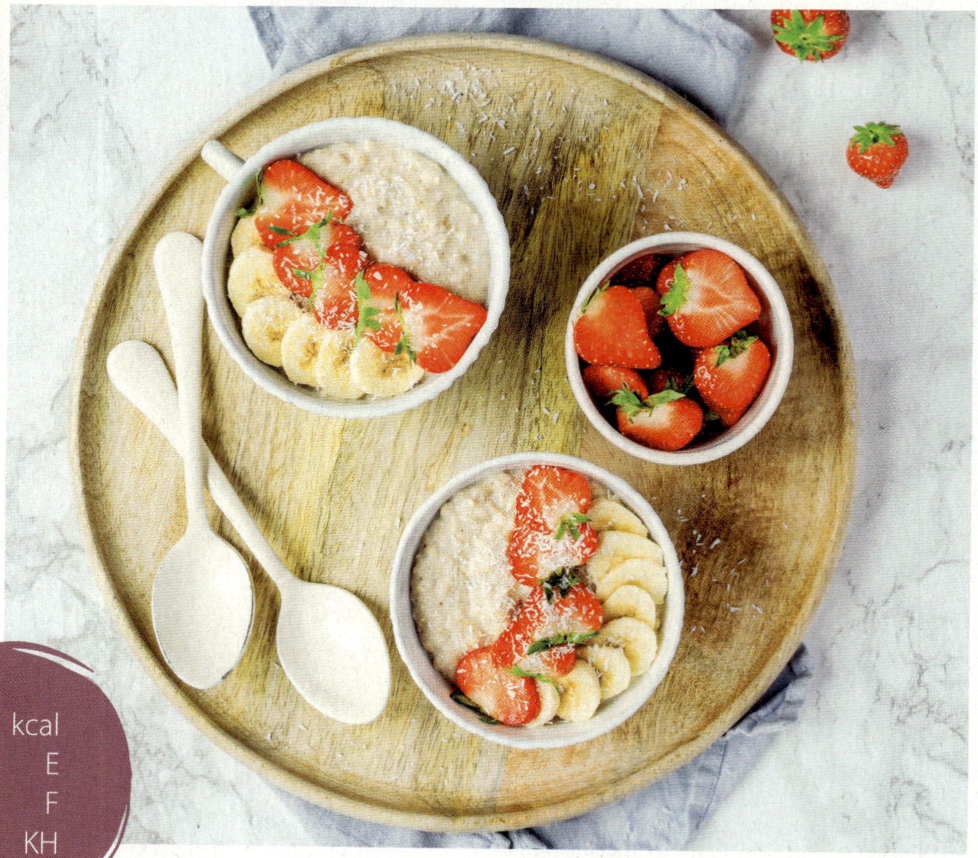

Frühstück

Porridge mit frischen Früchten

Rezept auf Seite 17

388	kcal
14 g	E
12 g	F
57 g	KH

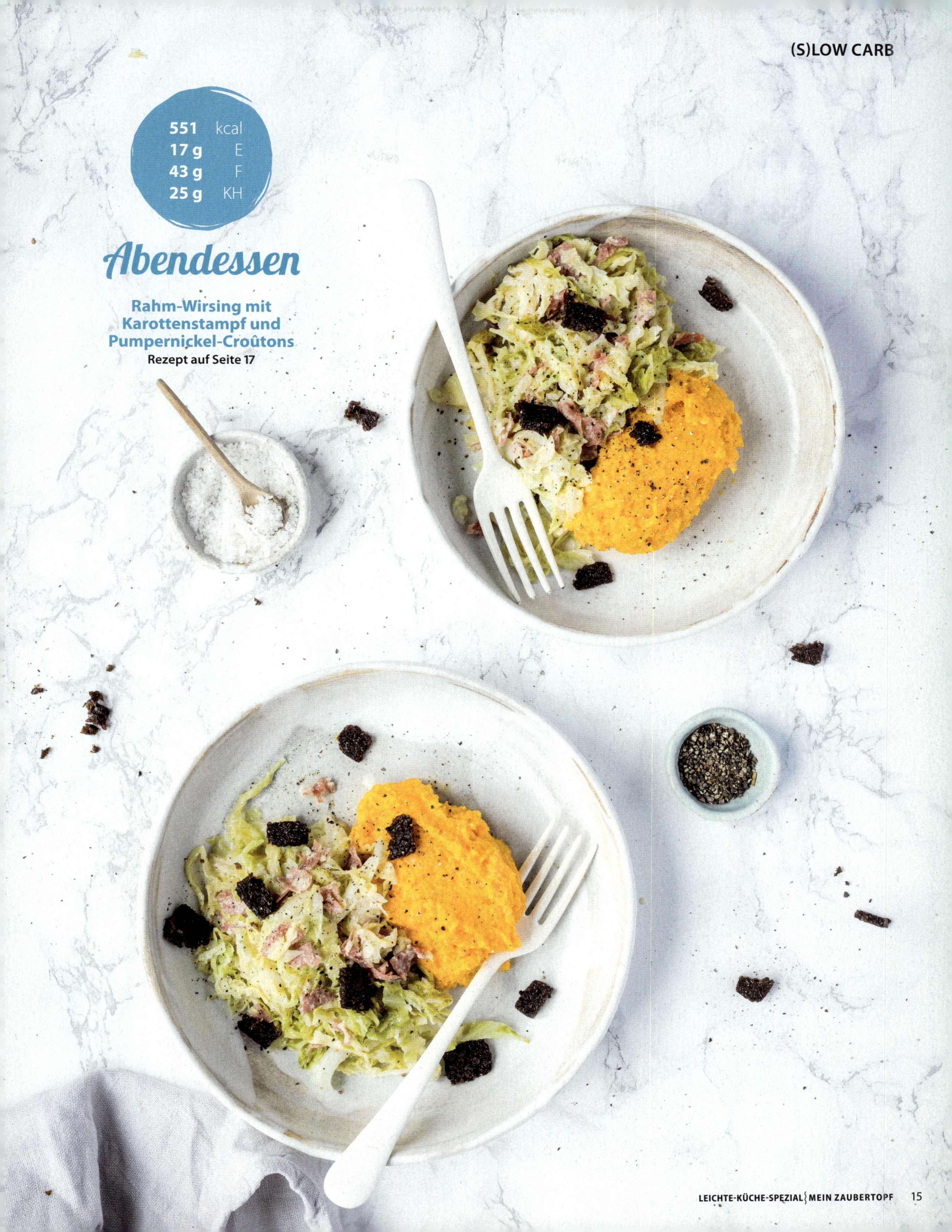

551	kcal
17 g	E
43 g	F
25 g	KH

Abendessen

Rahm-Wirsing mit Karottenstampf und Pumpernickel-Croûtons

Rezept auf Seite 17

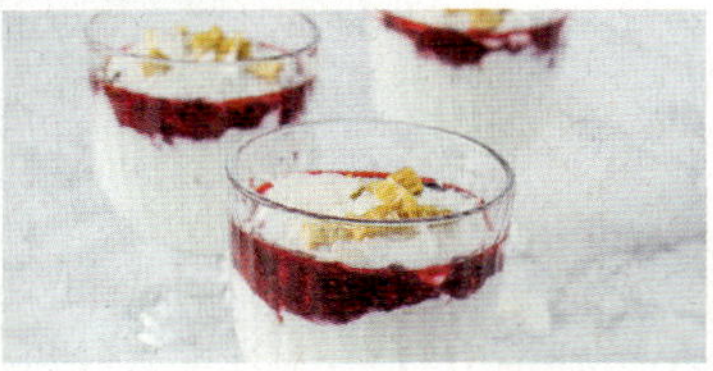

LOWCARB

Fruchtiger Piña-colada-Quark

00 10 std : min

ZUTATEN FÜR 4 Personen

LOW CARB · LOW FAT

- 500 g Magerquark
- 50 g Kokosmilch
- 30 g Ahornsirup
- 50 g Ananassaft
- 200 g gemischte Beeren (TK)
- 30 g getrocknete ungezuckerte Ananas
- 50 g Kokosflocken

1 Den Rühraufsatz in den Mixtopf einsetzen und Quark mit Kokosmilch, Ahornsirup sowie Ananassaft hineingeben. Alles **2 Min. | Stufe 3** aufschlagen. Den Quark umfüllen und den Rühraufsatz entfernen. Den Mixtopf reinigen.

2 Beeren in den Mixtopf geben und **10 Sek. | Stufe 10** pürieren. Die Hälfte des Quarks in 4 Gläser schichten, jeweils etwas Ananas und Kokosflocken darauf verteilen und anschließend das Beerenmus darübergeben. Mit restlicher Ananas sowie Kokosflocken garnieren und sofort servieren oder in den Kühlschrank stellen.

PRO PORTION: 228 KCAL | 19 G E | 7 G F | 20 G KH

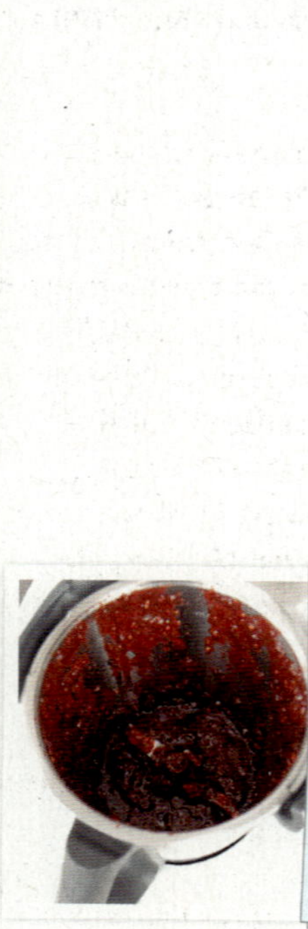

Pürierte Beeren verleihen der Quarkspeise eine erfrischende Säure und Fruchtzuckersüße.

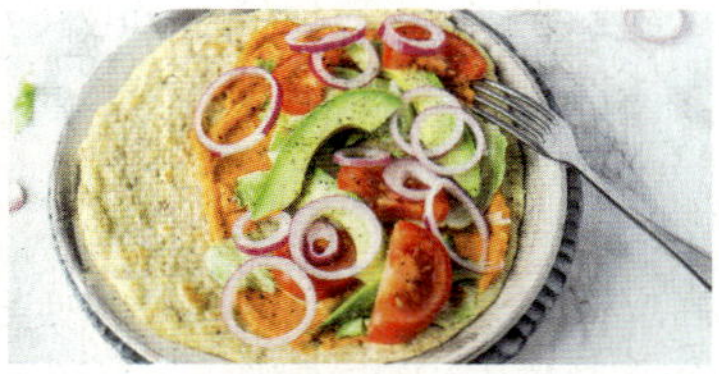

Wraps mit Paprika-Kichererbsen-Aufstrich

00 50 std : min

ZUTATEN FÜR 6 Stück

zzgl. 1 Std. Ruhezeit

- 250 g Wasser
- Salz
- 150 g Maismehl
- 150 g Dinkelmehl Type 630 zzgl. etwas mehr zum Bearbeiten
- 20 g Sesamsaat
- ½ Pck. Backpulver
- 270 g Kichererbsen (Dose), abgetropft
- 200 g gegrillte Paprika (Glas)
- 1 Knoblauchzehe
- 1 TL edelsüßes Paprikapulver
- 80 g natives Olivenöl extra
- ¼ TL Kreuzkümmelpulver
- 3 Prisen frisch gemahlener schwarzer Pfeffer
- 2 EL Rapsöl
- 3 rote Zwiebeln, in feinen Ringen
- 1 reife Avocado, in Scheiben
- 6 Blätter Eisbergsalat
- 3 Fleischtomaten, in Scheiben

1 230 g Wasser und ¾ TL Salz im Mixtopf **5 Min. | 100 °C | Stufe 1** aufkochen. Maismehl zugeben, **20 Sek. | Stufe 4** rühren, 10 Min. auf 55 °C Temperaturanzeige im Mixtopf abkühlen lassen.

2 Dinkelmehl, Sesamsaat, Backpulver sowie übriges Wasser in den Mixtopf einwiegen und mithilfe des Spatels **1 Min. |** Teigstufe verkneten. Den Teig umfüllen und abgedeckt 1 Std. ruhen lassen.

3 Inzwischen den Mixtopf reinigen. Kichererbsen, Paprika, Knoblauch, Paprikapulver, Öl, Kreuzkümmel, 4 Prisen Salz sowie den Pfeffer hineingeben und **20 Sek. | Stufe 6–8–10** aufsteigend cremig pürieren. Vorgang ggf. wiederholen.

4 Teig in 6 Bällchen teilen, auf einer bemehlten Fläche rund (Ø etwa 22 cm) ausrollen. Eine beschichtete Pfanne erhitzen, leicht fetten, Fladen bei mittlerer Hitze auf jeder Seite 2 Min. backen (der Teig wirft Blasen und bekommt braune Stellen). Wraps abkühlen lassen. Mit Aufstrich und Gemüse belegen und genießen.

PRO STÜCK: 686 KCAL | 16 G E | 52 G F | 45 G KH

LOWCARB

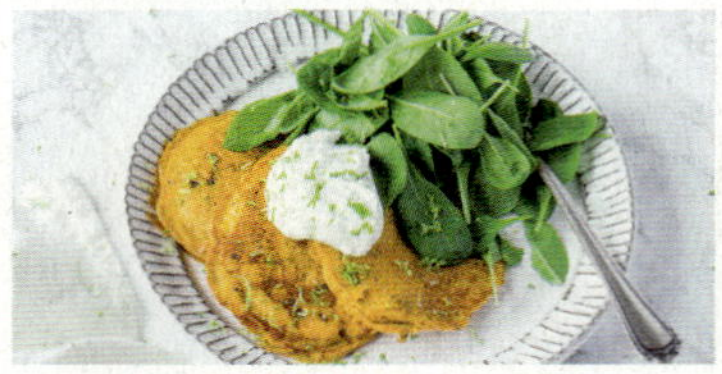

Kürbis-Karotten-Puffer mit Kräuter-Limetten-Quark

00 30 std : min

ZUTATEN FÜR 4 Personen

LOW CARB · LOW FAT

- Blättchen von 3 Stielen Minze
- Blättchen von ½ Bund Petersilie
- 500 g Magerquark
- Salz
- Saft und Abrieb von 1 unbehandelten Limette
- 300 g Hokkaidokürbis, in Stücken
- 150 g Karotten, in Stücken
- 500 g Wasser
- 1 TL Gemüse-Gewürzpaste
- 1 Knoblauchzehe
- 1 Schalotte
- 150 g Kidneybohnen (Dose), abgetropft
- 2 Eier
- 1 Eigelb
- frisch gemahlener schwarzer Pfeffer
- etwa 3 EL Pflanzenöl zum Braten

1 Für den Kräuter-Limetten-Quark die Minze mit Petersilie in den Mixtopf geben und **2 Sek. | Turbo** zerkleinern. Mit dem Spatel nach unten schieben. Quark, ½ TL Salz, Limettensaft sowie -abrieb zufügen und alles **10 Sek. | Stufe 3** vermengen. Umfüllen und kühl stellen. Mixtopf reinigen.

2 Kürbis, Karotten, Wasser sowie Gewürzpaste in den Mixtopf geben und **10 Min. | 100 °C |** Linkslauf **| Stufe 2** garen. Dann das Wasser abgießen. Knoblauch und Schalotten in den Mixtopf geben, **8 Sek. | Stufe 6** zerkleinern. Mit dem Spatel nach unten schieben, Kidneybohnen, Eier, Eigelb, je ¼ TL Salz sowie Pfeffer zugeben und alles **10 Sek. | Stufe 5** vermengen.

3 Das Pflanzenöl in einer Pfanne erhitzen, aus der Masse Puffer formen und im heißen Öl ausbacken. Die Puffer mit dem Kräuter-Limetten-Quark servieren.

PRO PORTION: 293 KCAL | 25 G E | 12 G F | 20 G KH

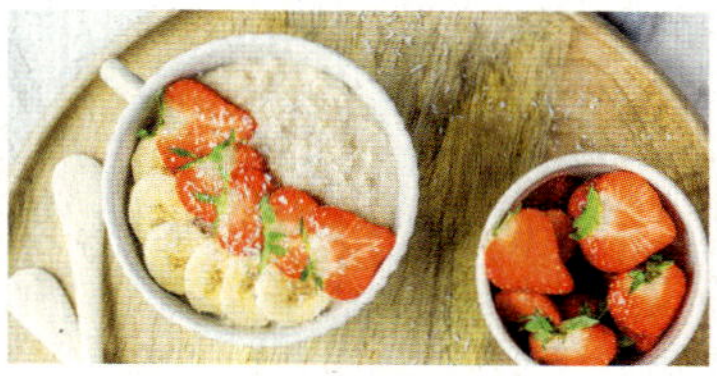

Porridge mit frischen Früchten

00 10 std : min

ZUTATEN FÜR 4 Personen LOW FAT

- 2 Bananen
- 200 g zarte Haferflocken
- 800 g Milch
- ¼ TL Zimtpulver
- 200 g Erdbeeren, in Scheiben
- 2 EL Kokosraspel

1 | 1 Banane in Stücken in den geben und **5 Sek.** | **Stufe 6** zerkleinern. Mit dem nach unten schieben und den Vorgang wiederholen. Das Bananenmus umfüllen. Haferflocken mit der Milch sowie dem Zimt in den geben und **5 Min.** | **100 °C** | | **2** aufkochen.

2 | Bananenmus zufügen und **30 Sek.** | untermischen. Die restliche Banane in Scheiben schneiden. Porridge auf Schälchen verteilen. Mit Bananen- sowie Erdbeerscheiben und Kokosraspeln garniert servieren.

PRO PORTION: 388 KCAL | 14 G E | 12 G F | 57 G KH

TIPP | Ihr könnt die Milch auch durch Mandelmilch ersetzen, so ist der Porridge vegan und laktosefrei.

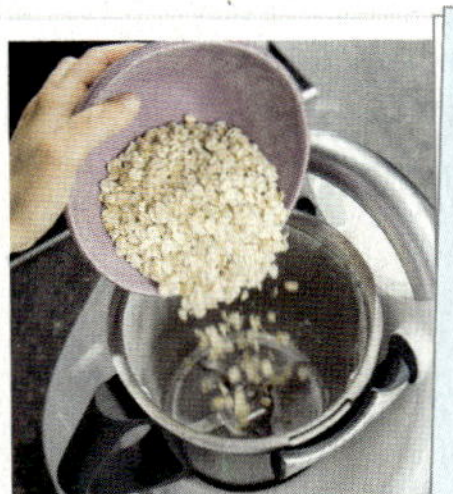

Haferflocken verleihen Energie! Im Thermomix® zubereitet, müsst ihr den Porridge nicht einmal selbst umrühren.

LOWCARB

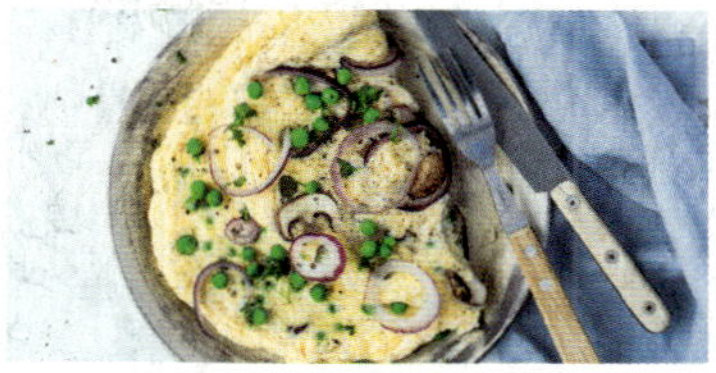

Omelett mit Zwiebeln, Käse, Erbsen, Cornichons und Champignons

00 30 std : min

ZUTATEN FÜR 4 Personen LOW CARB LOW FAT

- 50 g Edamer, in Stücken
- 6 Eier
- 4 Prisen Salz
- 2 Prisen frisch gemahlener schwarzer Pfeffer
- 30 g Erbsen
- 4 Cornichons, in Scheiben
- 2 braune Champignons, in Scheiben
- 2 rote Zwiebeln, in Ringen
- 500 g Wasser

1 | Den Käse in den geben und **5 Sek.** | **Stufe 8** zerkleinern. Eier, Salz sowie Pfeffer zufügen und **10 Sek.** | **Stufe 3** verquirlen.

2 | Den Einlegeboden mit Varoma- oder Backpapier auskleiden. Darauf achten, dass das Papier gleichmäßig in den Varoma eingelegt wird, damit die Mischung nicht ausläuft. Die Ei-Masse einfüllen und Erbsen, Cornichons, Champignons sowie Zwiebelringe darauflegen.

3 | Den ausspülen, Wasser einfüllen und den Varoma geschlossen aufsetzen. Das Omelett **18 Min.** | **Varoma** | **Stufe 2** dämpfen. In Stücke schneiden und servieren.

PRO PORTION: 184 KCAL | 15 G E | 12 G F | 4 G KH

TIPP | So bekommt der Backpapierzuschnitt für den Einlegeboden immer die richtige Größe: Einfach den Einlegeboden umgekehrt auf ein Stück Backpapier legen, mit einem Stift rundum nachzeichnen und ausschneiden

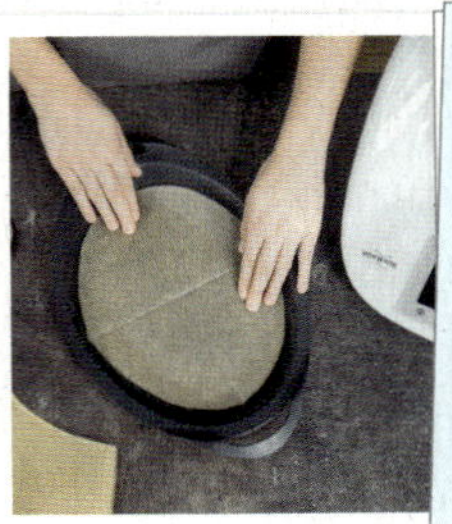

Perfekt passendes Backpapier für den Einlegeboden könnt ihr auch einfach selbst zuschneiden.

LOWCARB

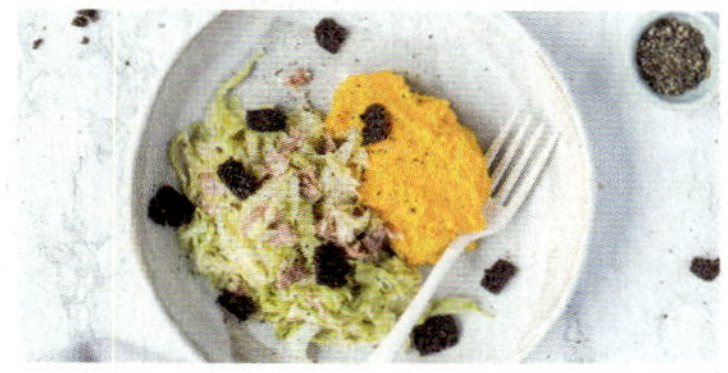

Rahm-Wirsing mit Karottenstampf und Pumpernickel-Croûtons

00 30 std : min

ZUTATEN FÜR 4 Personen LOW CARB

- 80 g Gouda, in Stücken
- 600 g Karotten, in Stücken
- 1 kleine Zwiebel, halbiert
- 50 g Butter, in Stücken
- 150 g grobe Salami, in Stücken
- 450 g Wirsing, in feinen Streifen
- 100 g Sahne
- 50 g Schmand
- Salz
- frisch gemahlener schwarzer Pfeffer
- frisch geriebene Muskatnuss
- 1 EL Organgensaft
- 1 EL Rapsöl
- 1 Scheibe Pumpernickel, gewürfelt

1 | Den Gouda in den geben und **6 Sek.** | **Stufe 7** zerkleinern, umfüllen. Die Karotten in den einwiegen, **3 Sek.** | **Stufe 5** zerkleinern und ebenfalls umfüllen. Zwiebel in den geben und **6 Sek.** | **Stufe 7** zerkleinern. Mit dem nach unten schieben und 20 g Butter zufügen. Die Zwiebel **3 Min.** | **100 °C** | **Stufe 2** andünsten. Salami mit Wirsing zugeben und **2 Min.** | **100 °C** | | **Stufe 1** dünsten.

2 | Mit Sahne und Schmand ablöschen, mit 3 Prisen Salz, 2 Prisen Pfeffer und 1 Msp. Muskatnuss würzen. Den Varoma aufsetzen, Karotten hineingeben und alles verschlossen **13 Min.** | **120 °C** [TM31 bitte Varoma] | | **Stufe 1** garen. Den Varoma absetzen, Wirsing umfüllen. Karotten zurück in den geben. Restliche Butter, Orangensaft, 2 Prisen Salz, 1 Msp. Muskat sowie den Käse zugeben und alles **8 Sek.** | **Stufe 7** pürieren. Mit dem nach unten schieben und den Vorgang wiederholen.

3 | Das Öl in einer Pfanne erhitzen und die Pumpernickelwürfel darin rundherum knusprig braten. Wirsing mit Karottenstampf und Croûtons angerichtet servieren.

PRO PORTION: 551 KCAL | 17 G E | 43 G F | 25 G KH

Fotos: Archiv (3)

Karotte und Ingwer wärmen, Blumenkohl macht satt, ein Spritzer Orange macht glücklich!

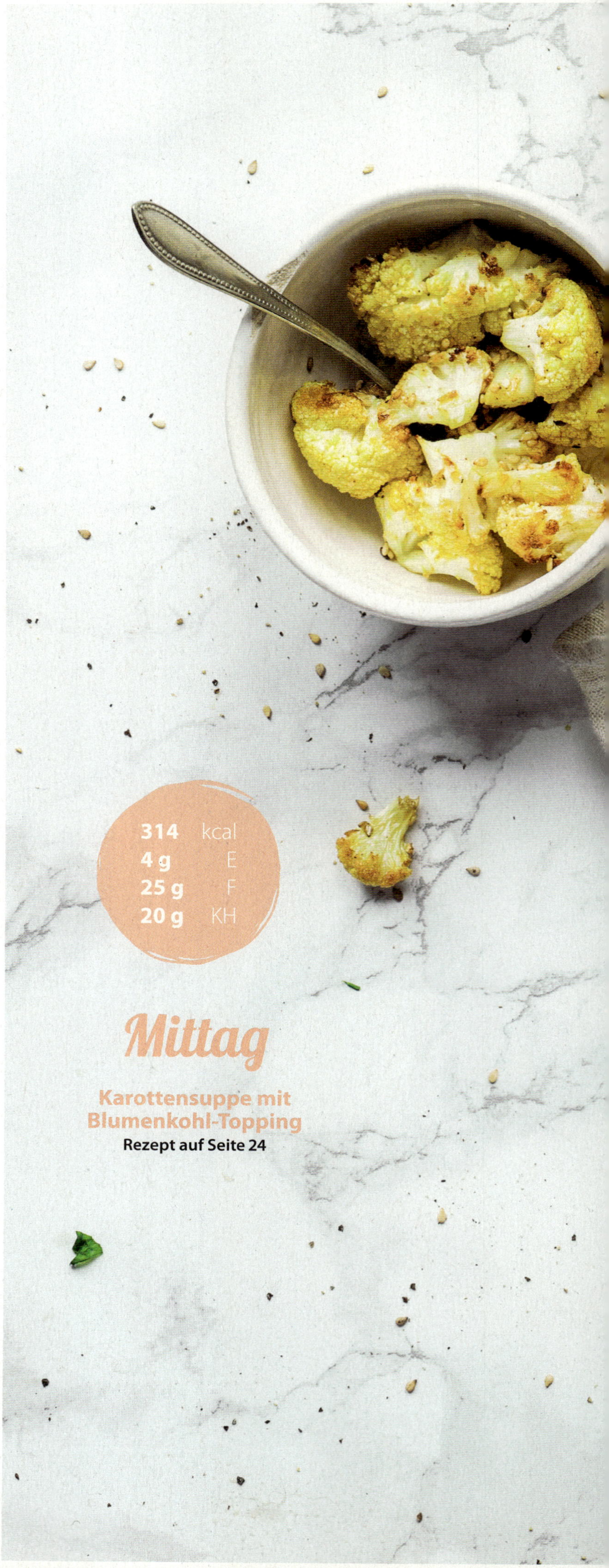

314	kcal
4 g	E
25 g	F
20 g	KH

Mittag

Karottensuppe mit Blumenkohl-Topping

Rezept auf Seite 24

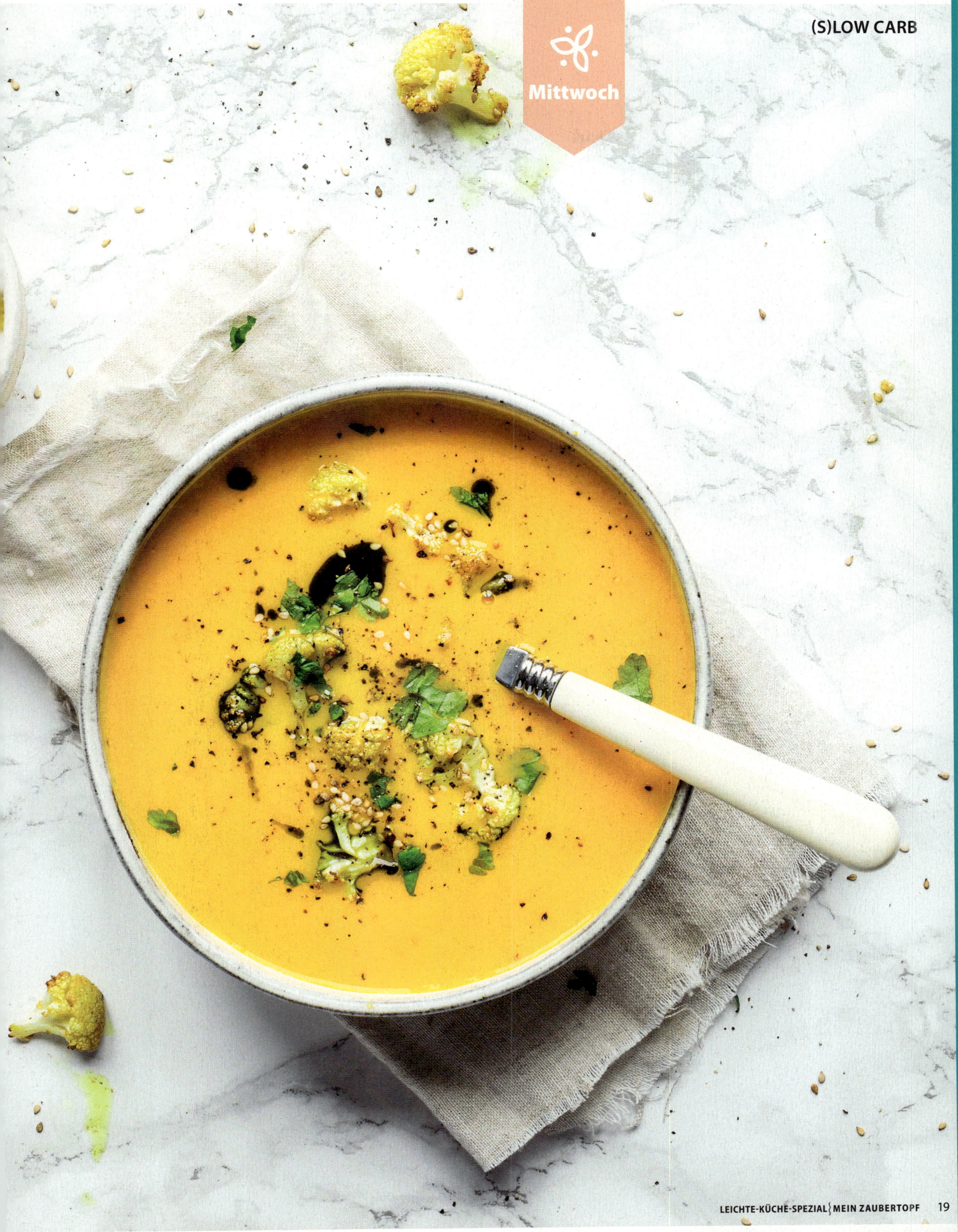

Mittwoch

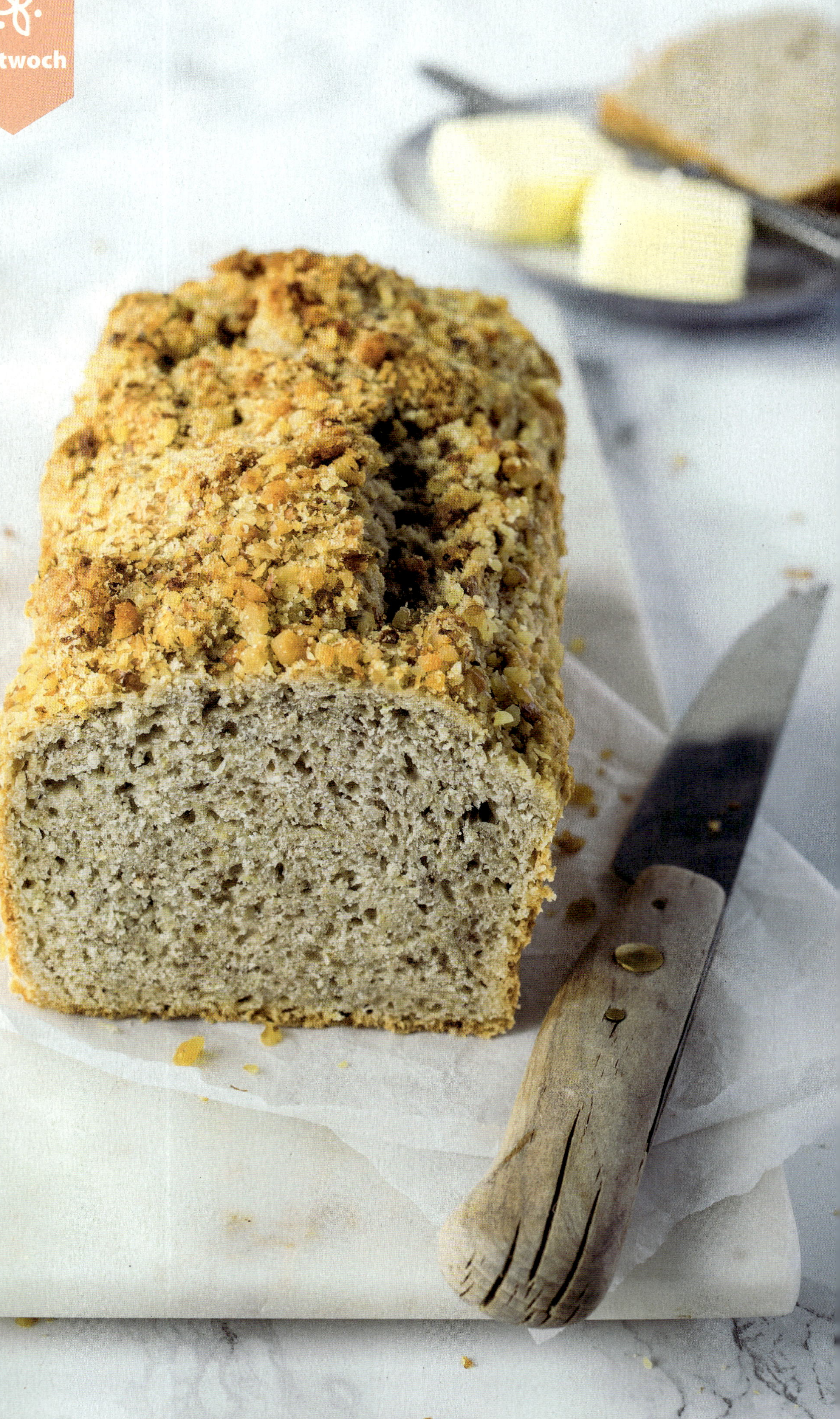

165	kcal
5 g	E
6 g	F
21 g	KH

Frühstück

Bananen-Hafer-Brot

Rezept auf Seite 24

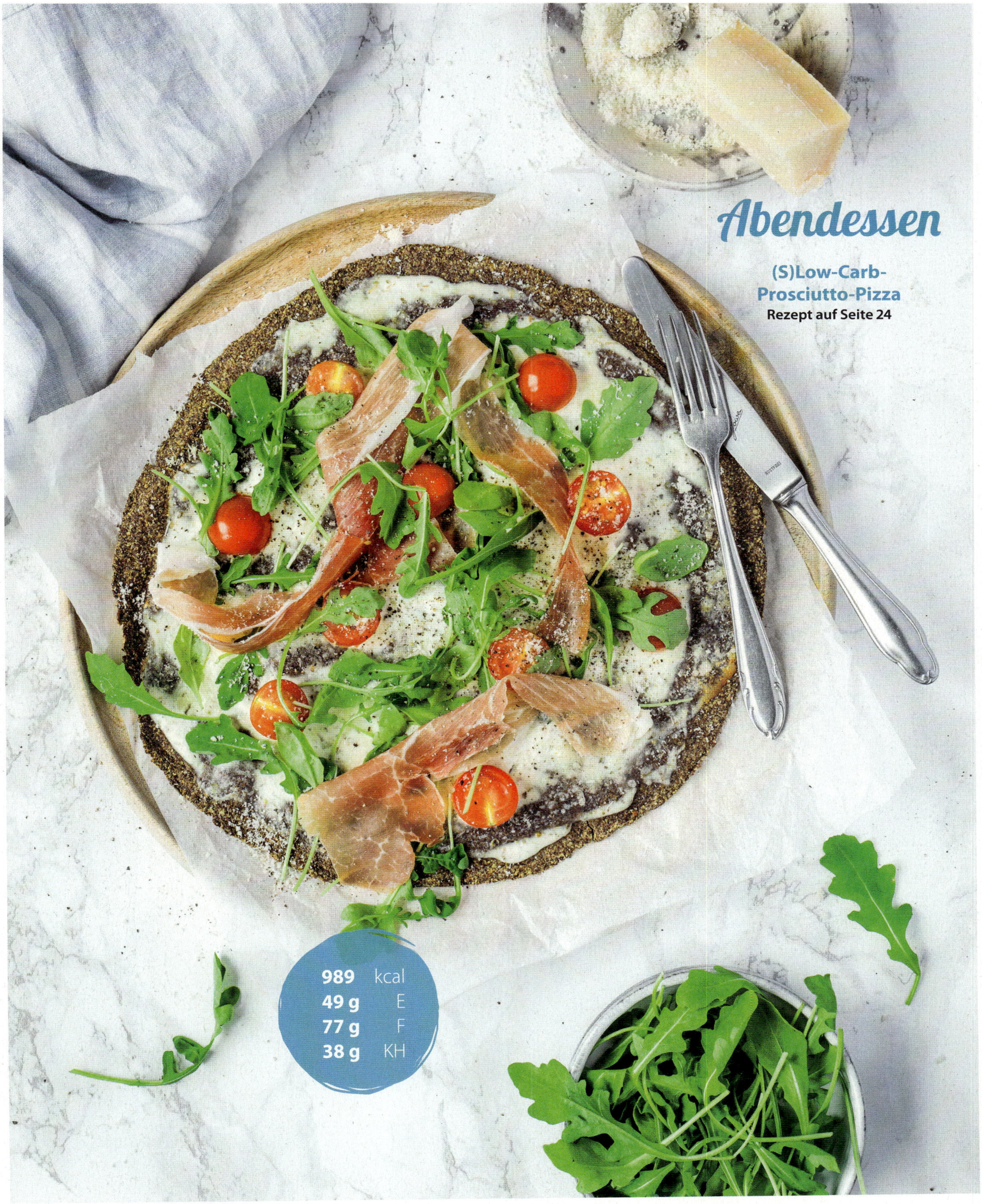

Abendessen

(S)Low-Carb-Prosciutto-Pizza

Rezept auf Seite 24

989 kcal
49 g E
77 g F
38 g KH

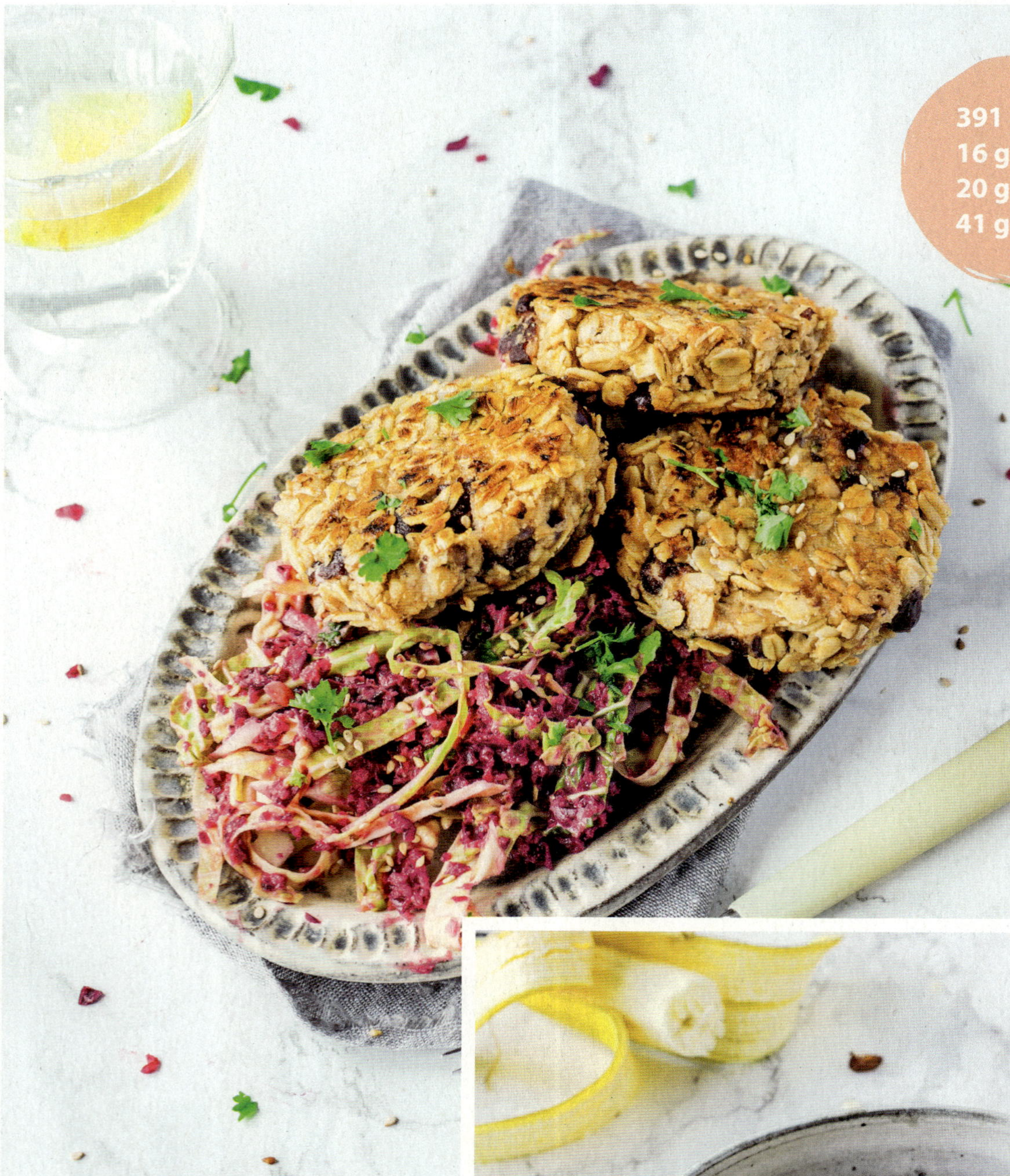

391	kcal
16 g	E
20 g	F
41 g	KH

Mittag

Kohlsalat mit knusprigen Bohnentalern

Rezept auf Seite 25

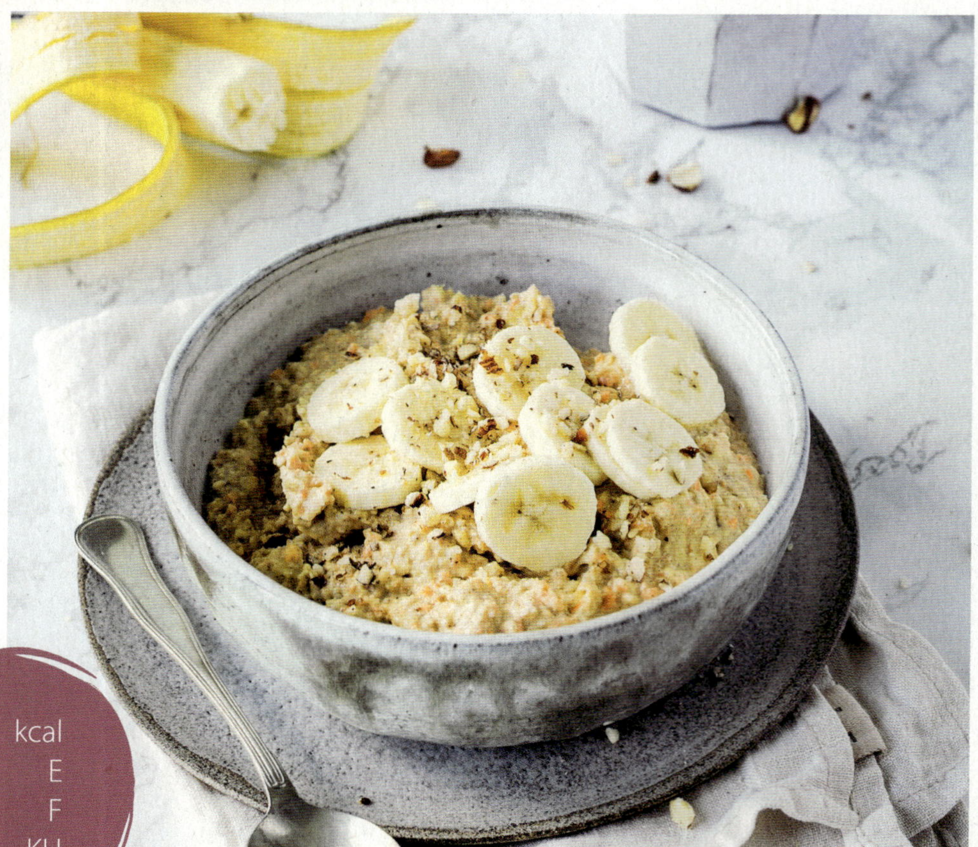

Frühstück

Rübli-Porridge

Rezept auf Seite 25

381	kcal
11 g	E
16 g	F
51 g	KH

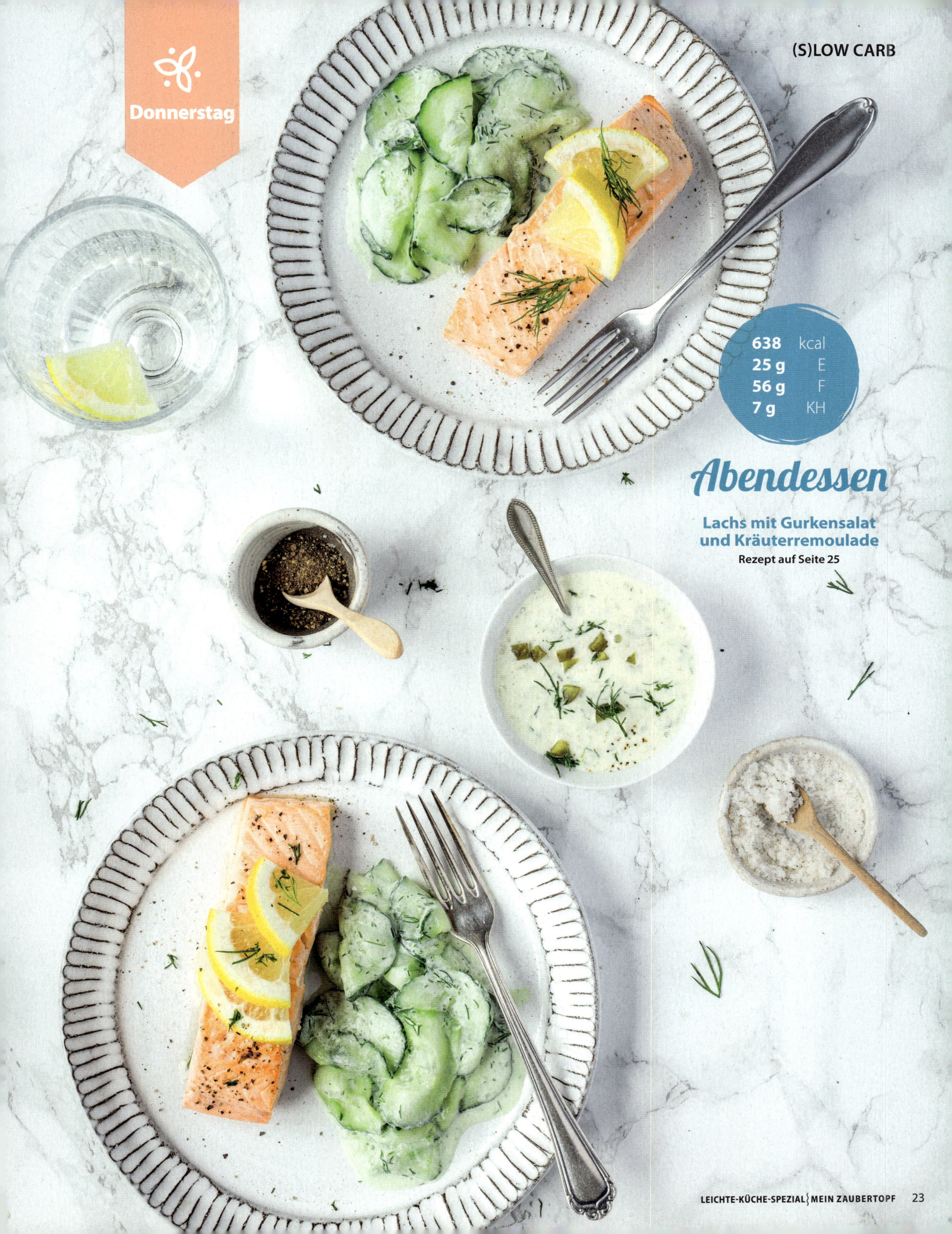

638	kcal
25 g	E
56 g	F
7 g	KH

Abendessen

Lachs mit Gurkensalat und Kräuterremoulade

Rezept auf Seite 25

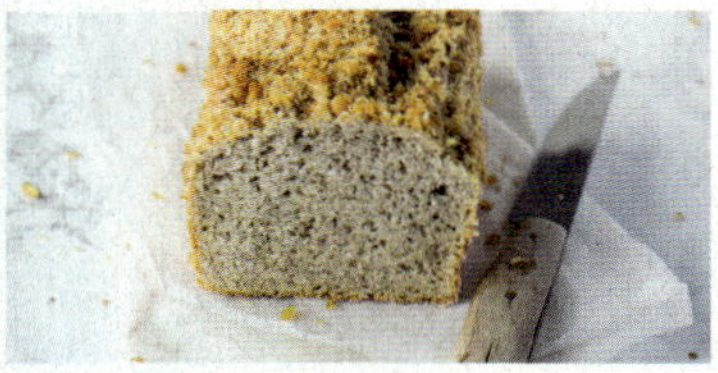

Bananen-Hafer-Brot

01 15 std : min

ZUTATEN FÜR 1 Brot à 16 Scheiben

- 30 g Walnusskerne
- 3 reife Bananen, in Stücken
- 2 Eier
- 200 g Dinkelmehl Type 630
- 100 g Mehl Type 405
- 100 g Haferflocken
- 1 TL Zimtpulver
- 80 g Margarine
- 1 Pck. Backpulver
- 100 g Buttermilch
- 1 Prise Salz

1 | Den Backofen auf 175 °C Ober-/Unterhitze vorheizen. Die Walnüsse in den geben und **4 Sek. | Stufe 5** hacken, umfüllen. Die Bananen mit den Eiern in den geben und **20 Sek. | Stufe 6** aufschlagen. Die restlichen Zutaten zufügen und alles **50 Sek. | Stufe 3** zu einem glatten Teig vermengen.

2 | Eine Kastenform (25 cm Länge) mit Backpapier auslegen und den Teig gleichmäßig darin verteilen. Zerkleinerte Walnüsse über dem Teig verteilen und das Brot im vorgeheizten Ofen etwa 1 Std. backen.

PRO SCHEIBE: 165 KCAL | 5 G E | 6 G F | 21 G KH

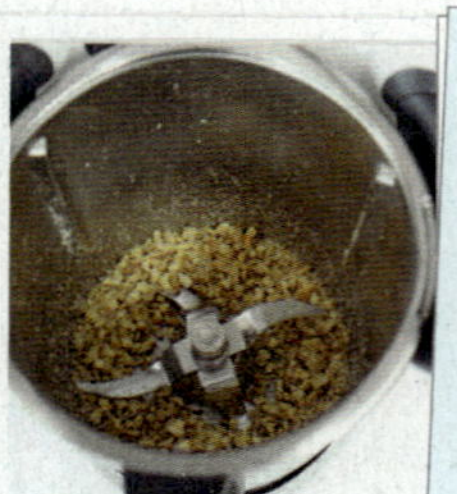

Walnusskerne und Banane sind im Mixtopf fix zerkleinert. Ihr könnt auch andere Nüsse verwenden.

LOWCARB

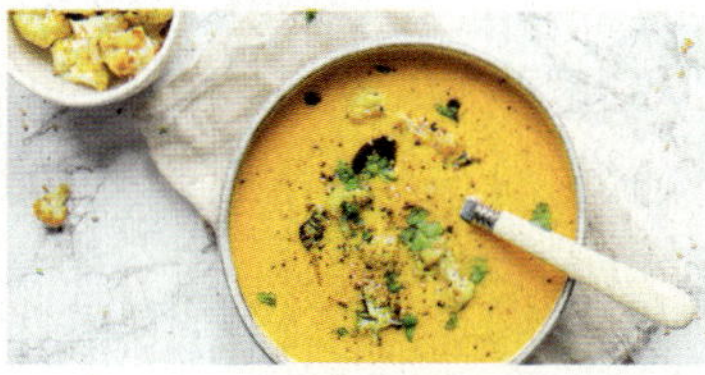

Karottensuppe mit geröstetem Sesam-Blumenkohl-Topping

00 40 std : min

ZUTATEN FÜR 4 Personen

- 80 g natives Olivenöl extra
- ½ TL Currypulver
- 3 Prisen Zimtpulver
- 200 g Blumenkohl, in Röschen
- 2 Schalotten
- 2 cm Ingwer
- 1 Knoblauchzehe
- 500 g Karotten, in Stücken
- 700 g Wasser
- 150 g Orangensaft
- 1 TL Gemüse-Gewürzpaste
- 2 Prisen frisch geriebene Muskatnuss
- ½ TL Salz
- 4 Prisen frisch gemahlener schwarzer Pfeffer
- 1 EL Kürbiskernöl zum Garnieren
- 2 EL Sesamsaat

1 | Den Backofen auf 200 °C Ober-/Unterhitze vorheizen. Ein Blech mit Backpapier auslegen. 50 g Öl mit Currypulver und Zimt mischen. Blumenkohl mit Gewürzöl vermengen und auf dem Backblech verteilen. Im heißen Ofen etwa 20 Min. backen.

2 | In der Zwischenzeit Schalotten, Ingwer sowie Knoblauch in den geben und **8 Sek. | Stufe 8** zerkleinern. Mit dem nach unten schieben. Karotten und übriges Öl zufügen und **3 Min. | 100 °C | Stufe 1** andünsten.

3 | Mit Wasser und Orangensaft ablöschen. Gewürze zugeben und alles **20 Min. | 100 °C | Stufe 2** einkochen. Anschließend **40 Sek. | Stufe 6–8–10** aufsteigend pürieren. Die Kartottensuppe auf Schüsseln verteilen und mit Kürbiskernöl, Sesamsaat und Blumenkohlröschen garniert servieren.

PRO PORTION: 314 KCAL | 4 G E | 25 G F | 20 G KH

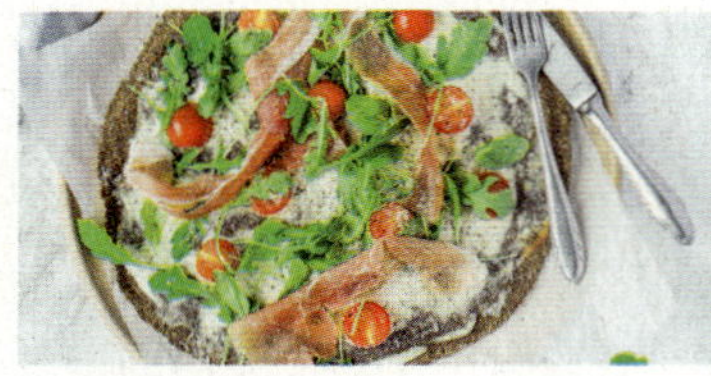

(S)Low-Carb-Prosciutto-Pizza mit Leinsamenboden

00 50 std : min

ZUTATEN FÜR 2 Personen

- 180 g Leinsamen
- 30 g Chiasamen
- 75 g Wasser
- 3 Eier
- 10 g natives Olivenöl extra
- 2 TL Backpulver
- Salz
- 1 TL getrockneter Oregano
- 120 g Schmand
- 1 TL getrocknete italienische Kräuter
- 40 g Parmesan
- 100 g Kirschtomaten, halbiert
- 80 g luftgetrockneter Schinken
- 50 g Rucola

1 | Leinsamen mit Chiasamen in den geben und **10 Sek. | Stufe 10** mahlen. Wasser, Eier, Öl, Backpulver, 4 Prisen Salz sowie Oregano zugeben und alles **15 Sek. | Stufe 3** vermengen. Etwa 10 Min. quellen lassen. Den Backofen auf 200 °C Ober-/Unterhitze vorheizen. Währenddessen den Schmand mit italienischen Kräutern sowie 4 Prisen Salz vermengen.

2 | Den Teig in zwei Portionen teilen und jeweils auf ein Backpapier geben. Jeweils mit einem zweiten Bogen Backpapier bedeckt mit einem Nudelholz ca. 3 mm dünn ausrollen. Anschließend im vorgeheizten Ofen 15 Min. vorbacken. In der Zwischenzeit den reinigen. Den Parmesan hineingeben und **10 Sek. | Stufe 8** zerkleinern. Den Teig aus dem Ofen nehmen, mit Schmand bestreichen, mit Tomaten belegen und Parmesan darüberstreuen. Dann weitere 10 Min. backen.

3 | Die fertigen Pizzen aus dem Backofen nehmen. Mit Schinken sowie Rucola belegen und sofort servieren.

PRO PIZZA: 989 KCAL | 49 G E | 77 G F | 38 G KH

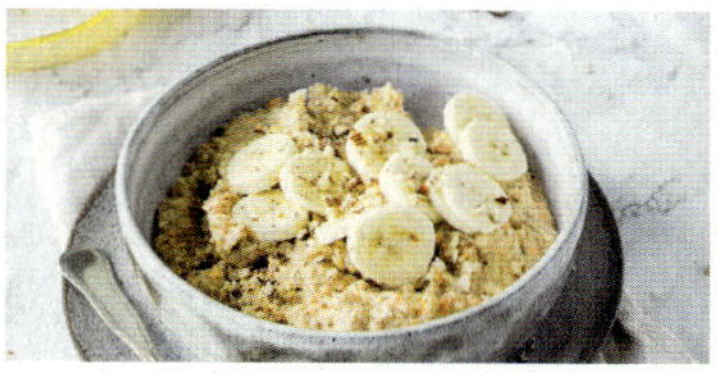

Rübli-Porridge

00 10 std : min

ZUTATEN FÜR 4 Personen

- 60 g Haselnusskerne
- 200 g Karotte, geschält und in Stücken
- 180 g zarte Haferflocken
- 800 g Mandelmilch
- 2 TL Zimtpulver
- 2 TL Nussbutter nach Wahl
- 1 Banane, in Scheiben

1 Haselnüsse in den geben und **3 Sek. | Stufe 6** hacken, umfüllen. Karotten in den geben und **5 Sek. | Stufe 6** zerkleinern.

2 Haferflocken, Milch, Zimt sowie Nussbutter zufügen und **5 Min. | 100 °C | Stufe 2** köcheln. Porridge auf Schüsseln verteilen. Mit Nüssen und Bananenscheiben garniert servieren.

PRO PORTION: 381 KCAL | 11 G E | 16 G F | 51 G KH

Mit diesen herrlichen Kreationen fällt der Verzicht auf Zucker ganz leicht …

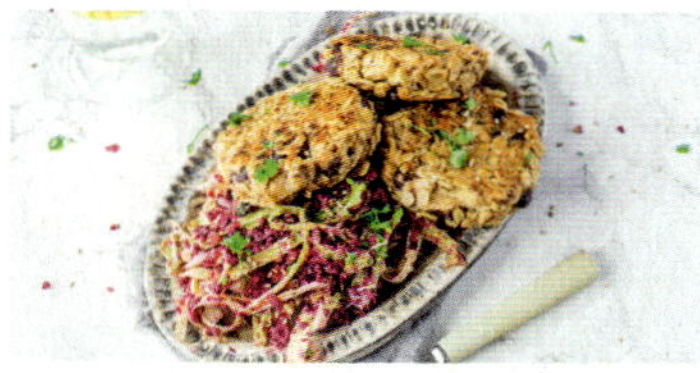

Kohlsalat mit knusprigen Bohnentalern

00 30 std : min

ZUTATEN FÜR 4 Personen

- Blättchen von ½ Bund Petersilie
- 1 kleine rote Zwiebel, halbiert
- 240 g Kidneybohnen (Dose), abgetropft
- 240 g weiße Bohnen (Dose), abgetropft
- 120 g kernige Haferflocken
- 2 Eier
- 1½ TL Kreuzkümmelsamen
- 1 TL Salz
- 2 Prisen frisch gemahlener schwarzer Pfeffer
- 2 TL mittelscharfer Senf
- 2 EL Rapsöl zum Braten
- 200 g Rotkohl, in Stücken
- 1 Knoblauchzehe
- 30 g Tahin (Sesammus)
- Saft von 1 Zitrone
- 40 g Wasser
- 30 g natives Olivenöl extra
- ¼ TL Meersalz
- 200 g Wirsing, in feinen Streifen
- 1 EL Sesamsaat

1 Petersilie in den geben, **2 Sek. | Turbo** zerkleinern, ¾ davon umfüllen. Zwiebel in den geben, **5 Sek. | Stufe 7** zerkleinern. Mit dem nach unten schieben. Bohnen, 90 g Haferflocken, 1 Ei, ½ TL Kümmel, Salz, Pfeffer sowie Senf zufügen und **1 Min. |** vermengen. Aus der Masse etwa 10 Taler formen. Den reinigen.

2 In einer Schüssel übriges Ei verquirlen, in eine weitere Schüssel restliche Haferflocken geben. Die Taler erst im Ei, dann in den Flocken wenden. Das Rapsöl in einer Pfanne erhitzen und die Taler darin 5 Min. ausbacken.

3 100 g Rotkohl im **5 Sek. | Stufe 6** zerkleinern. Umfüllen, mit den restlichen 100 g ebenso verfahren und beiseitestellen.

4 Knoblauch in geben, **2 Sek. | Turbo** zerkleinern. Tahin, Zitronensaft, Wasser, Olivenöl, Salz zufügen, **10 Sek. | Stufe 3** vermengen. Kohl mit Dressing vermengen, mit Bohnentalern anrichten, mit Rest Petersilie bestreuen.

PRO PORTION: 391 KCAL | 16 G E | 20 G F | 41 G KH

LOWCARB

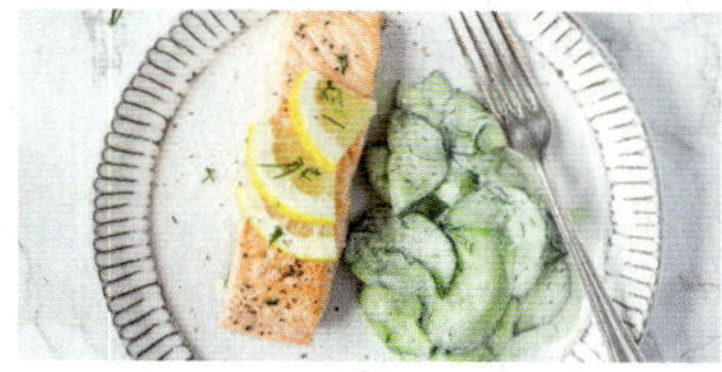

Lachs mit Gurkensalat und Kräuterremoulade

00 30 std : min

ZUTATEN FÜR 4 Personen LOW CARB

- 100 g Rapsöl
- Blättchen von 3 Stängeln Petersilie
- 1 TL Kapern, abgetropft
- 50 g Gewürzgurken, in Stücken
- 1 Ei
- 1 TL Zitronensaft
- ½ TL mittelscharfer Senf
- Salz
- frisch gemahlener schwarzer Pfeffer
- 1 Prise Zucker
- 100 g Schmand
- 2 Gurken, fein gehobelt
- Spitzen von 1 Bund Dill
- 150 g Joghurt
- 30 g Weißweinessig
- 40 g natives Olivenöl extra
- 4 Lachsfilets (à etwa 100 g)

1 Ein Gefäß auf den stellen, das Rapsöl einwiegen und beiseitestellen. Petersilie, Kapern sowie Gewürzgurken in den geben, **7 Sek. | Stufe 5** zerkleinern und umfüllen.

2 Ei, 1 TL Zitronensaft, Senf, 4 Prisen Salz, 2 Prisen Pfeffer und Zucker in den geben, dann **1 Min. 30 Sek. | Stufe 3,5** emulgieren, dabei das Rapsöl langsam auf den Deckel des gießen und am Messbecher vorbei auf das laufende Messer laufen lassen.

3 Gewürzgurken-Kräuter-Mischung mit Schmand zufügen, **5 Sek. | Stufe 2** verrühren, mit Salz und Pfeffer abschmecken. Remoulade bis zum Servieren kalt stellen. reinigen.

4 Gurken in eine Salatschüssel geben, mit ½ TL Salz würzen. Dill im **2 Sek. | Turbo** zerkleinern. Mit dem nach unten schieben. Joghurt, 1 TL Zitronensaft, Essig zufügen, **10 Sek. | Stufe 3** vermengen. Mit Gurken mischen, im Kühlschrank ziehen lassen.

5 Olivenöl in einer Pfanne erhitzen, Lachs salzen, pfeffern und in der Pfanne garen. Fisch mit Remoulade und Gurkensalat servieren.

PRO PORTION: 638 KCAL | 25 G E | 56 G F | 7 G KH

Foto: Archiv (1)

Freitag

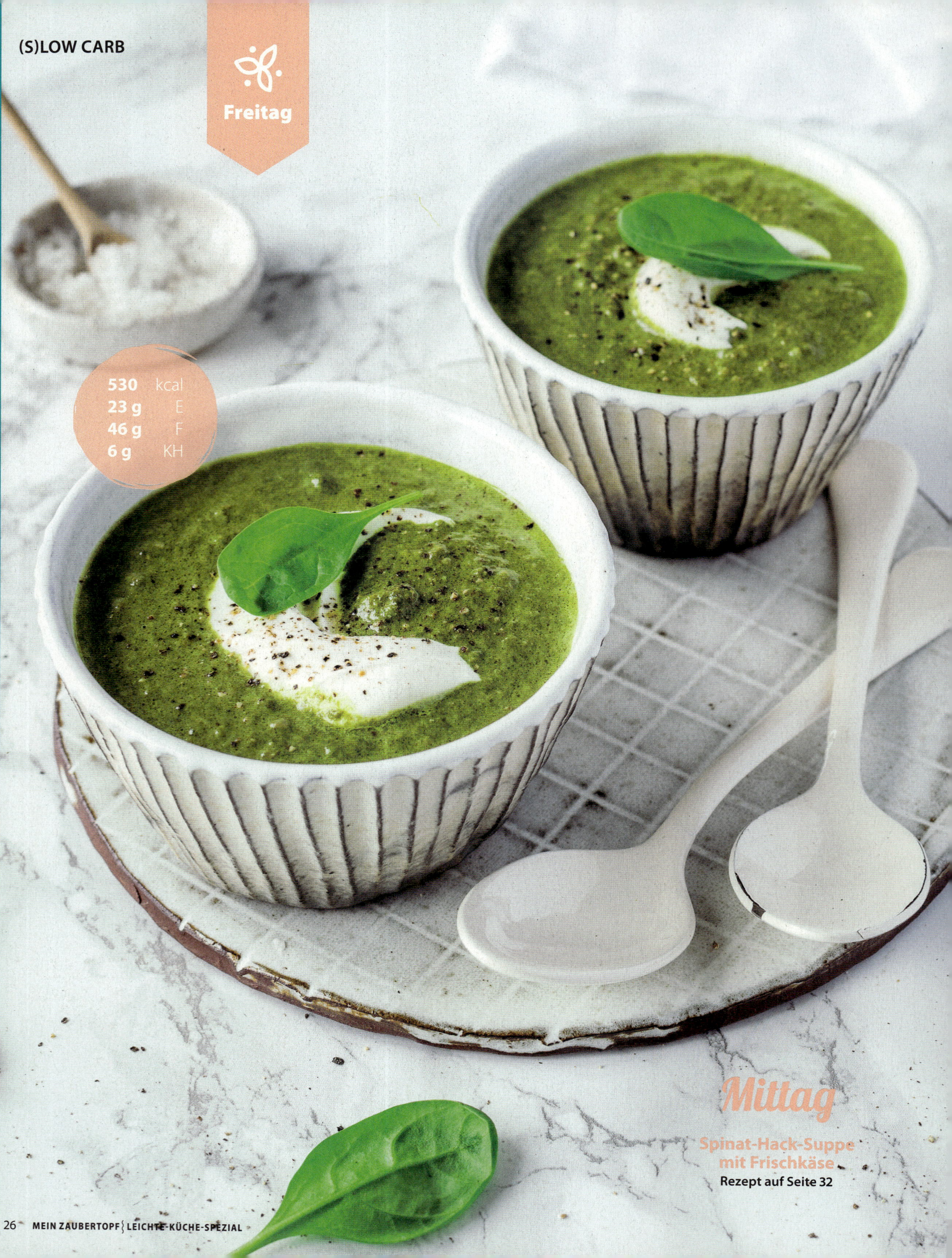

530 kcal
23 g E
46 g F
6 g KH

Mittag

Spinat-Hack-Suppe mit Frischkäse

Rezept auf Seite 32

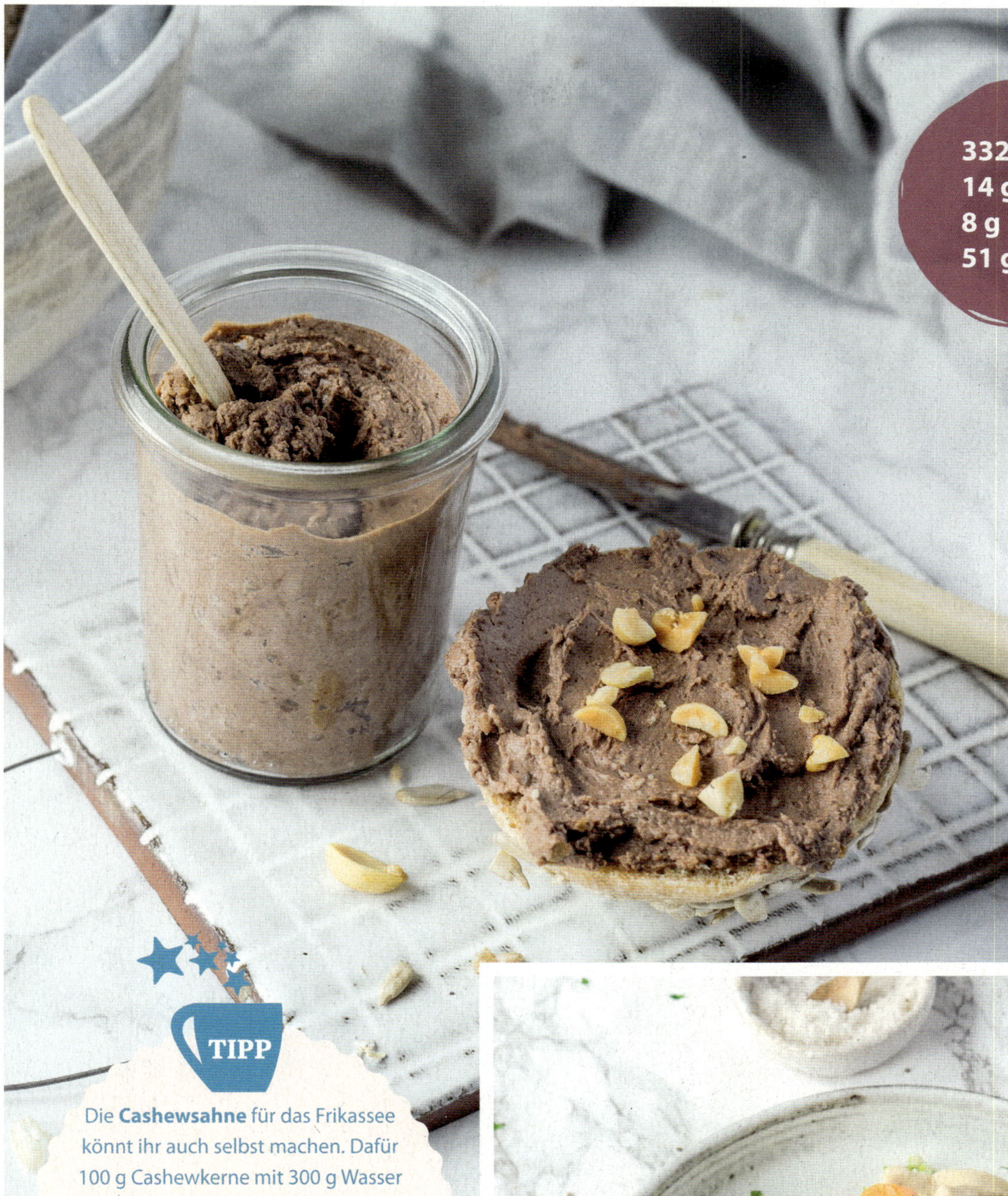

332	kcal
14 g	E
8 g	F
51 g	KH

Frühstück

Dinkelbrötchen mit Schoko-Frischkäse

Rezept auf Seite 32

TIPP

Die **Cashewsahne** für das Frikassee könnt ihr auch selbst machen. Dafür 100 g Cashewkerne mit 300 g Wasser 2 Std. einweichen lassen. Das überschüssige Wasser abgießen, dann 200 g Wasser mit den Kernen in den [Mixtopf] geben und **30 Sek. | Stufe 4–6–8** aufsteigend fein pürieren. Je nach gewünschter Konsistenz noch etwas Wasser zufügen.

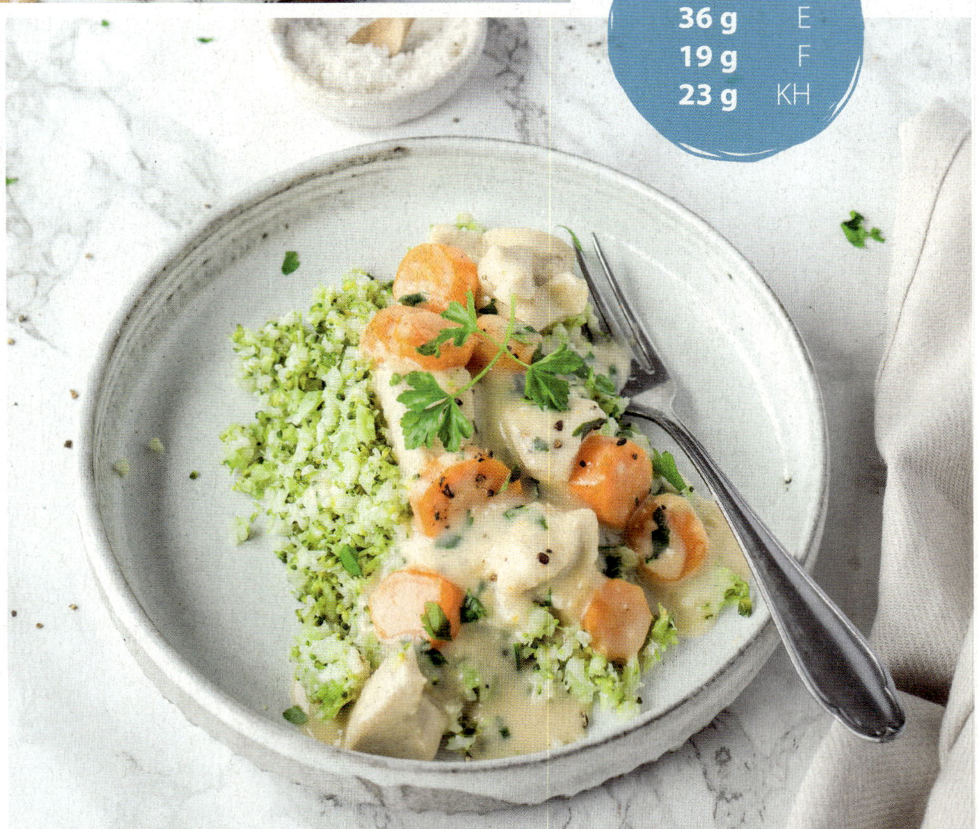

407	kcal
36 g	E
19 g	F
23 g	KH

Abendessen

Hühnerfrikassee mit Brokkoli-Blumenkohl-Reis

Rezept auf Seite 32

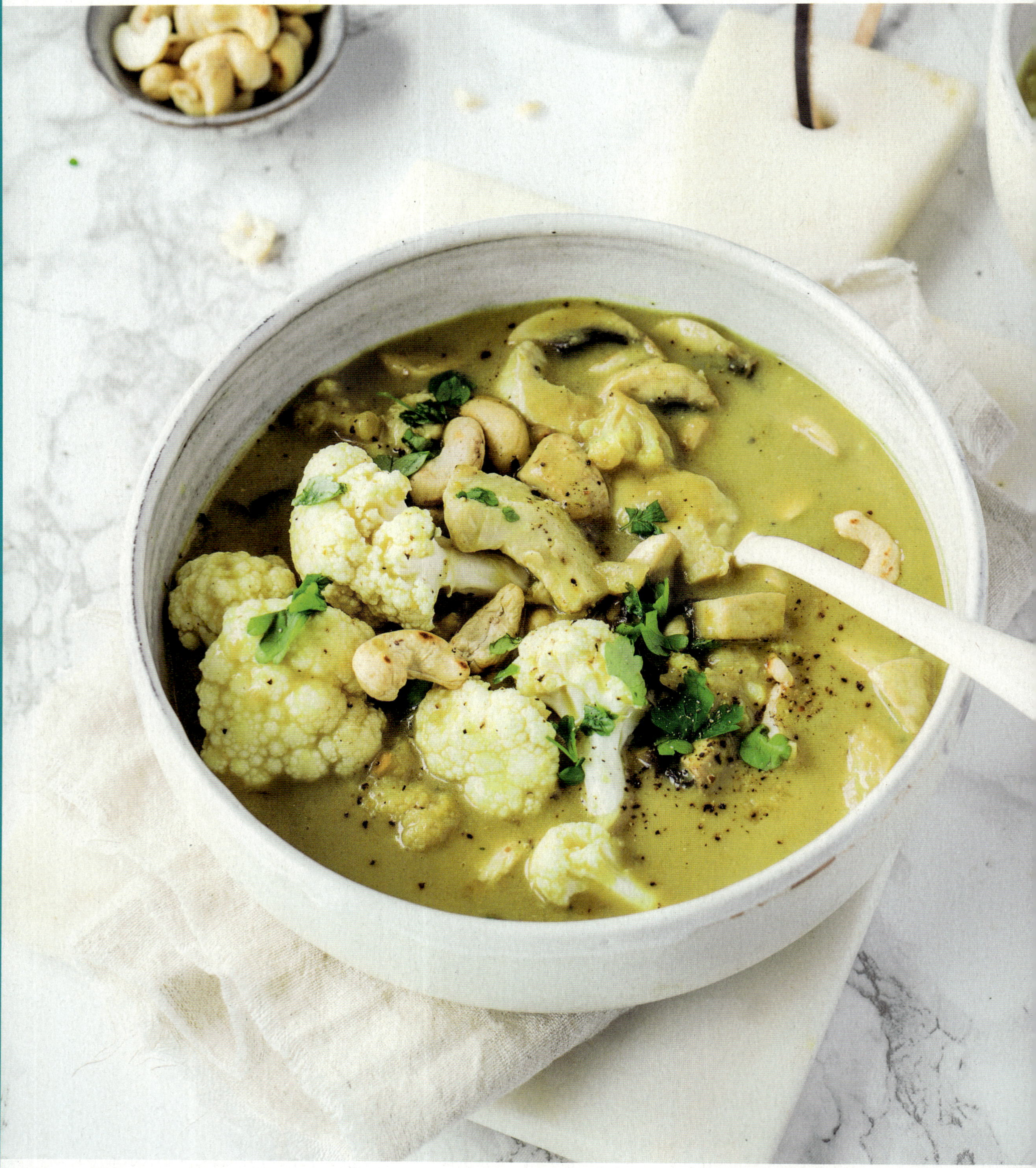

Samstag

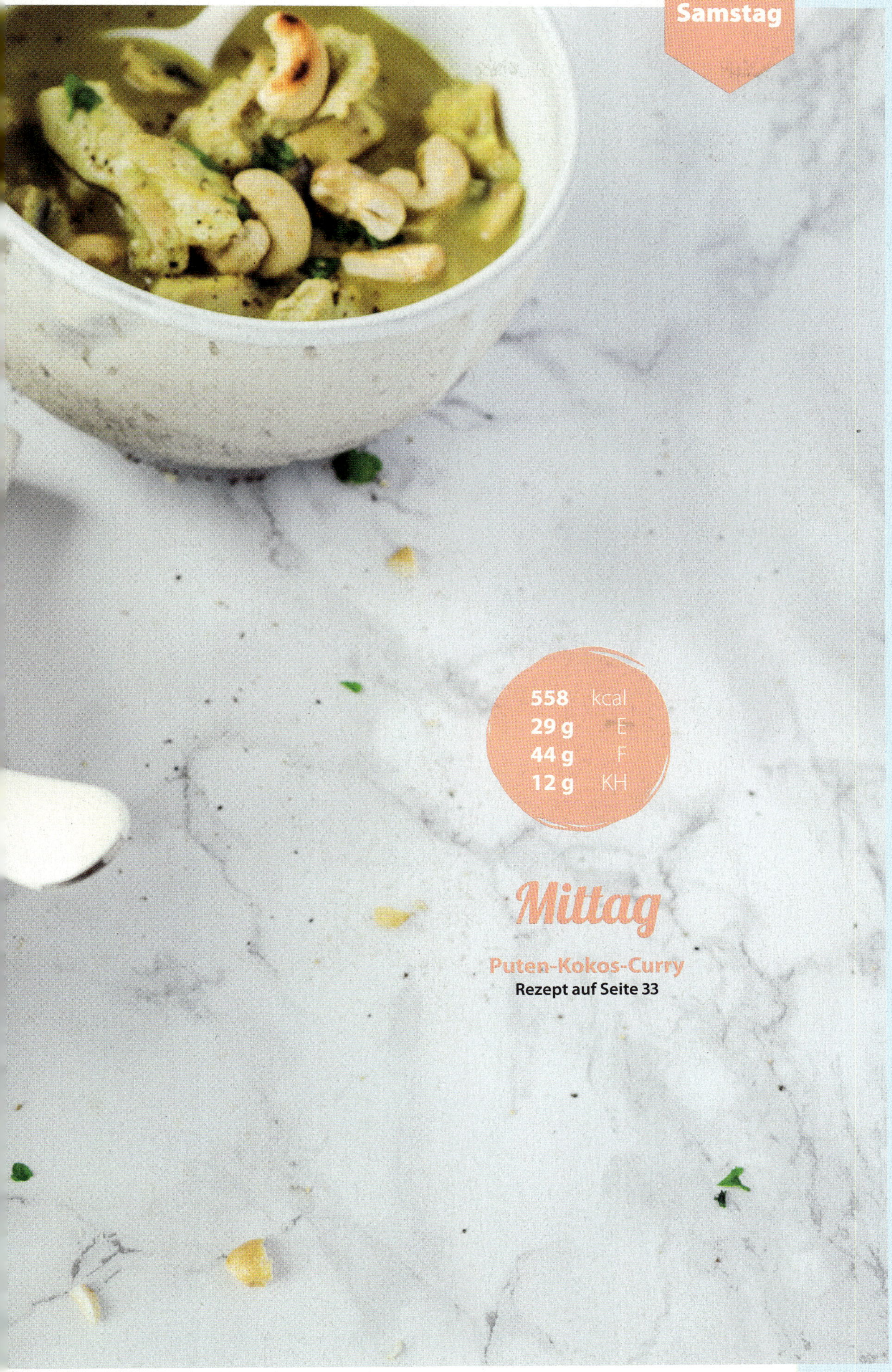

558	kcal
29 g	E
44 g	F
12 g	KH

Mittag

Puten-Kokos-Curry

Rezept auf Seite 33

Das Curry eignet sich ideal zum Vorkochen. So könnt ihr es jederzeit aufwärmen und genießen.

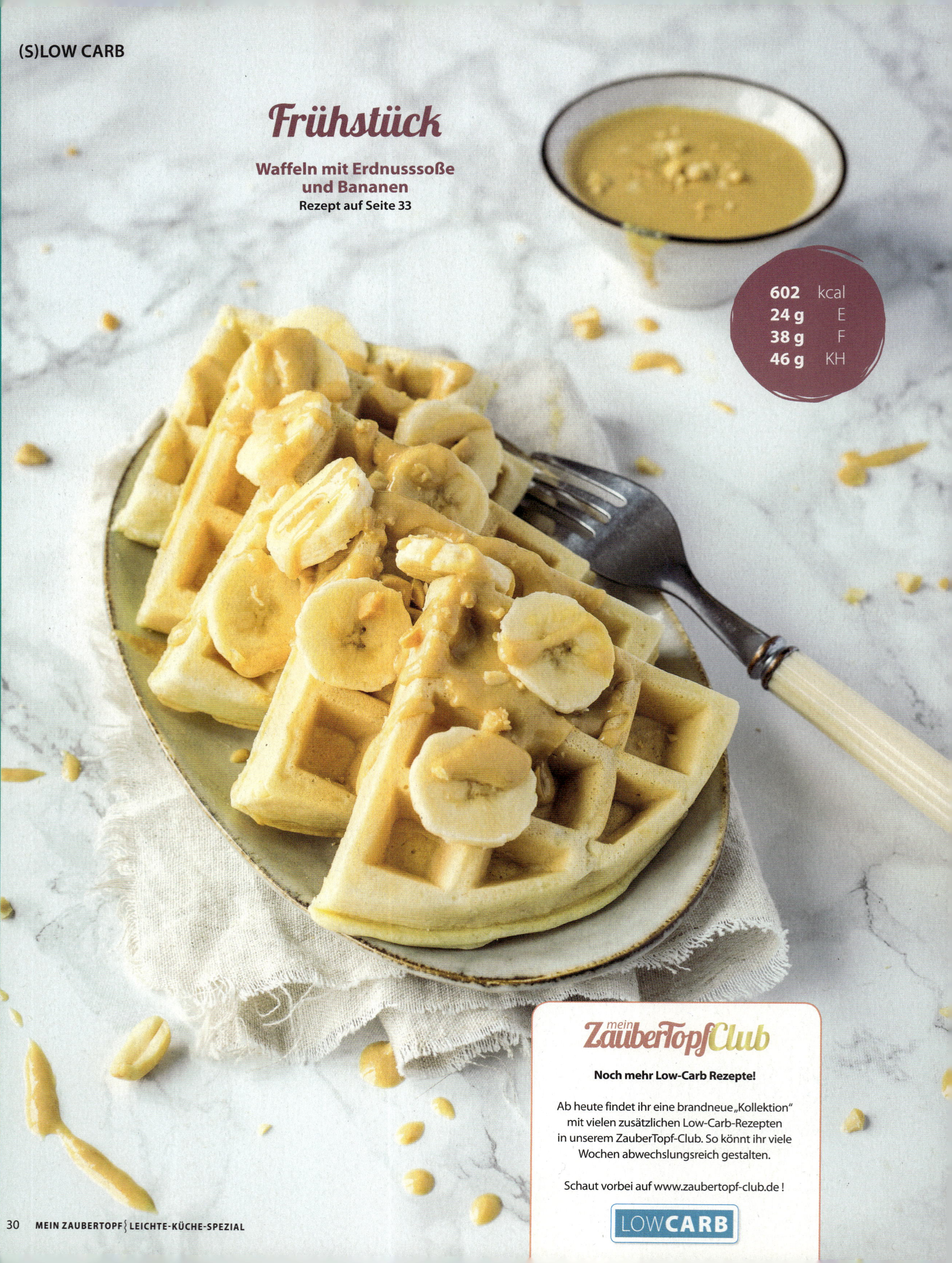

Frühstück

Waffeln mit Erdnusssoße und Bananen

Rezept auf Seite 33

602 kcal
24 g E
38 g F
46 g KH

Samstag

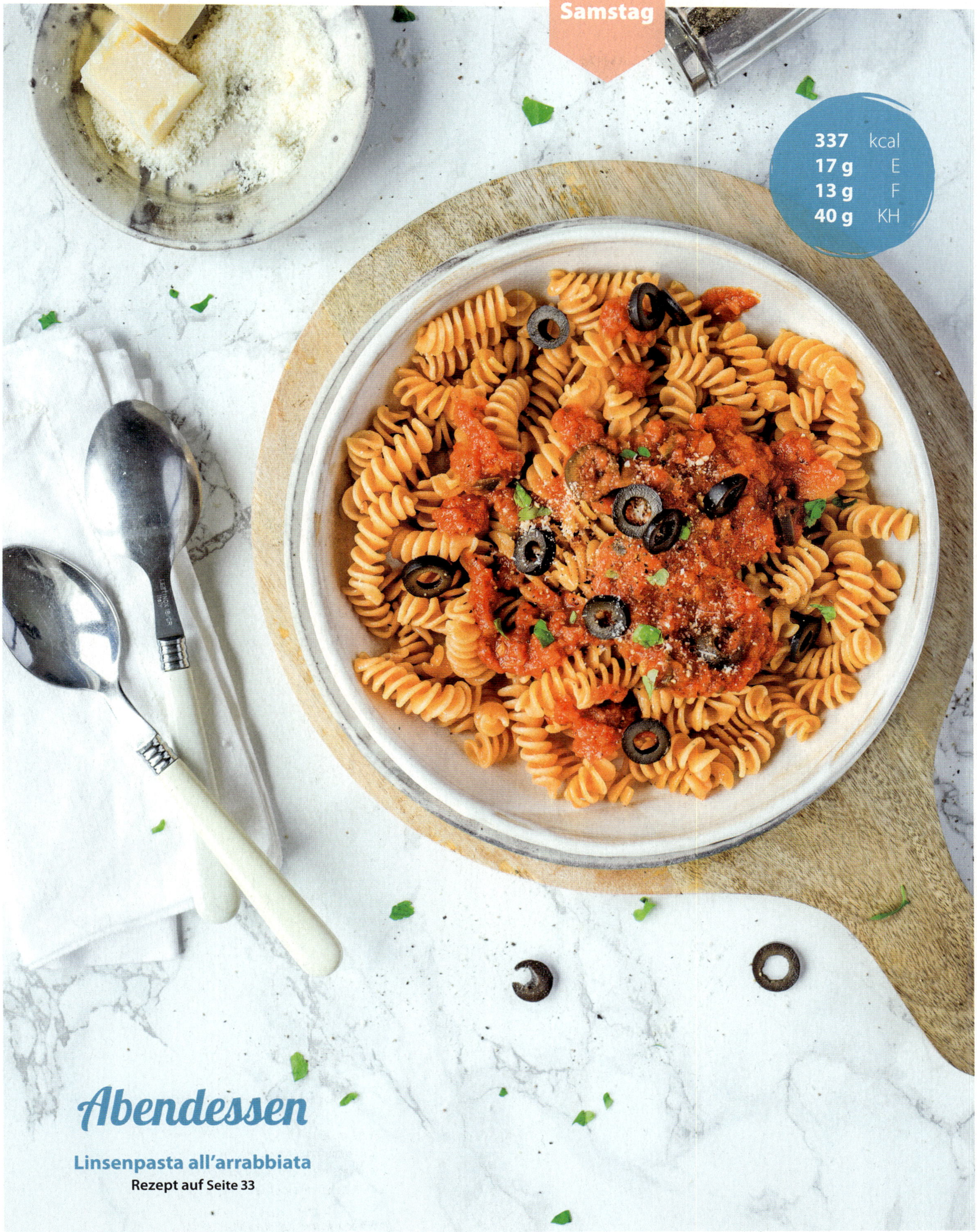

337	kcal
17 g	E
13 g	F
40 g	KH

Abendessen

Linsenpasta all'arrabbiata

Rezept auf Seite 33

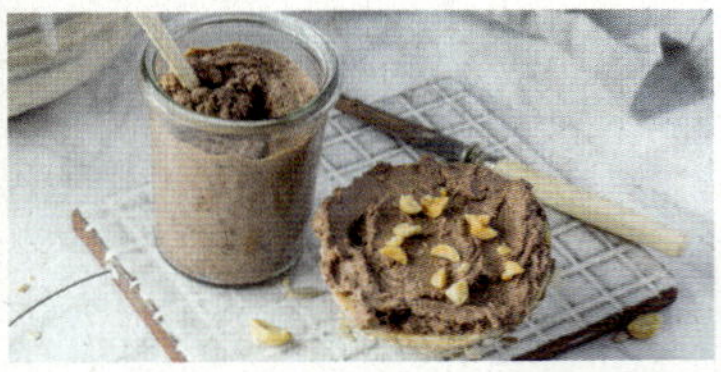

zzgl. 45 Min. Gehzeit

Dinkelbrötchen mit Schoko-Frischkäse

00 30 std : min

ZUTATEN FÜR 12 Stück

* **400 g Dinkelkörner**
* **480 g Wasser**
* **40 g frische Hefe**
* **350 g Dinkelmehl Type 630**
* **2 TL Salz**
* **50 g Erdnusskerne**
* **½ Vanilleschote**
* **3 getrocknete Soft-Datteln**
* **200 g Frischkäse**
* **2 TL Kakaopulver**
* **nach Belieben Sonnenblumenkerne, Mohn- und Sesamsaat**

1 200 g Dinkelkörner in den geben und **1 Min. | Stufe 10** mahlen, umfüllen. Mit den restlichen 200 g ebenso verfahren und umfüllen. Wasser sowie Hefe in den geben und **2 Min. | 37 °C | Stufe 2** erwärmen.

2 Gemahlenen Dinkel, Dinkelmehl und Salz zufügen, **2 Min. |** verkneten. In eine Schüssel füllen, mit einem Geschirrtuch abdecken und an einem warmen Ort mind. 45 Min. gehen lassen. reinigen.

3 Erdnüsse mit Vanilleschote im **12 Sek. | Stufe 8** pulverisieren, umfüllen. Datteln **20 Sek | Stufe 5** zerkleinern. Frischkäse zufügen, **20 Sek. | Stufe 3–4–5** aufsteigend cremig rühren. Mit dem nach unten schieben. Erdnuss-Vanille-Mix mit Kakao zugeben, **20 Sek. | Stufe 3** vermengen. Aufstrich in ein Glas füllen, kalt stellen.

4 Ofen auf 230 °C Ober-/Unterhitze vorheizen. Blech mit Backpapier belegen. Mit angefeuchteten Händen pfirsichgroße Teigstücke zu Brötchen formen. Mit Wasser bepinseln, mit Kernen und Saaten garnieren. Mittig einschneiden und 10 Min. backen. Auf 200 °C herunterschalten, weitere 7–10 Min. backen. Zwischendurch mit Wasser besprühen. Brötchen auskühlen lassen und mit Frischkäse servieren.

PRO SCHEIBE MIT 30 G AUFSTRICH: 332 KCAL | 14 G E | 8 G F | 51 G KH

LOWCARB

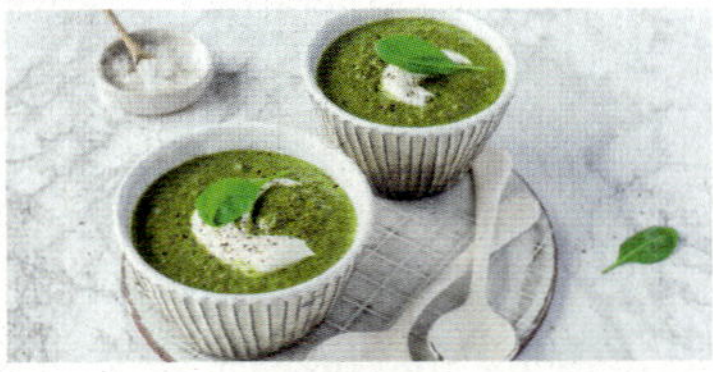

Spinat-Hack-Suppe mit Frischkäse

00 30 std : min

ZUTATEN FÜR 4 Personen

* **2 kleine Zwiebeln, halbiert**
* **1 Knoblauchzehe**
* **20 g natives Olivenöl extra**
* **300 g gemischtes Hackfleisch**
* **500 g Blattspinat (TK), aufgetaut**
* **200 g Sahne**
* **300 g Wasser**
* **150 g Frischkäse, ggf. etwas mehr zum Garnieren**
* **2 TL Gemüse-Gewürzpaste**
* **4 Prisen Salz**
* **4 Prisen frisch gemahlener schwarzer Pfeffer**
* **1 TL Chilipulver**

1 Zwiebeln mit Knoblauch in geben und **6 Sek. | Stufe 6** zerkleinern. Mit dem nach unten schieben. Öl zufügen, **3 Min. |120 °C** [TM31 bitte Varoma] **| Stufe 2** andünsten.

2 Hackfleisch zugeben und **5 Min. | 120 °C** [TM31 bitte Varoma] **| | Stufe 1** andünsten. Alles umfüllen. Spinat, Sahne, Wasser, Frischkäse, Gewürzpaste, Salz, Pfeffer sowie Chillipulver in den geben und **10 Min. | 120 °C** [TM31 bitte Varoma] **| Stufe 2** aufkochen.

3 Anschließend die Suppe **20 Sek. | Stufe 8** pürieren. Dann die Hackfleisch-Zwiebel-Mischung zugeben und erneut **5 Min. | 100 °C | | Stufe 1** kochen. Auf Schüsseln verteilen, ggf. mit etwas Frischkäse garnieren und servieren.

PRO PORTION: 530 KCAL | 23 G E | 46 G F | 6 G KH

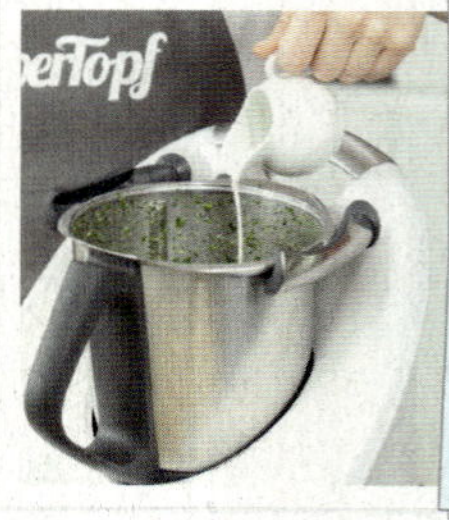

Sahne verleiht tolle Cremigkeit und Geschmack! Optional könnt ihr Cashewsahne verwenden wie auch beim Hühnerfrikasssee.

LOWCARB

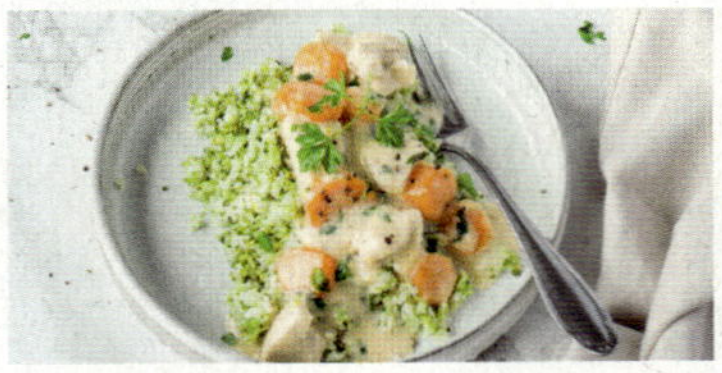

Hühnerfrikassee mit Brokkoli-Blumenkohl-Reis

00 40 std : min

ZUTATEN FÜR 4 Personen

* **Blättchen von 3 Stielen Petersilie**
* **250 g Blumenkohl, in Röschen**
* **250 g Brokkoli, in Röschen**
* **1200 g Wasser**
* **1 TL Salz**
* **2 Lorbeerblätter**
* **500 g Hähnchenbrustfilets, gewürfelt**
* **250 g Karotten, in Scheiben**
* **50 g Butter, in Stücken**
* **50 g Mehl Type 405**
* **100 g Cashewsahne (siehe Rezept S. 27)**
* **1 TL Gemüse-Gewürzpaste**
* **1 TL Sojasoße**
* **1 TL Worcestersoße**
* **¼ TL frisch gemahlener schwarzer Pfeffer**

1 Die Petersilie in den geben, **3 Sek. | Stufe 8** zerkleinern und umfüllen. Den Blumenkohl im **3 Sek. | Stufe 5** zerkleinern und umfüllen. Den Brokkoli ebenfalls **3 Sek. | Stufe 5** zerkleinern, zum Blumenkohl geben.

2 Wasser, Salz sowie Lorbeerblätter in den geben und **8 Min. | 100 °C | | Stufe 1** aufkochen. Garkorb einhängen, Fleisch hineingeben, Varoma aufsetzen, Karotten in den Varoma einwiegen, Brokkoli und Blumenkohl auf dem Einlegeboden verteilen, Varoma verschließen, alles **16 Min. | Varoma | | Stufe 1** garen.

3 Den leeren. Garflüssigkeit auffangen, Lorbeerblätter entfernen. Butter in den geben, **3 Min. | 100 °C | Stufe 1** schmelzen. Mehl zufügen, **1 Min. | 100 °C | Stufe 2** anschwitzen.

4 600 g Garflüssigkeit, Cashewsahne, Gewürzpaste, Soja-, Worcestersoße, Pfeffer zugeben, **10 Sek. | Stufe 8** rühren, **5 Min. | 100 °C | Stufe 2** aufkochen. Fleisch mit Petersilie zufügen, **3 Min. |100 °C | |** erwärmen. Karotten zugeben, **1 Min. | 100 °C | | Stufe 1** unterrühren und zum Kohl-Reis servieren.

PRO PORTION: 407 KCAL | 36 G E | 19 G F | 23 G KH

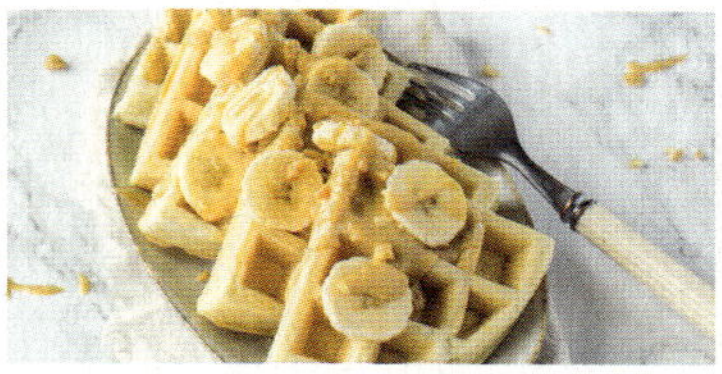

Waffeln mit Erdnusssoße und Bananen

00:30 std : min

ZUTATEN FÜR 6 Personen

- **300 g geröstete Erdnusskerne**
- **¼ TL grobes Meersalz**
- **10 g Rapsöl**
- **½ TL Erythrit**
- **200 g Dinkelmehl Type 630**
- **30 g Haferflocken**
- **3 TL Backpulver**
- **60 g weiche Butter, in Stücken**
- **2 Eier**
- **2 Prisen Salz**
- **200 g Milch**
- **100 g Mineralwasser**
- **2 Bananen, in Scheiben**

1 | Erdnusskerne, grobes Salz, Öl und Erythrit in den geben, **20 Sek. | Stufe 8** zerkleinern. Mit dem nach unten schieben. Anschließend **3 Min. | Stufe 7** vermengen und dabei alle 30 Sek. mit dem nach unten schieben. Erdnussoße umfüllen. Den spülen.

2 | Für die Waffeln Mehl, Haferflocken, Backpulver, Butter, Eier, Salz, Milch sowie Mineralwasser in den geben und **30 Sek. | Stufe 3** zu einem geschmeidigen Teig verrühren. Waffeleisen vorheizen und ggf. fetten.

3 | Anschließend den Teig portionsweise ausbacken. Die Waffeln mit Erdnusssoße und Bananenscheiben garniert servieren.

PRO PORTION: 602 KCAL | 24 G E | 38 G F | 46 G KH

LOWCARB

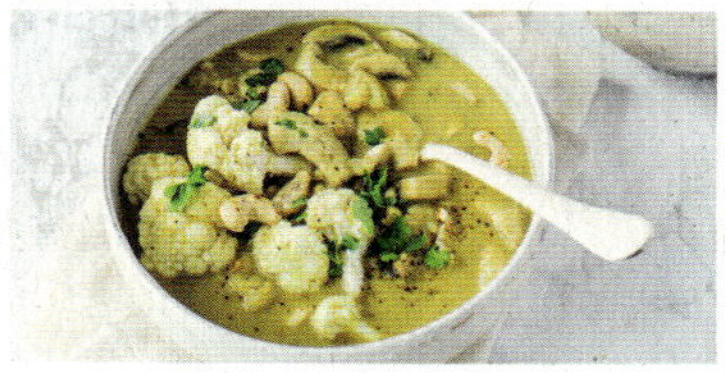

Puten-Kokos-Curry

00:40 std : min

ZUTATEN FÜR 4 Personen

- **1 kleine Zwiebel, halbiert**
- **1 Knoblauchzehe**
- **10 g Ingwer**
- **20 g Rapsöl**
- **400 g Kokosmilch (Dose)**
- **100 g Wasser**
- **20 g Sojasoße**
- **200 g Blumenkohl, in Röschen**
- **1 TL Salz**
- **4 Prisen frisch gemahlener schwarzer Pfeffer**
- **10 g grüne Currypaste**
- **30 g Cashewmus**
- **2 TL Currypulver**
- **400 g Putenfleisch, in Würfeln**
- **150 g Champignons, geviertelt**
- **30 g Cashewkerne**
- **20 g Kokoschips**

1 | Zwiebel, Knoblauch sowie Ingwer in den geben und **5 Sek. | Stufe 5** zerkleinern. Mit dem nach unten schieben. Öl zufügen und **3 Min. | 100°C | Stufe 2** andünsten.

2 | Mit Kokosmilch ablöschen, Wasser, Sojasoße, Blumenkohl, Salz, Pfeffer, Currypaste, Cashewmus und Currypulver zugeben. Fleisch im Varoma verteilen, diesen geschlossen aufsetzen. Alles **20 Min. | Varoma |** | garen.

3 | Champignons zum Fleisch in den Varoma geben und verschließen. Curry **5 Min. | Varoma |** | fertig garen. Die Cashewkerne ohne Fett in einer Pfanne anrösten. Hähnchen und Pilze mit dem unter das Curry mischen. Alles auf Schüsseln verteilen. Mit Cashewkernen und Kokoschips garniert servieren.

TIPP | So geht Cashewmus: 400 g Cashewkerne in den geben, **20 Sek. | Stufe 8** mahlen. Mit nach unten schieben und Vorgang wiederholen. 20 g Honig, 4 Prisen Salz sowie 20 g Öl zugeben, **3 Min. | Stufe 4** cremig rühren. In sterile Gläser füllen und innerhalb von 4 Wochen aufbrauchen.

PRO PORTION: 558 KCAL | 29 G E | 44 G F | 12 G KH

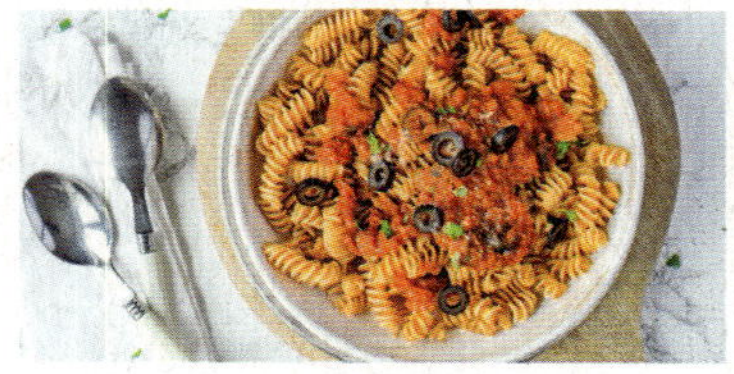

Linsenpasta all'arrabbiata

00:30 std : min

ZUTATEN FÜR 4 Personen

- **50 g Parmesan, in Stücken**
- **2 Knoblauchzehen**
- **2 Zwiebeln, halbiert**
- **30 g natives Olivenöl extra**
- **800 g stückige Tomaten (Dose)**
- **2 rote Chilischoten, in Ringen**
- **30 g schwarze Oliven, entsteint, in Scheiben**
- **Blättchen von 10 Stielen Oregano zzgl. etwas mehr zum Garnieren**
- **1 TL Salz**
- **½ TL frisch gemahlener schwarzer Pfeffer**
- **200 g rote Linsennudeln**

1 | Den Parmesan in den geben und **10 Sek. | Stufe 8** zerkleinern, umfüllen. Den Knoblauch mit den Zwiebeln in den geben und **5 Sek. | Stufe 5** zerkleinern. Mit dem nach unten schieben. Das Öl zufügen und alles **5 Min. | 120°C** [TM31 bitte Varoma] **| Stufe 2** andünsten. Tomaten, Chilis, Oliven, Oregano, Salz, Pfeffer zugeben und **20 Min. | 100°C | Stufe 2** köcheln lassen.

2 | Inzwischen die Nudeln nach Packungsangabe in reichlich kochendem Salzwasser bissfest garen. Nudeln abgießen und tropfnass mit der Soße vermengen. Mit dem übrigen Oregano und dem Parmesan garniert servieren.

PRO PORTION: 337 KCAL | 18 G E | 13 G F | 40 G KH

INFO | Nudeln, die nicht aus Weißmehl hergestellt werden, gibt es mittlerweile in jedem Supermarkt. Vor allem Pasta aus roten Linsen, grünen Erbsen oder Kichererbsen sind eine wertvolle Alternative zu den herkömmlichen Nudeln. Sie haben einen wesentlich geringeren Anteil an schnellverdaulichen Kohlenhydraten, sind jedoch reich an Ballaststoffen und Proteinen.

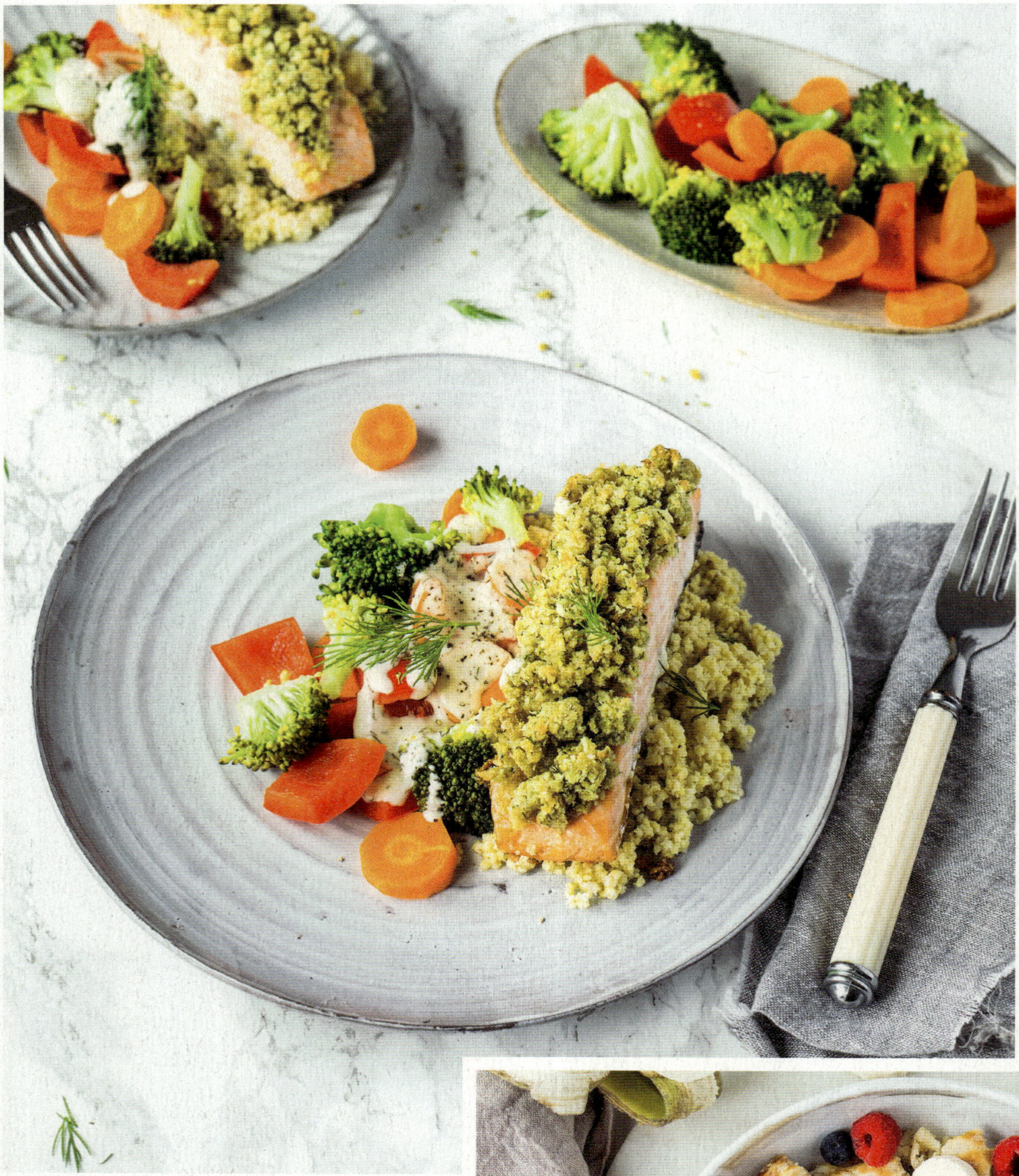

843 kcal
386g E
50 g F
59 g KH

Mittag

Lachs mit Knusperbröseln und Meerrettich-Dill-Soße
Rezept auf Seite 36

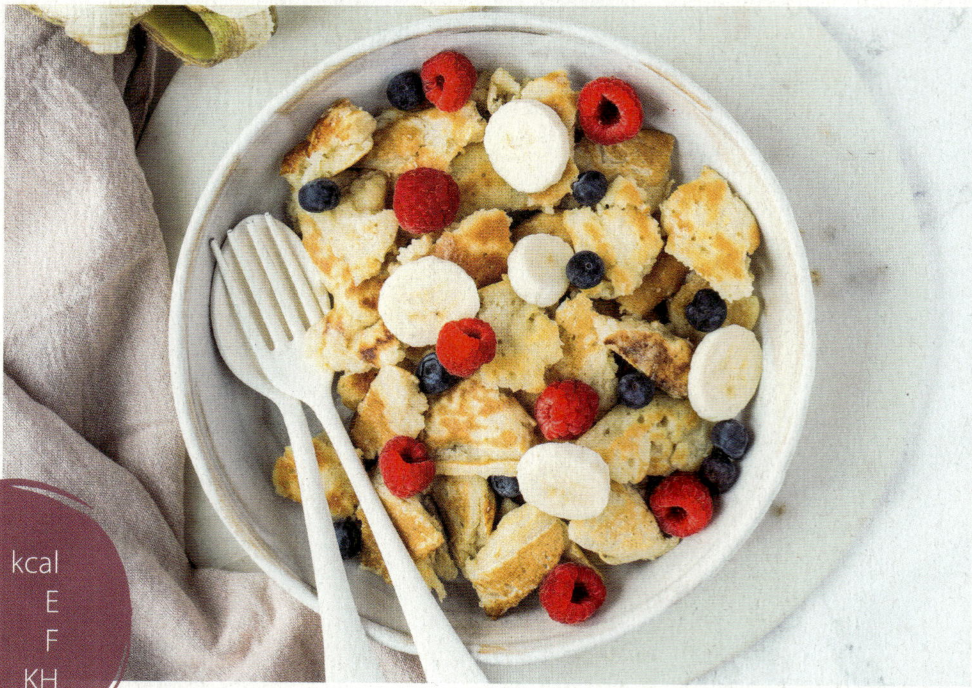

Frühstück

Kaiserschmarrn
Rezept auf Seite 36

318 kcal
11 g E
161g F
43 g KH

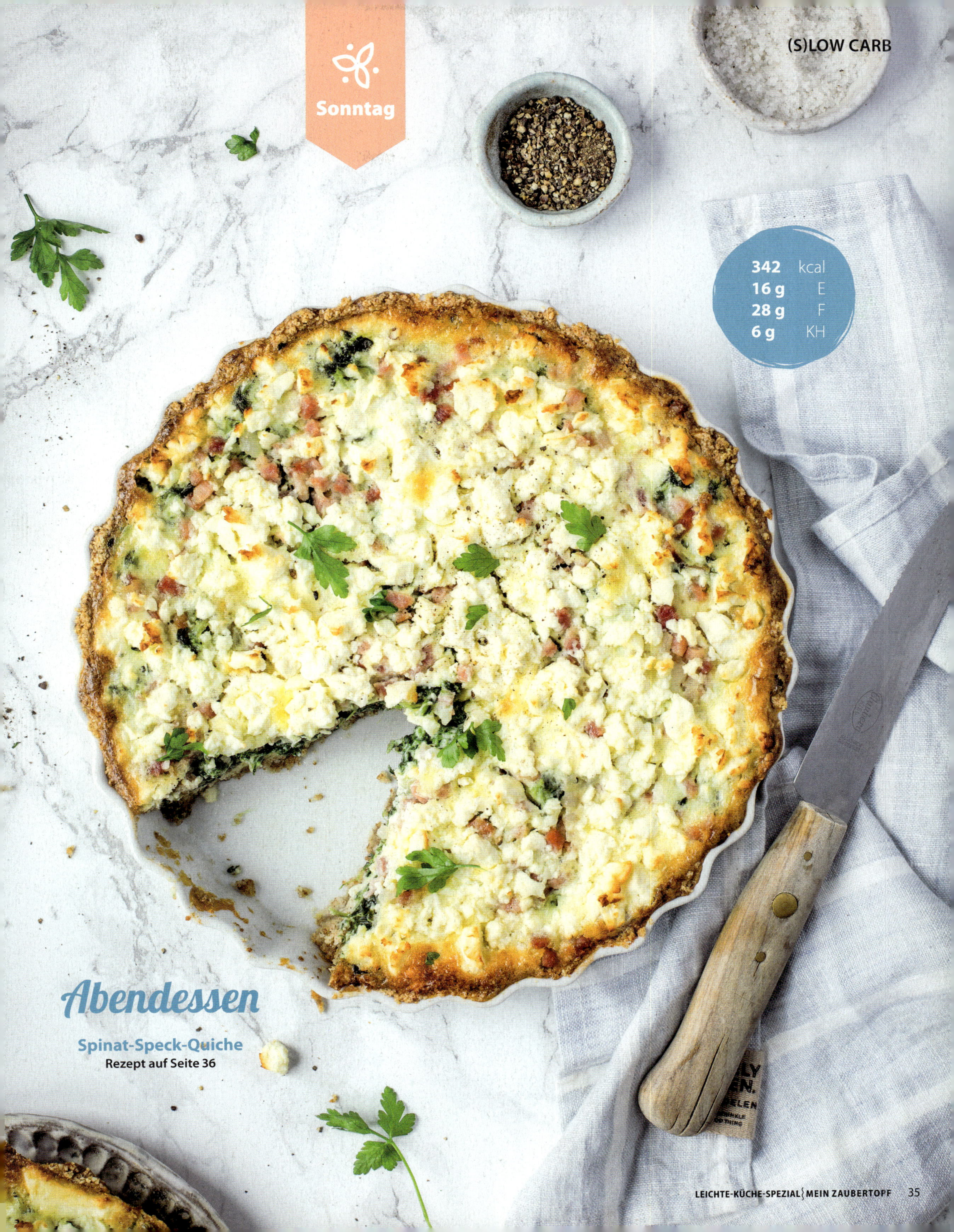

Sonntag

342 kcal
16 g E
28 g F
6 g KH

Abendessen

Spinat-Speck-Quiche

Rezept auf Seite 36

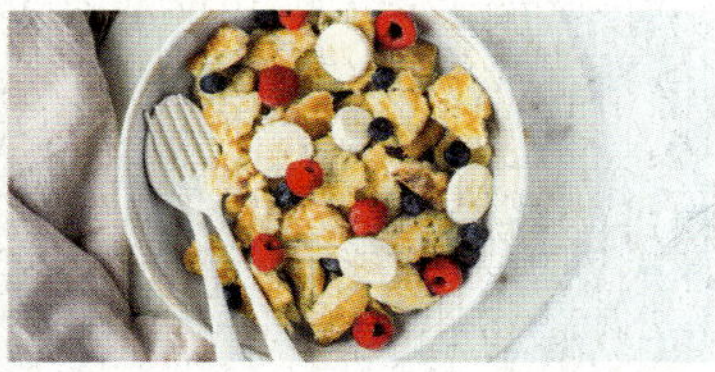

Kaiserschmarrn

00 30 std : min

ZUTATEN FÜR 6 Personen

LOW FAT

- 2 Eier, getrennt
- 2 Prisen Salz
- 1 Banane, in Stücken
- 300 g Dinkelmehl Type 650
- 350 g Milch
- 40 g flüssiges Kokosöl
- ½ TL Backpulver
- Mark von ½ Vanilleschote
- etwas Pflanzenöl zum Ausbacken

1 Den Rühraufsatz in den einsetzen und Eiweiße mit Salz hineingeben. Eiweiße unter Sichtkontakt **Stufe 3,5** steif schlagen, umfüllen. Banane mit Eigelben in den geben und **10 Sek. | Stufe 3** verquirlen. Mehl, Milch, Öl, Backpulver sowie Vanillemark zugeben und **1 Min. | Stufe 3** zu einem glatten Teig vermengen. Eischnee mithilfe des unterheben.

2 Etwas Öl in einer Pfanne erhitzen und die Hälfte des Teigs darin verteilen. Wenn der Teig gestockt ist, diesen in vier Teile teilen und jeweils umdrehen. Danach in mehrere kleine Teile teilen und ausbacken. Mit der zweiten Hälfte ebenso verfahren. Wahlweise mit Obst servieren.

PRO PORTION: 318 KCAL | 11 G E | 11 G F | 43 G KH

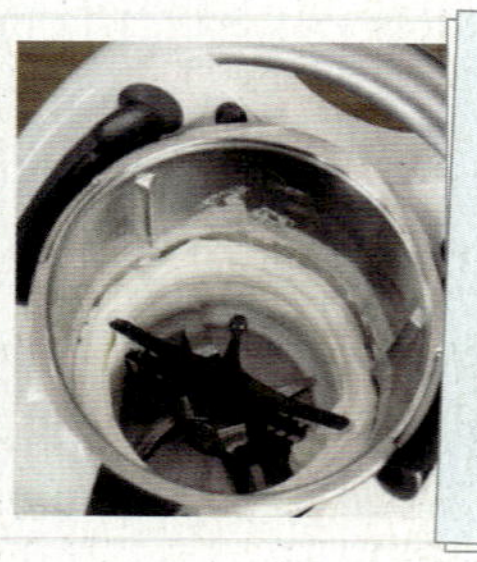

Besonders fluffig wird der Kaiserschmarrn dank Eischnee. Diesen nicht zu lange unterheben, sonst fällt der Teig zusammen.

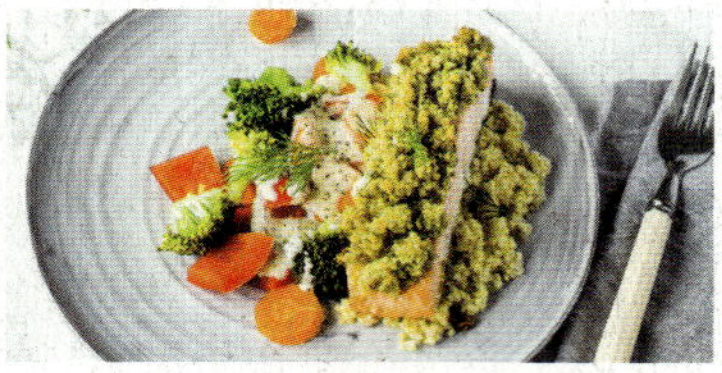

Lachs mit Knusperbröseln und Meerrettich-Dill-Soße

01 00 std : min

ZUTATEN FÜR 4 Personen

- Spitzen von 1 Bund Dill
- 3 Scheiben Vollkorn-Toastbrot, in Stücken
- 30 g mittelscharfer Senf
- 30 g weiche Butter
- Salz
- frisch gemahlener schwarzer Pfeffer
- 4 Lachsfilets (à etwa 125 g)
- 30 g natives Olivenöl extra
- 900 g Wasser
- 1 TL Gemüse-Gewürzpaste
- 250 g Hirse
- 250 g Gemüse nach Wahl (z. B. Brokkoli, Karotte, Paprika), in Stücken
- 250 g Sahne
- 60 g Sahnemeerrettich
- 50 g Weißweinessig
- 1 TL Johannisbrotkernmehl

1 Backofen auf 200 °C Ober-/Unterhitze vorheizen. Dill im für **2 Sek. | Turbo** zerkleinern, umfüllen. Brot im **5 Sek. | Stufe 6** zerkleinern. Senf, 2 TL Dill, Butter, 3 Prisen Salz und 1 Prise Pfeffer zugeben und **10 Sek. | Stufe 3** vermengen. Ein Blech mit Backpapier auslegen, Lachsfilets darauflegen, mit Öl beträufeln, Bröselmasse gleichmäßig auf den Filets verteilen.

2 Den spülen und Wasser mit Gewürzpaste hineingeben. Hirse einwiegen, Gemüse im Varoma verteilen, mit ½ TL Salz würzen. Varoma verschlossen aufsetzen und alles **12 Min. | Varoma | | Stufe 2** garen. Inzwischen Lachs in den Ofen geben und 10–12 Min. backen.

3 Hirse durch den Garkorb abgießen, Varoma verschlossen beiseitestellen. Lachs 5 Min. im ausgeschaltetem Ofen ruhen lassen. Sahne, Meerrettich, Essig, Johannisbrotkernmehl, restlichen Dill, ½ TL Salz und 4 Prisen Pfeffer in geben, **5 Min. | 120 °C | Stufe 3** aufkochen. Lachs mit Gemüse, Hirse und Soße servieren.

PRO PORTION: 843 KCAL | 36 G E | 50 G F | 59 G KH

LOWCARB

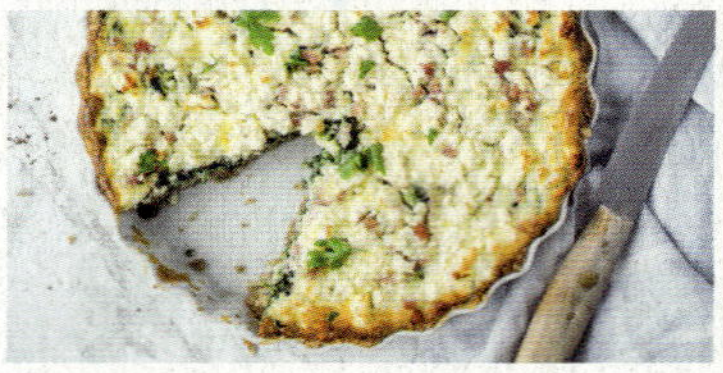

Spinat-Speck-Quiche

01 10 std : min

zzgl. 1 Std. Kühlzeit

ZUTATEN FÜR 12 Stücke

LOW CARB

- 100 g Bergkäse, in Stücken
- 250 g Mandelkerne zzgl. etwas mehr zum Bestreuen
- 20 g kalte Butter
- 30 g natives Olivenöl extra
- Salz
- 4 Eier
- 75 g Sahne
- 150 g Crème fraîche
- 2 Prisen frisch gemahlener schwarzer Pfeffer
- 1 Prise frisch geriebene Muskatnuss
- 1 Knoblauchzehe
- 2 Schalotten
- 150 g Speckwürfel
- 600 g Spinat (TK), aufgetaut, abgetropft
- 150 g Feta, zerbröselt

AUSSERDEM

- Hülsenfrüchte zum Blindbacken

1 Bergkäse in den geben, **10 Sek. | Stufe 5** zerkleinern, umfüllen. Mandeln im **10 Sek. | Stufe 10** mahlen. Butter, 10 g Öl, ½ TL Salz, 1 Ei zufügen, **1 Min. |** kneten. Teig in Folie wickeln, 1 Std. kühlen. spülen. Rest Eier, Sahne, Bergkäse, Crème fraîche, 1 TL Salz, Pfeffer, Muskat im **20 Sek. | Stufe 4** vermengen, umfüllen.

2 Ofen auf 200 °C Ober-/Unterhitze vorheizen. Springform (Ø 24 cm) fetten. Den Teig hineingeben, etwas flach drücken und am Rand hochziehen. Den Teigboden mehrfach mit einer Gabel einstechen, mit Backpapier belegen und mit Hülsenfrüchten beschweren, 10 Min. backen.

3 reinigen. Knoblauch, Schalotten hineingeben, **4 Sek. | Stufe 6** zerkleinern. Mit runterschieben, 20 g Öl, Speck zufügen, **4 Min. | 120 °C** [TM31 bitte Varoma] **| Stufe 2** dünsten.

4 Boden aus dem Ofen nehmen, Ofen nicht ausschalten. Hülsenfrüchte und Papier entfernen. Eiermasse auf den Boden geben, Spinat, Speck mit Zwiebeln und Knoblauch darauf verteilen. Mit Feta bedecken, 25–30 Min backen.

PRO STÜCK: 342 KCAL | 16 G E | 28 G F | 6 G KH

Foto: Archiv (1)

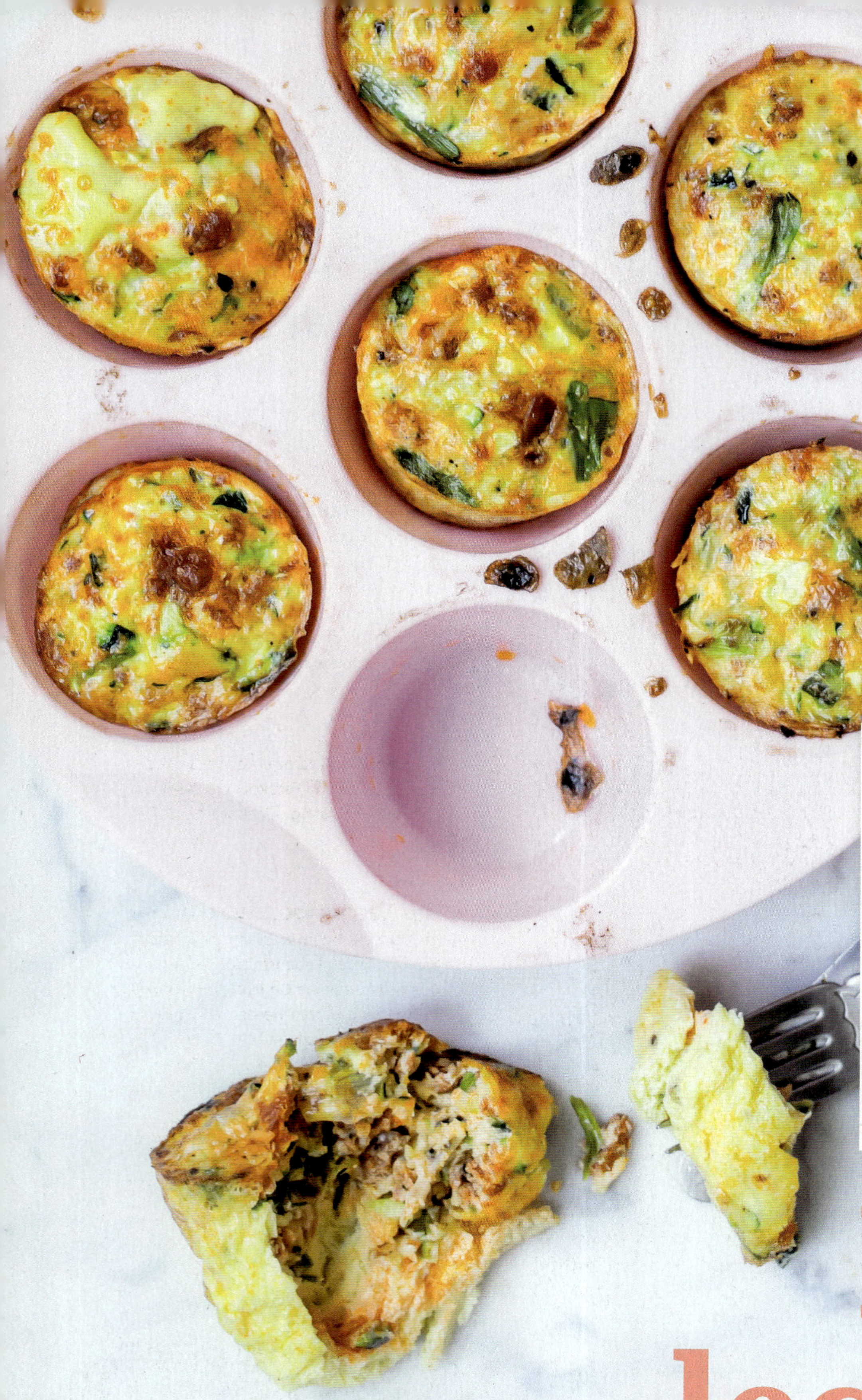

TIPP

Die **Silikonform** mit 7 Mulden passt perfekt in den Varoma. Sie eignet sich für Omeletts, Muffins, Zimtschnecken, Eis und mehr. 12 Euro, www.shop.zaubertopf.de

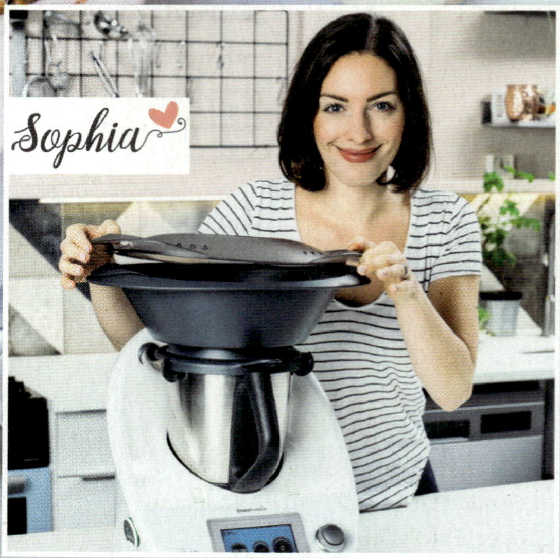

Klein, lecker & Low Carb!

Mix-Queen Sophia Handschuh verrät euch ihr Rezept für herzhafte Low-Carb-Muffins aus dem Varoma. Die fluffigen Leckerbissen sind der **ideale Snack** zu jeder Tageszeit

Rezept, Fotos & Styling: Sophia Handschuh

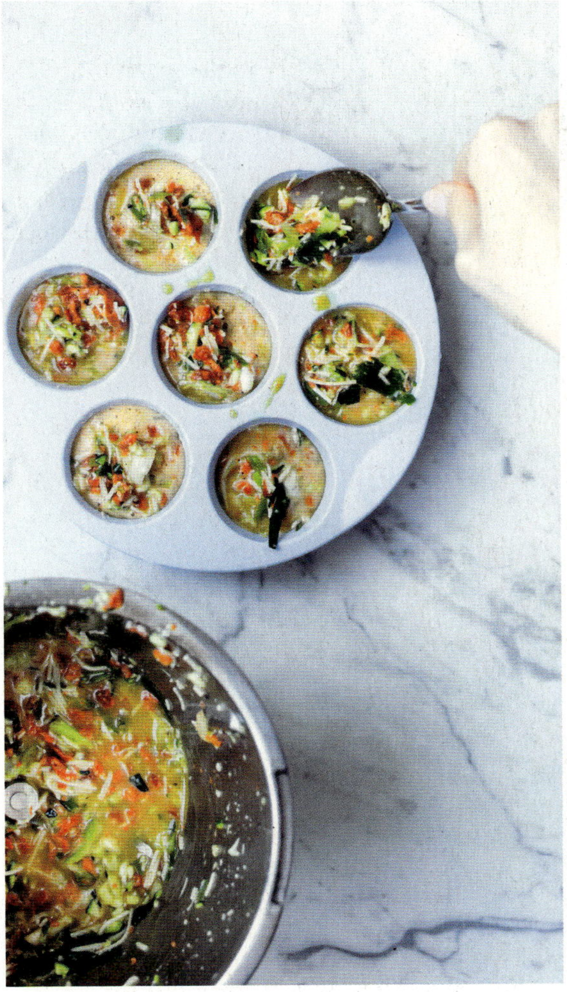

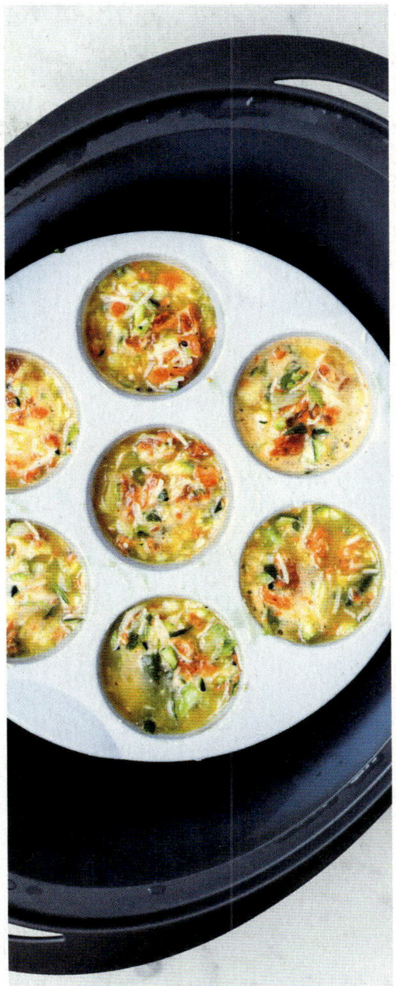

Low-Carb-Varoma-Muffins mit Chorizo

01 00 std : min

ZUTATEN FÜR 14 Stück LOW CARB

- **etwas Butter zum Fetten**
- **75 g mittelalter Cheddar, in Stücken**
- **1 Zucchini, in Stücken**
- **120 g Chorizo, in Stücken**
- **10 Eier**
- **1 Prise Meersalz**
- **½ TL frisch gemahlener schwarzer Pfeffer**
- **4 Frühlingszwiebeln, in Ringen**
- **etwa 800 g Wasser**

1 14 Silikon-Muffinförmchen mit Butter einfetten und beiseitestellen. Cheddar in den geben und **5 Sek. | Stufe 9** zerkleinern, umfüllen. Zucchini in den einwiegen und **2 Sek. | Stufe 5** zerkleinern, zum Käse geben.

2 Danach die Chorizo in den geben, **2 Sek. | Stufe 8** zerkleinern und ebenfalls zum Käse geben. Eier mit Salz sowie Pfeffer in den füllen und **20 Sek. | Stufe 4** verquirlen. Käsemischung mit Frühlingszwiebeln zufügen und **10 Sek. | Stufe 2** vermengen.

3 Die Masse gleichmäßig auf die Förmchen verteilen und mit Frischhaltefolie abdecken. Den reinigen. Die ersten 7 Förmchen in den Varoma stellen, 500 g Wasser in den füllen und die Muffins **25 Min. | Varoma | Stufe 2** garen. Danach sofort aus der Form nehmen und servieren oder zum Abkühlen beiseitestellen. Wasser im wieder auf 500 g auffüllen und mit den restlichen 7 Low-Carb-Muffins ebenso verfahren.

PRO PORTION: 137 KCAL | 8 G E | 10 G F | 2 G KH

TIPP | Solltet ihr die 14 Low-Carb-Muffins gleichzeitig servieren wollen, könnt ihr sie ohne Frischhaltefolie im vorgeheizten Backofen bei 200 °C Ober-/Unterhitze etwa 15 Min. backen, bis sie goldbraun sind. Sie schmecken übrigens auch kalt – daher könnt ihr sie zum Beispiel als Mittagessen mit ins Büro nehmen oder sie zum Brunch oder auf einem Büfett anbieten.

Fotos: William Reavell (1); Archiv (1)

Darum lieben wir unseren Varoma

NÄHRSTOFFE BLEIBEN ERHALTEN
Wenn wir Gemüse kochen, werden viele der Nährstoffe vom Kochwasser ausgewaschen und sind somit verloren. Wenn wir im Varoma dämpfen, bleiben die Vitamine dort, wo sie hingehören: in unseren leckeren Gerichten!

FETTFREI Dank Varoma können wir ganz ohne Zugabe von Fett kochen. Das spart Kalorien und schlägt nicht auf die Hüften.

EIGENGESCHMACK Durch die schonende Zubereitung im Wasserdampf bleiben Aromen in den Lebensmitteln erhalten. Das bedeutet, eure Gerichte können viel sparsamer gesalzen werden. Auch das ist gut für die Gesundheit.

BESSERE ERGEBNISSE Im Varoma bleibt Gemüse schön knackig, Eier werden besonders luftig, auch Fisch und Fleisch werden zart und saftig. So macht das Essen noch mehr Spaß!

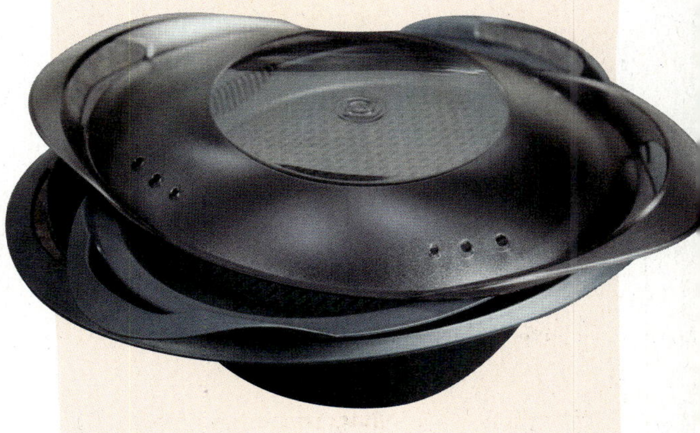

Schnell erklärt:

Ketogene Ernährung

Keine Kohlenhydrate, dafür **richtig viel Fett** – das macht den Ernährungstrend „Keto" aus. Hier erfahrt ihr, was diese Diät kann und wie sie unseren Körper zu Hochleistungen antreibt

Ketogen – was heißt das überhaupt?

Die ketogene Ernährung ist eine Form der Low-Carb-Ernährung. Anstelle von Kohlenhydraten greift man zu fettreicher und zuckerfreier Kost. Damit unser Körper Energie bekommt, ist er eigentlich auf die Kohlenhydratzufuhr angewiesen. Fehlen die Kohlenhydrate, ist unser Stoffwechsel gezwungen, sich auf andere Wege Energie zu beschaffen. Unser Körper beginnt, Fette in bestimmte Moleküle aufzuspalten: die Ketonkörper. Diese Ketonkörper entstehen in der Leber als Fettsäuren. Gehirn, Muskulatur und unser Gewebe können sie abbauen und daraus Energie gewinnen. Das Wort „ketogen" bedeutet also nichts anderes als „Ketonkörper generierend".

Kann man denn so auch abnehmen?

Ja! Nachdem sich unser Stoffwechsel umgestellt hat, wird anstelle von Kohlenhydraten Fett verbrannt – und das 24 Stunden am Tag.
Da bei der ketogenen Ernährung auf bestimmte Lebensmittel verzichtet wird, essen wir außerdem in der Regel automatisch weniger. Auch das führt zu Gewichtsverlust.

Ist das überhaupt gesund?

Viele Menschen denken, dass Fett nicht gesund ist. Natürlich kommt es auf die Art des Fettes an! Bei der ketogenen Ernährung achtet man darauf, qualitativ hochwertige und gesunde Fette zu sich zu nehmen. Die stecken zum Beispiel in kalt gepresstem Kokos-, Lein- oder Olivenöl, Nüssen und Avocados – nicht jedoch in fettigen Knabbereien wie Chips & Co. Außerdem ist es wichtig, sich trotzdem stets ausgewogen und ballaststoffreich zu ernähren.

Darf jeder eine ketogene Diät machen?

Generell ist es ratsam, eine Ernährungsumstellung mit dem Hausarzt abzusprechen. Wie alle Diäten sollte auch diese nur für eine bestimmte Zeit und nicht langfristig durchgeführt werden. Vorsicht ist unter anderem bei Schwangeren, Minderjährigen, Menschen mit Essstörungen sowie Untergewichtigen geboten – diese sollten unbedingt vorher mit einem Arzt sprechen.

So unterschiedlich wird der *tägliche Energiebedarf* gedeckt*

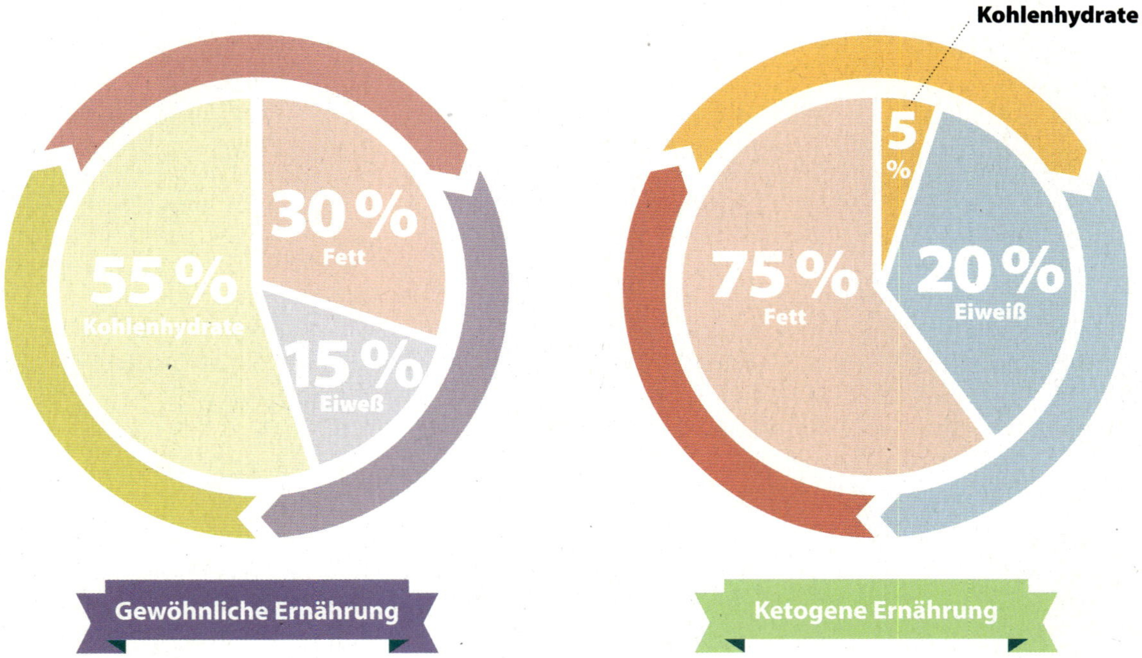

* Quelle: DGE; www.keto-up.de

Vorzüge dieser Ernährungsform

- ✓ Hohe Fettverbrennung
- ✓ Verbesserter Fettstoffwechsel
- ✓ Weniger Heißhunger
- ✓ Erhöhtes Sättigungsgefühl
- ✓ Verbesserte Ausdauerleistung
- ✓ Ketonkörper als Energiequelle für das Gehirn
- ✓ Weniger Konzentrationsschwankungen
- ✓ Geringe Blutzuckerschwankungen
- ✓ Konstant niedriger Insulinspiegel

Die Keto-Einkaufsliste

Auf dem Keto-Speiseplan stehen

Fetter Fisch (z. B. Lachs, Thunfisch)
Fleisch
Eier
Milchprodukte
Kohlenhydratarmes Gemüse
(z. B. grünes Gemüse, Tomaten)
Hochwertige Öle
Nüsse und Samen
Kleine Portionen Beeren

Bei der Keto-Diät weglassen

Getreideprodukte
Hülsenfrüchte
Kartoffeln
Wurzelgemüse
Zucker
Zuckerhaltige Getränke
Säfte und Saftschorlen
Süßigkeiten und Chips
Alkohol

Illustrationen: Gettyimages.de/ThitareeSarmkasat (1); undefined undefined (1)

Achtsamkeit

Sich selbst und der Umwelt **etwas Gutes tun** – damit fühlt man sich doch gleich viel wohler! Wir liefern euch wichtige Tipps sowie achtsame Rezeptideen für eine Woche

Was bedeutet Achtsamkeit?
Achtsamkeit ist eine spezielle Form der Aufmerksamkeit. In Bezug auf Ernährung kann sie als Gegenbewegung zu Fast Food, Essen zwischen Tür und Angel, strengen Diäten sowie Fertigprodukten verstanden werden. Sie ruft zu einem bewussteren und nachhaltigeren Umgang mit Lebensmitteln auf. Neben dem achtsamen Kochen und Essen wird auch auf einen achtsamen Umgang mit Nahrungsmitteln Wert gelegt. Es wird darauf geachtet, dass die Lebensmittel regional, saisonal, biologisch und möglichst unverarbeitet sind. Bei tierischen Produkten kommt es dazu auch noch auf eine artgerechte Haltung an.

Gesundheit, Nachhaltigkeit und Genuss lassen sich durchaus verbinden. Unter der Ernährungsweise nach dem Achtsamkeits-Prinzip findet man verschiedene Ansätze, wie z. B. Slow Food oder Healthy Hedonism. Kochen und Essen werden nicht als Belastung verstanden, sondern als etwas Angenehmes, wofür man sich gern Zeit nimmt und in vollen Zügen genießt. Abwechslungsreiche und gesunde Mahlzeiten kommen hier auf den Tisch. Durch ein bewussteres und damit automatisch langsameres Essen wird es einem ermöglicht, auf körpereigene Sättigungssignale zu hören – diese brauchen etwa 20 Minuten, um vom Bauch zum Kopf zu gelangen.

Das Wichtigste an achtsamer Ernährung:
Genuss und Aufmerksamkeit. Lerne, deinem Körper zuzuhören, ihn zu verstehen und deine Ernährung danach auszurichten. Andere Diäten schlagen strikte Ernährungsweisen und Verzicht vor – bei der achtsamen und intuitiven Art der Ernährung achtest du darauf, was du selbst brauchst und willst. Ein weiterer wichtiger Aspekt ist die Umwelt. Auf diese sollten wir auch stets achten, sei es bei Saisonalität, der Herkunft von Obst und Gemüse oder bei der Haltungsform der Tiere bei Fisch-, Fleisch- und weiteren tierischen Produkten. Außerdem sollte man öfter zu hochwertigen Lebensmitteln und Vollkornprodukten greifen.

DOs & DON'Ts

- ✓ Nehmt euch Zeit bei der Auswahl der Zutaten, bei der Zubereitung und beim Essen.
- ✓ Kauft saisonal und regional sowie Fleisch und tierische Produkte in Bio-Qualität.
- ✓ Kocht abwechslungsreich, so wird euer Körper ideal mit allen Nähr- und Mineralstoffen sowie Vitaminen versorgt.
- ✓ Genießt mit allen Sinnen.
- ✓ Hört auf euren Körper.
- ✓ Verwendet Vollkornprodukte anstelle von Weißmehl.
- ✓ Plant eure Mahlzeiten gut, so stellt ihr sicher, dass übrige Zutaten aufgebraucht und Reste verwertet werden.

- × Vermeidet sehr weit gereiste sowie unsaisonale Früchte und Gemüse.
- × Vermeidet stark verarbeitete Lebensmittel.
- × Versucht, auf unnötig eingepackte Lebensmittel zu verzichten.
- × Lebensmittel(-reste) nicht direkt entsorgen, lieber noch mal überlegen, wie ihr sie verwerten könnt, damit nichts verschwendet wird.
- × Bei Zeitmangel: Wenn ihr wisst, dass ihr am Abend keine Zeit habt zu kochen, bereitet etwas vor, wärmt Reste auf etc., aber vermeidet fertige Gerichte!

Vorteile

- Selbst gemacht, regional, saisonal – das ist gut für die Umwelt und für euch!
- Ihr esst mehr unverarbeitete, hochwertige Produkte, auch weniger Zucker und Weißmehl.
- Durch einen achtsamen Umgang steigt die Wertschätzung für Lebensmittel und Umwelt.
- Bewusstes Kochen, Essen und Genießen.
- Im Vergleich zu anderen Diäten bedeutet Achtsamkeit kein Hungern und kaum Verzicht.
- Durch eine ausgewogene Ernährung findet gesunder Gewichtsverlust und eine optimale Versorgung eures Körpers statt.

Rezeptentwicklerin Charlotte Heyn im Interview

Was sind deine Erfahrungen mit der achtsamen Ernährungsweise?
Ich bin nicht der Typ für Diäten. Mein Körper sagt mir, worauf er Lust hat – was er also braucht –, und darauf höre ich auch meistens. Wenn man lernt, auf seinen Körper zu achten und ihm richtig zuzuhören, dann fällt es einem leicht, zwischen echtem Hunger, Appetit und Essen aus Langeweile zu unterscheiden. Und auch mit der Wahl von Zutaten nach dem „Achtsamkeits-Prinzip" kann man sich schnell anfreunden, weil es kaum Verzicht bedeutet.

Was begeistert dich bei der achtsamen Ernährung besonders?
Man achtet auf sein Essen, auf seine Lebensweise und auf sich selbst. Dadurch lernt man sich selbst und seine Umwelt ganz neu kennen. Ich habe das Gefühl, wenn man sein Leben etwas bewusster lebt, genießt man viel intensiver. Durch die hochwertigen Zutaten, viel Gemüse und Vollkornprodukte wird der Körper mit allen wichtigen Nähr- und Mineralstoffen versorgt, die er braucht.

Hast du etwas Neues entdeckt durch diese Ernährungsweise?
Neues habe ich nicht wirklich entdeckt, dafür aber Altbekanntes. Durch Besuche auf dem Wochenmarkt kommt man viel öfter dazu, saisonales Gemüse zu kaufen. Vor allem Kohl und Wurzeln habe ich vorher nie besondere Beachtung geschenkt – jetzt stehen sie oft auf meinem Speiseplan.

Wie setzt du den Thermomix® dafür ein?
Mit dem Thermomix® lässt sich vieles selbst herstellen, was man sonst kaufen würde. Dadurch geht man viel gesünder, nachhaltiger und auch bewusster mit Lebensmitteln um. Auch Resteverwertung ist ganz einfach mit dem Zaubertopf.

Foto: Anna Gieseler (1) | Illustrationen: Archiv (1)

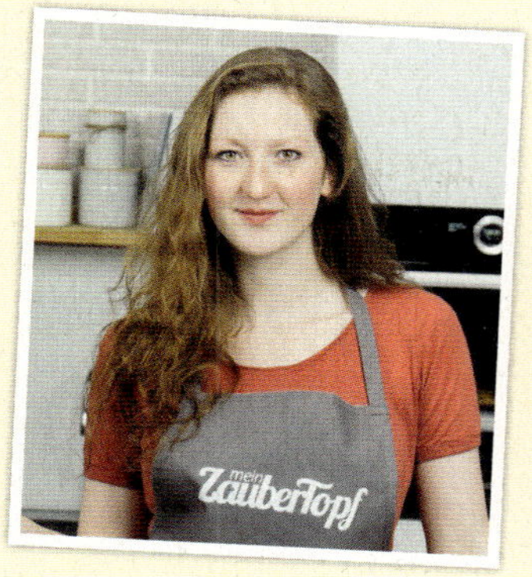

Gibt es Herausforderungen oder Schwierigkeiten?
Mir ist eine nachhaltige Lebensweise sehr wichtig, ich vermeide verpackte Lebensmittel, wo es geht. Wenn man einmal anfängt, darauf zu achten, was alles unnötig verpackt ist, wird man sehr penibel. Man bekommt sofort ein schlechtes Gewissen, wenn man doch mal zu einem abgepackten To-go-Becher greifen „muss". Und immer nur bei saisonalen Früchten zuzugreifen kann schwierig sein. Bei mir gilt: Alles, was aus Europa kommt, ist in Ordnung, Avocados aus Peru oder Neuseeland lasse ich lieber liegen oder kaufe sie wirklich selten.

Wie gut findest du, passt dies in den Alltag?
Wenn es einem gelingt, ein bisschen mehr Achtsamkeit in den Alltag zu integrieren, kann man das Leben viel mehr genießen. Durch bewussteres Essen und Einkaufen wird der Alltag entschleunigt. Nicht nur in Bezug auf Ernährung sollten wir öfter mal innehalten, den Moment genießen und bewusster durch die Welt gehen. Gerade wenn man einen stressigen Alltag hat, sollte man sich etwas mehr Ruhe erlauben.

Wie teuer ist diese Form der Ernährung? Bekommt man die nötigen Zutaten überall?
Eventuell ist der Einkauf etwas teurer, da man bei Fisch und Fleisch auf Bio-Qualität achtet, sowie keine abgepackten Großpackungen kauft, die beim Discounter natürlich schön günstig sind. Dafür profitiert man aber von günstigen Saisonpreisen, zum Beispiel auf dem Wochenmarkt!

Basis REZEPTE

VOLLKORNMEHL

Bis zu 400 g Weizenkörner pro Mahlgang in den Mixtopf geben und **1 Min. | Stufe 10** fein mahlen. Für etwas gröberen Schrot nur **15 Sek. | Stufe 10** mahlen. Ihr könnt Getreide nach Belieben verwenden.

PRO 100 G: 330 KCAL | 11 G E | 2 G F | 73 G KH

BUTTER & BUTTERMILCH

Für etwa 250 g Butter 500 g Sahne in den Mixtopf geben, **8 Min. | Stufe 3** schlagen. Garkorb einhängen, die Buttermilch durch den Garkorb in ein Gefäß gießen. 200 g kaltes Wasser in den Mixtopf füllen, **1 Min. | Stufe 4** rühren. Den Garkorb einhängen und Wasser vorsichtig abgießen. Vorgang mit frischem Wasser wiederholen. Butter aus dem Mixtopf nehmen und unter fließendem kalten Wasser unter Kneten auswaschen, bis die Flüssigkeit klar ist. Butter im Kühlschrank aufbewahren. Nach Belieben könnt ihr im ersten Schritt ½ TL Salz zugeben. Die Buttermilch könnt ihr zum Kochen und Backen verwenden.

PRO PORTION BUTTER (20 G):
148 KCAL | 0 G E | 16 G F | 0 G KH
PRO PORTION BUTTERMILCH (100 ML):
40 KCAL | 3 G E | 1 G F | 5 G KH

GEMÜSECREMESUPPE

Für 4 Personen etwa 800 g gemischte Gemüsereste in Stücken in den Mixtopf geben, mithilfe des Spatels **3 Sek. | Stufe 4,5** zerkleinern. 20 g Olivenöl zufügen und alles **5 Min. | 100 °C | Stufe 3** andünsten. 2 TL Gemüse-Gewürzpaste zugeben und Gemüse mit Wasser bedecken. Je nach Menge **20–25 Min. | 100 °C | Stufe 2** kochen. 200 g Sahne (oder Cashewsahne s. S. 27) zufügen, **50 Sek. | Stufe 4–6–8** aufsteigend pürieren. Nach Belieben mit Salz und Pfeffer abschmecken.

PRO PORTION: 231 KCAL | 3 G E | 21 G F | 8 G KH

Nachteile

- Regionale Produkte und Bio-Qualität sind oft teurer als die konventionellen Produkte.
- Auf Saisonalität und Regionalität zu achten kann beim Einkauf einschränkend sein.
- Die Zubereitung und auch das Essen an sich gestalten sich etwas zeitaufwendiger.

Los geht's

Achtsam genießen

Ihr möchtet jeden Tag bewusste Entscheidungen für eine gesündere, achtsame Kost treffen? Wir verraten euch die Tricks für euren Einkauf, das Kochen und die Resteverwertung. Mit unseren je 7 Rezeptideen für **Frühstück, Mittag und Abendessen** könnt ihr euch durch eine nachhaltige, vollwertige und vor allem genussvolle Woche schlemmen!

Rezepte: Vivien Windel
Fotos & Styling: Tina Bumann

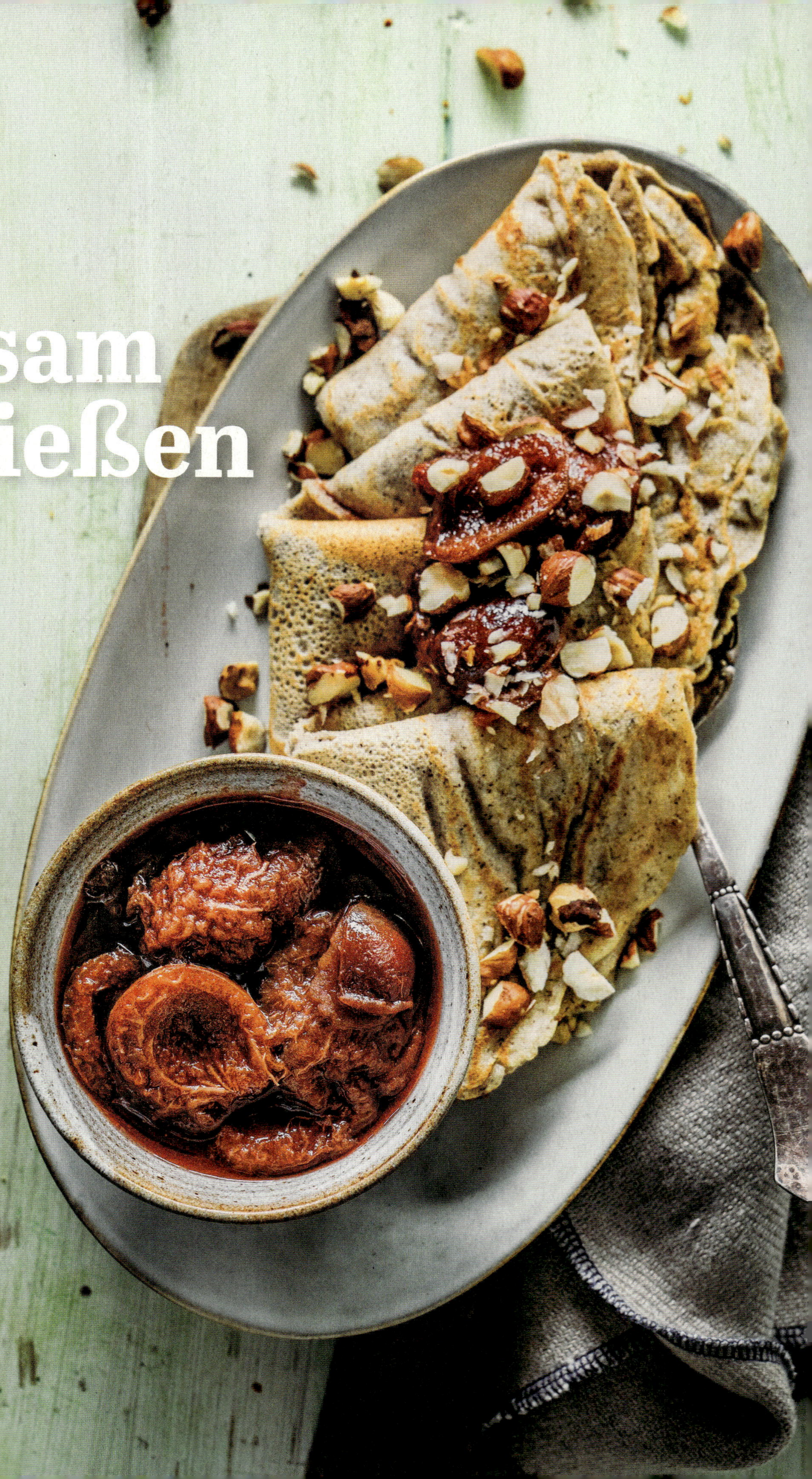

Buchweizengalettes mit Pflaumenkompott

ZUTATEN FÜR 4 Personen

00 45 std : min

- 60 g Haselnusskerne
- 20 g brauner Zucker
- 200 g Traubensaft
- 400 g Pflaumen, geviertelt (alternativ aus dem Glas)
- 1 TL selbst gemachter Vanillezucker
- 1 TL Zimtpulver
- 10 g Stärke
- 30 g Wasser
- 250 g Buchweizenmehl
- 2 Eier
- 350 g Milch
- 1 Prise Salz
- 2 EL Rapsöl

1 | Haselnüsse in den geben und **2 Sek.** | **Stufe 5** zerkleinern, umfüllen. Zucker mit Traubensaft in den geben und **5 Min.** | **120 °C** [TM31 bitte Varoma] | **Stufe 2** aufkochen.

2 | Pflaumen, Vanillezucker sowie Zimt zufügen und ohne Messbecher **20 Min.** | **90 °C** | **Stufe 1** köcheln lassen, dabei den Garkorb als Spritzschutz auf den Deckel des setzen. Stärke mit Wasser anrühren und zum Kompott geben, dann **2 Min.** | **100 °C** | | **Stufe 1** aufkochen, umfüllen. Den spülen.

3 | Mehl, Eier, Milch sowie Salz in den geben und **20 Sek.** | **Stufe 4** zu einem Teig vermengen. Öl in einer Pfanne erhitzen und den Galette-Teig portionsweise darin dünn ausbacken. Galettes mit Pflaumenkompott und gehackten Haselnüssen anrichten.

TIPP | Anstelle der Pflaumen könnt ihr Obst nach eurem Geschmack verwenden wie Kirschen, Pfirsiche oder Äpfel.

PRO PORTION: 575 KCAL | 16 G E | 21 G F | 80 G KH

Eigenes Mehl
Je 250 g Buchweizenkörner im Thermomix® **1 Min.** | **Stufe 10** mahlen. Für mehr Mehl Vorgang wiederholen.

Foto: Archiv (1)

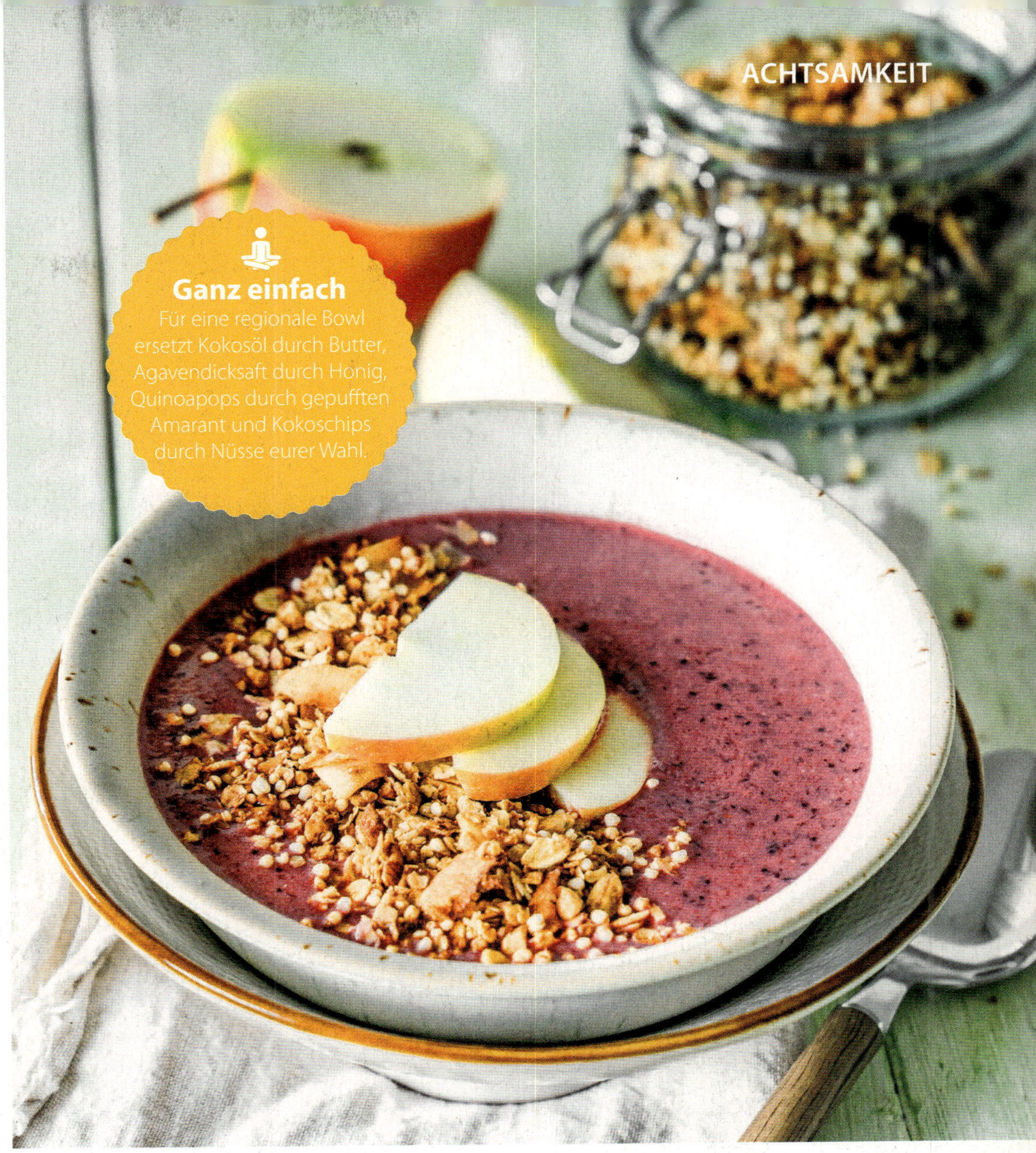

Ganz einfach
Für eine regionale Bowl ersetzt Kokosöl durch Butter, Agavendicksaft durch Honig, Quinoapops durch gepufften Amarant und Kokoschips durch Nüsse eurer Wahl.

Müslibowl mit Granola

ZUTATEN FÜR 4 Personen

00 40 std : min

- 40 g Cashewkerne
- 80 g Mandelkerne
- 30 g Agavendicksaft
- 50 g Kokosöl
- 1 Prise grobes Meersalz
- ½ TL Zimtpulver
- 250 g kernige Haferflocken
- 30 g Quinoapops
- 30 g Kokoschips
- 600 g Mandeldrink
- 80 g Beeren nach Wahl
- 2 grüne Äpfel, in Scheiben

1 | Den Backofen auf 180 °C Ober-/Unterhitze vorheizen. Die Nüsse mit den Mandeln in den geben, **4 Sek.** | **Stufe 6** grob hacken und umfüllen. Agavendicksaft, Kokosöl sowie Salz und Zimt in den geben, **6 Sek.** | **Stufe 4** vermengen. Dann **3 Min.** | **100 °C** | **Stufe 2** köcheln lassen.

2 | Die Nussmischung mit Haferflocken, Quinoapops sowie Kokoschips zufügen und alles **1 Min.** | | **Stufe 1** mischen. Ggf. anschließend mit dem erneut vermischen. Die Masse auf ein mit Backpapier ausgelegtes Blech geben und gleichmäßig verteilen. Im vorgeheizten Ofen unter gelegentlichem Wenden 20 Min. backen, bis es anfängt zu duften. Währenddessen den reinigen.

3 | Den Mandeldrink und die Beeren in den geben und **20 Sek.** | **Stufe 8** pürieren. In 4 Schüsseln füllen. Mit Granola sowie den Äpfeln garnieren und genießen.

PRO PORTION: 688 KCAL | 18 G E | 36 G F | 77 G KH

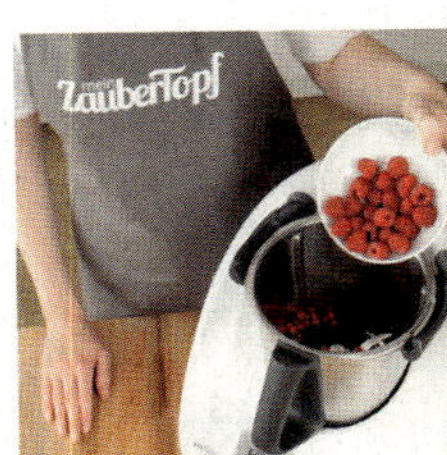

Die reichhaltige Müslibowl schmeckt je nach eurer gewählten Frucht köstlich und dazu überraschend anders!

French-Toast-Lasagne

ZUTATEN FÜR 4 Personen

00 35 std : min

- **etwas Butter zum Fetten der Form**
- **6 Eier**
- **140 g brauner Zucker**
- **1½ TL Zimtpulver**
- **100 g Milch**
- **100 g Sahne**
- **20 g selbst gemachter Vanillezucker**
- **etwa 600 g Weiß- oder Toastbrot vom Vortag, in Scheiben**
- **einige frische Beeren nach Belieben**

1 | Ofen auf 190 °C Ober-/Unterhitze vorheizen. Eine passende Auflaufform oder mehrere kleine Förmchen mit etwas Butter fetten.

2 | Eier, 120 g Zucker, 1 TL Zimt, Milch, Sahne sowie Vanillezucker in den [Mixtopf] geben und **20 Sek. | Stufe 4** verquirlen. Dann portionsweise in einen tiefen Teller umfüllen. Die Brotscheiben in die Eiermischung tunken, kurz ziehen lassen und anschließend in die gefettete Auflaufform bzw. gefetteten Förmchen schichten.

3 | Übrige Eiermischung darübergießen und den Auflauf etwa 20 Min. backen. Restlichen Zucker mit dem übrigen Zimt mischen, über den warmen Auflauf streuen und mit Beeren garniert servieren.

TIPP | Diese süße Lasagne könnt ihr auch als warmes Dessert zur Kaffeezeit servieren.

PRO PORTION: 766 KCAL | 25 G E | 23 G F | 116 G KH

Reste für Feste
Diese einfache Idee könnt ihr aus bereits recht trockenen Brotresten zubereiten. So kommt nichts weg!

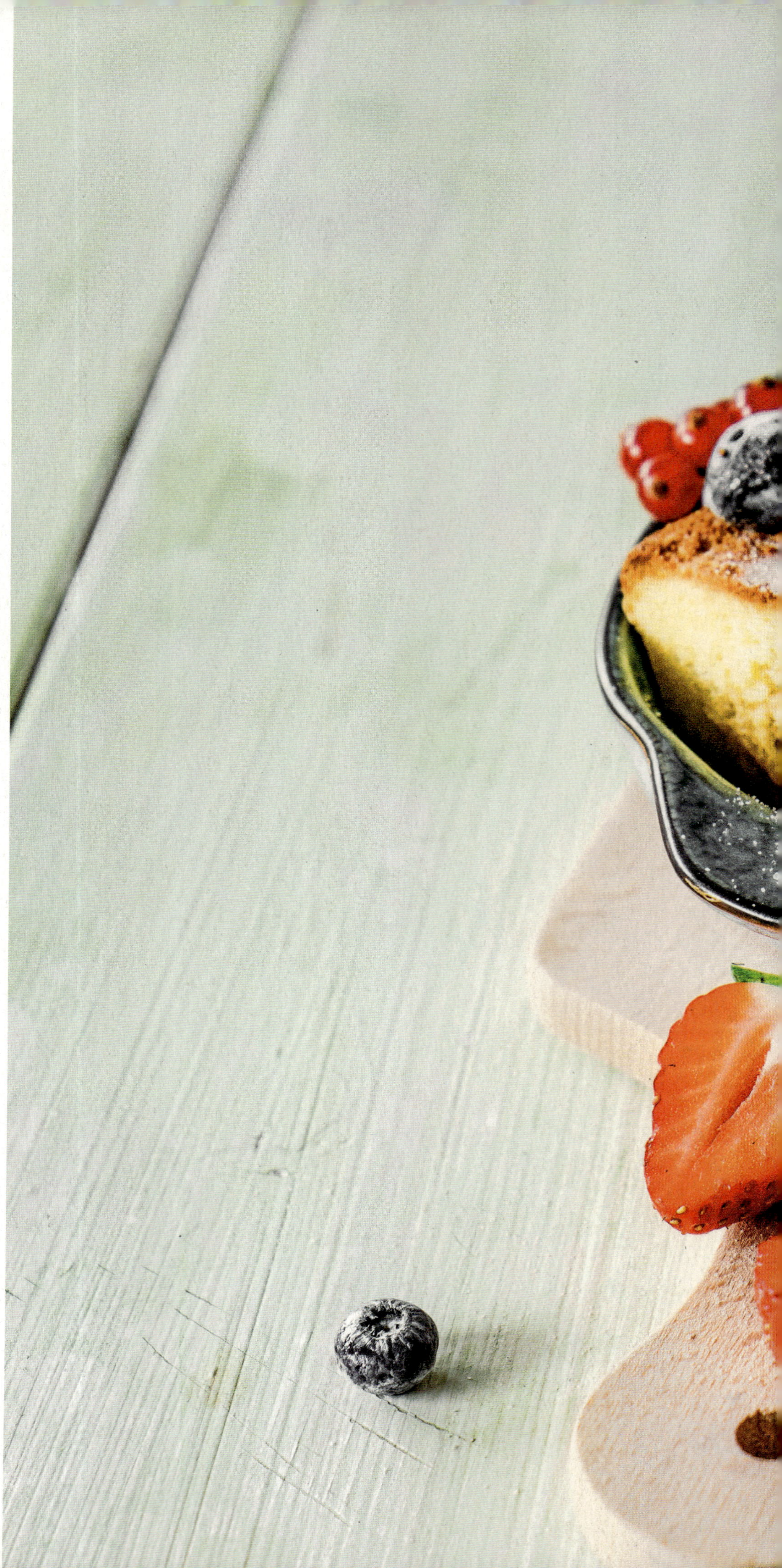

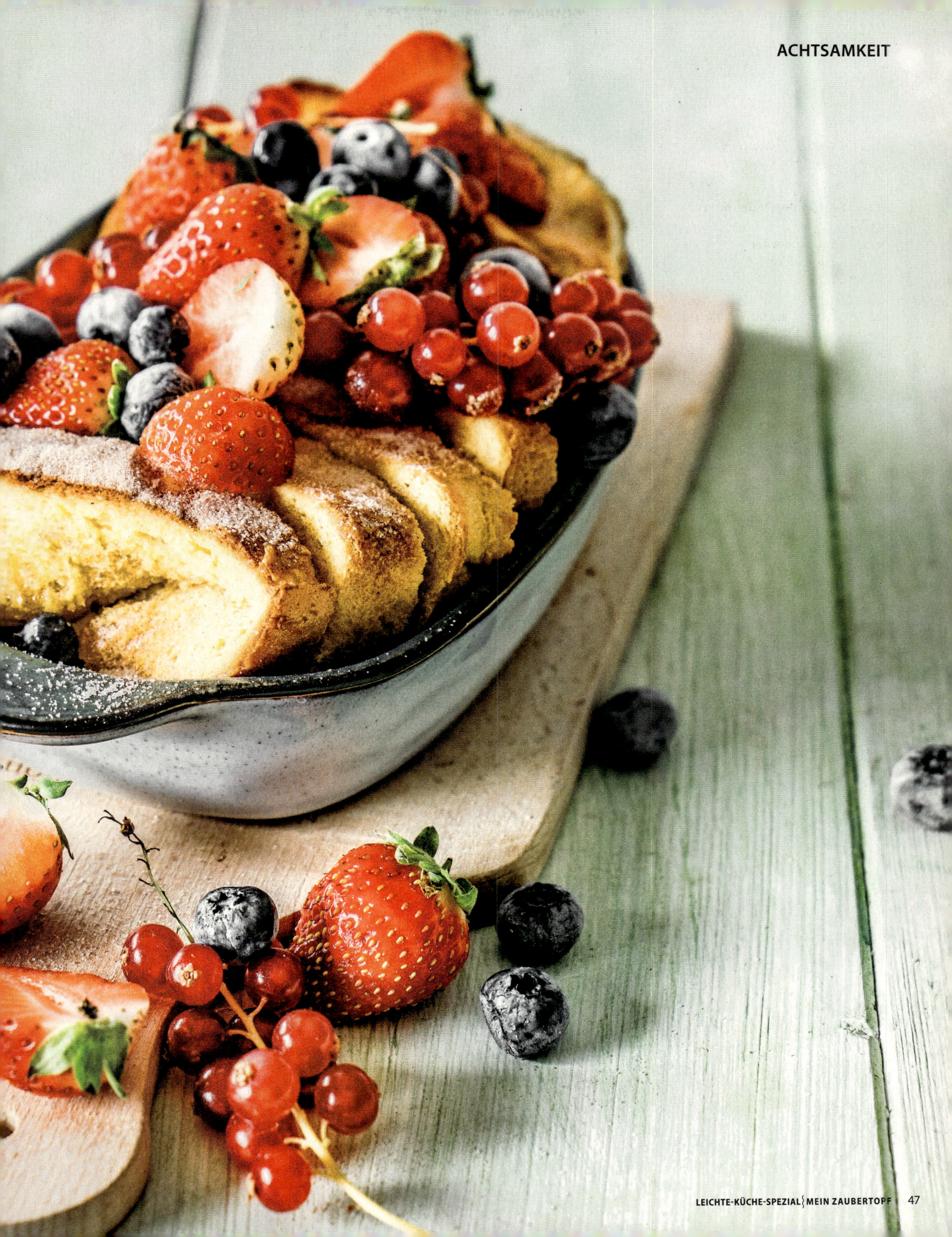

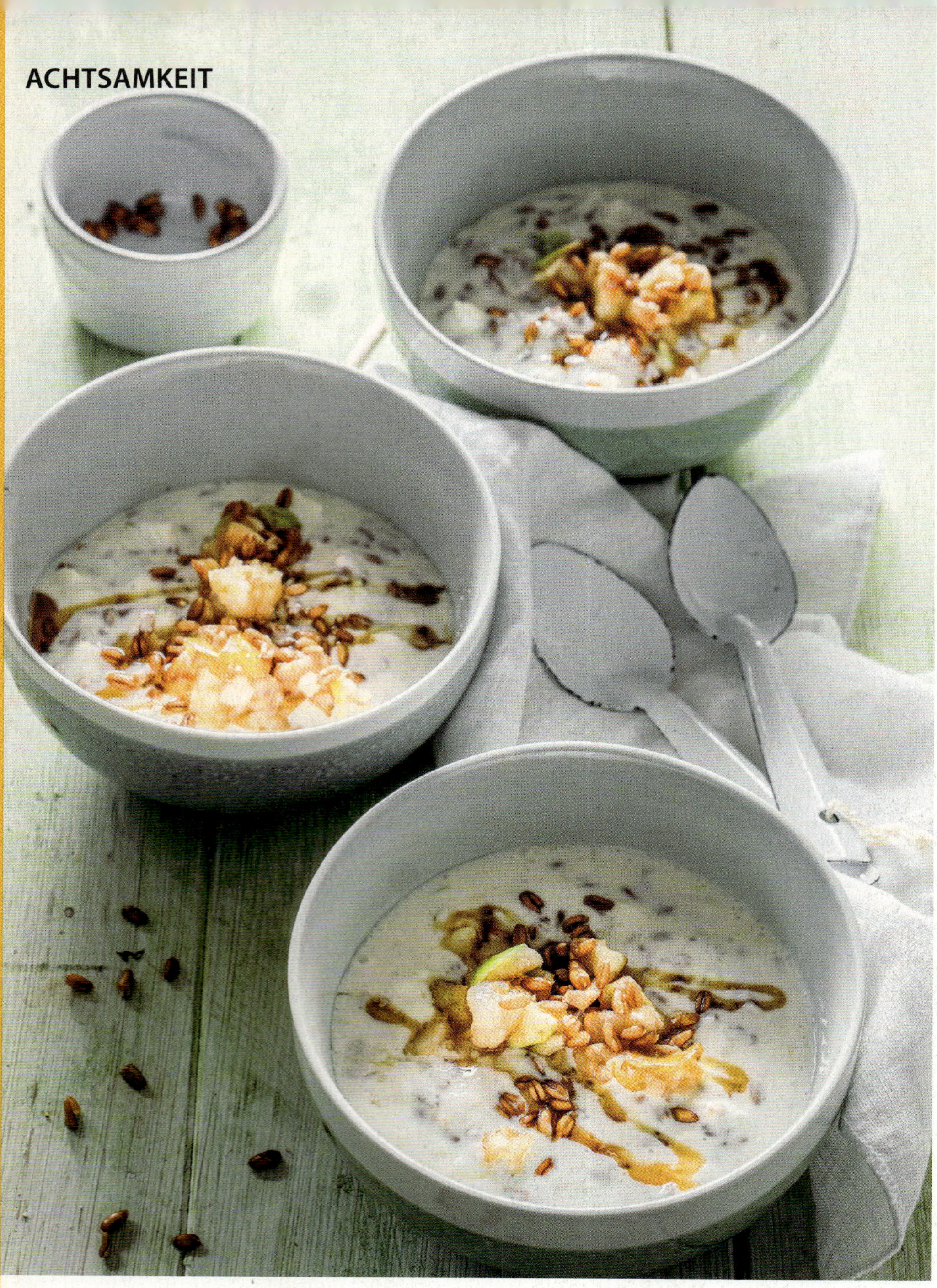

Körnerjoghurt mit regionalen Früchten

00 30 std : min

ZUTATEN FÜR 4 Personen LOW FAT

- 120 g Dinkel wie Reis
- 400 g Wasser
- 1 Apfel, geviertelt
- 1 Birne, geviertelt
- 500 g Joghurt
- 30 g flüssiger Honig

1 Die Dinkelkörner mit Wasser in den einwiegen und 5 Min. länger, als auf der Packung angegeben, **100 °C | | Stufe 1** kochen, dann durch den Garkorb abgießen und kalt abbrausen. Den spülen.

2 Obst im **4 Sek. | Stufe 4** zerkleinern. 2 EL davon abnehmen. Den Joghurt, 10 g Honig und die Körner zugeben und **15 Sek. | | Stufe 2,5** verrühren. In vier Schälchen füllen, mit restlichem Obst und Honig garniert servieren.

TIPP | Ihr könnt auch gut TK-Obst aus der letzten Saison verwenden, beispielsweise Rhabarber oder Beeren.

PRO PORTION: 258 KCAL | 10 G E | 5 G F | 43 G KH

Guter Dinkel
Dinkel steckt voller Eiweiß, Ballaststoffe, Vitamine und Mineralstoffe. Setzt das Getreide für Milchreis und Risotto ein!

Hafer-Frühstücksmuffins mit Cranberrys und Kürbiskernen

00 50 std : min

ZUTATEN FÜR 12 Stück

- 250 g kernige Haferflocken
- 2 reife Bananen
- 250 g Buttermilch
- 80 g Rapsöl zzgl. etwas mehr zum Fetten der Form
- 2 TL Backpulver
- 1 TL Zimtpulver
- 30 g getrocknete Cranberrys oder Rosinen
- 10 g Leinsamen
- 20 g Kürbiskerne zzgl. etwas mehr zum Garnieren

1 Den Backofen auf 200 °C Ober-/Unterhitze vorheizen. Haferflocken in den geben und **7 Sek. | Stufe 8** zerkleinern, umfüllen. Die Bananen mit Buttermilch sowie Öl in den geben und **10 Sek. | Stufe 7** pürieren.

2 Haferflocken, Backpulver, Zimt, sowie Cranberrys, Leinsamen und 20 g Kürbiskerne zufügen und **20 Sek. | | Stufe 2** zu einem geschmeidigen Teig vermengen.

3 Ein Muffinblech großzügig fetten, den Teig einfüllen, mit einigen Kürbiskernen garnieren und 30 Min. im Ofen backen. Anschließend mindestens 15 Min. abkühlen lassen.

TIPP | Ihr könnt aus dem Teig auch ein Brot backen. Dafür anstatt eines Muffinblechs eine Kastenform (24 cm) fetten und den Teig darin etwa 10 Min. länger backen.

PRO STÜCK: 185 KCAL | 5 G E | 9 G F | 22 G KH

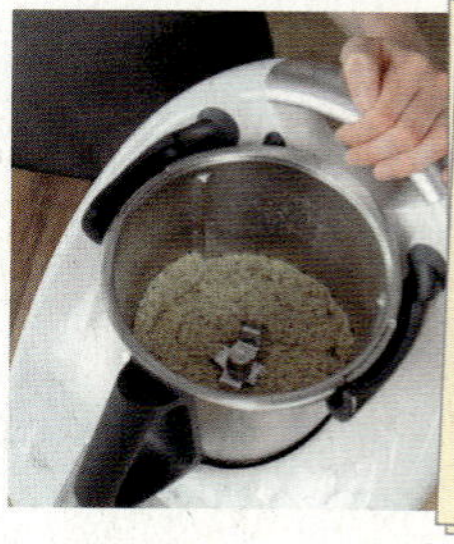

Aus Haferflocken entsteht ratz-fatz und einfach selbst gemixtes Hafermehl.

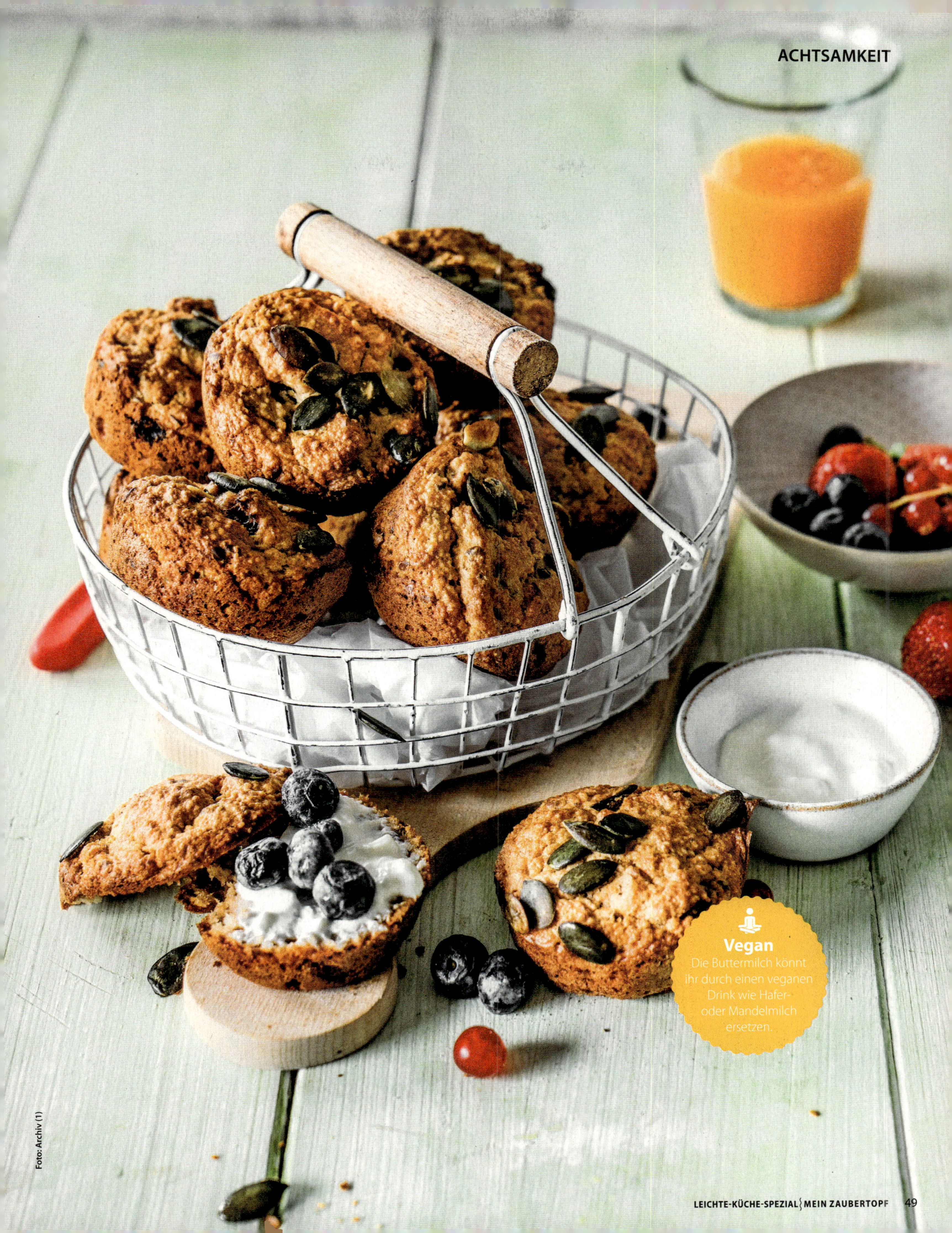

Vegan
Die Buttermilch könnt ihr durch einen veganen Drink wie Hafer- oder Mandelmilch ersetzen.

Foto: Archiv (1)

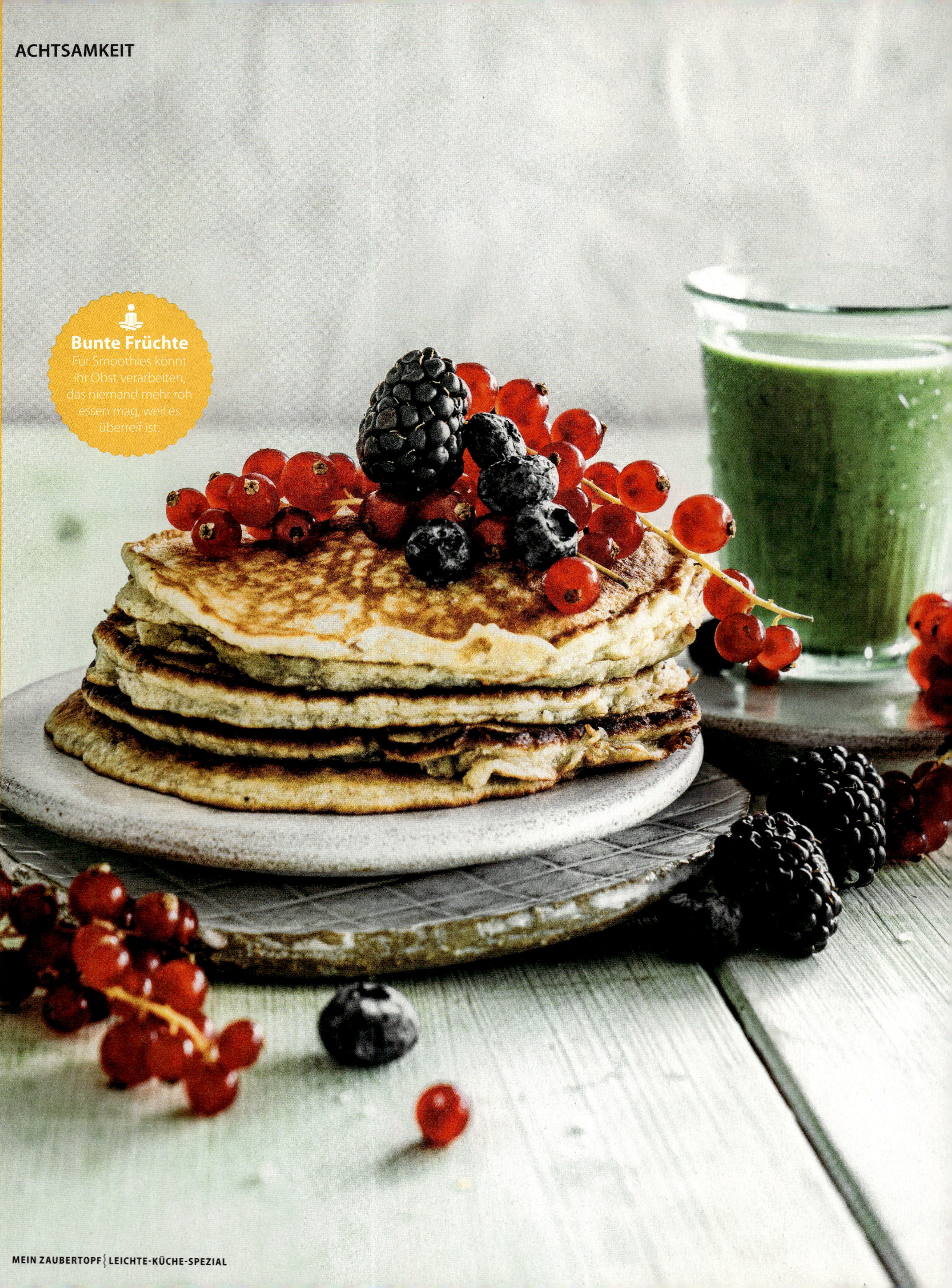

Bunte Früchte
Für Smoothies könnt ihr Obst verarbeiten, das niemand mehr roh essen mag, weil es überreif ist.

Hafer-Pancakes mit Bananen-Spinat-Smoothie

00 25 std : min

ZUTATEN FÜR 2 Personen LOW FAT

- 70 g Haferflocken
- 2 Bananen
- 2 Eier
- 250 g Haferdrink
- ½ TL Backpulver
- 1 TL Vanilleextrakt
- 2 EL Kokosöl
- 200 g Wasser
- 20 g Spinat
- frische Beeren zum Garnieren

1 | Haferflocken in den geben und **8 Sek. | Stufe 7** zerkleinern. Eine halbe Banane zufügen und **6 Sek. | Stufe 6** zerkleinern. Mit dem nach unten schieben. Dann die Eier, 150 g Haferdrink, Backpulver sowie Vanilleextrakt zugeben und **20 Sek. | Stufe 4** vermischen.

2 | 1 EL Kokosöl in einer Pfanne erhitzen und die Pancakes portionsweise ausbacken. Sobald die Pfanne zu wenig gefettet ist, den zweiten EL Kokosöl hineingeben und mit dem Ausbacken der Pancakes fortfahren.

3 | Den reinigen. Übrige Bananen mit Wasser, den restlichen 100 g Haferdrink sowie Spinat in den geben und **20 Sek. | Stufe 10** pürieren. Smoothie in Gläser füllen, Pancakes mit frischen Beeren garnieren und genießen.

PRO PORTION: 450 KCAL | 14 G E | 18 G F | 56 G KH

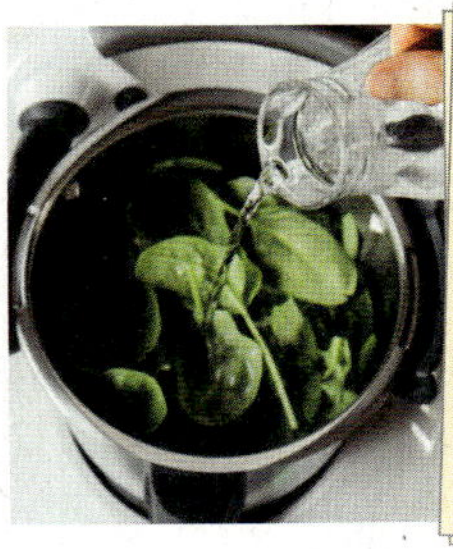

Babyspinat sorgt im Smoothie für Vitamine und tolle Farbe. Wer es noch nicht probiert hat: Unbedingt testen!

Foto: Archiv (1)

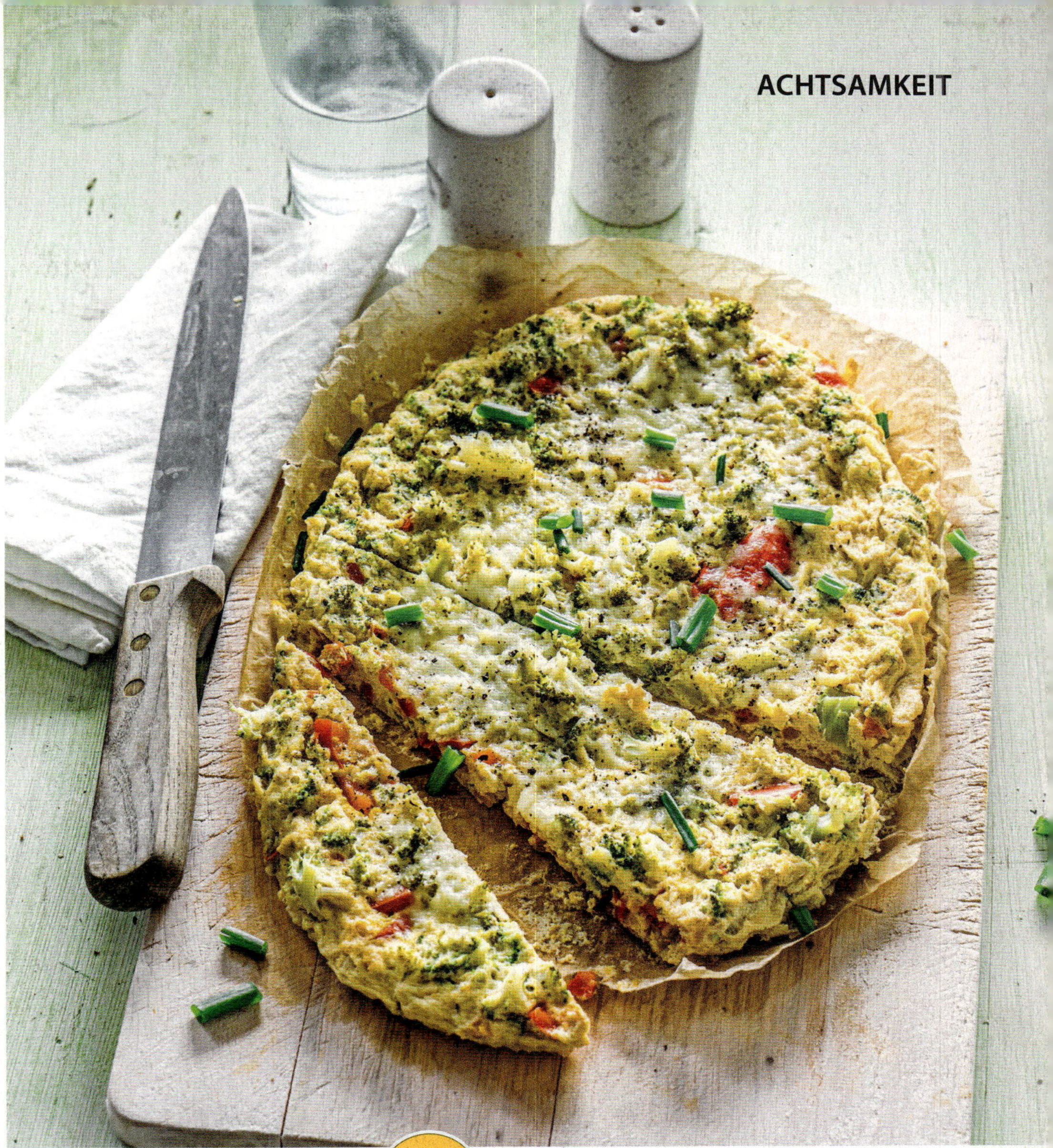

Gemüse-Omelett

00 35 std : min

ZUTATEN FÜR 4 Personen LOW FAT LOW CARB

- 30 g Käse nach Belieben (z.B. Parmesan)
- 1 Karotte, in Stücken
- ½ rote Paprikaschote, in Stücken
- 150 g Brokkoli, in Röschen
- 6 Eier
- 50 g Sahne
- ½ TL Salz
- 2 Prisen frisch gemahlener schwarzer Pfeffer
- ½ TL edelsüßes Paprikapulver
- ¼ Bund Schnittlauch, in Röllchen
- 500 g Wasser

1 | Einlegeboden in den Varoma einsetzen und mit passend zugeschnittenem feuchtem Backpapier auslegen. Käse im **8 Sek. | Stufe 8** zerkleinern und umfüllen. Karotte in den geben, **4 Sek. | Stufe 5** zerkleinern und auf dem Einlegeboden verteilen. Paprika im **3 Sek. | Stufe 4** zerkleinern und zur Karotte geben. Brokkoli **3 Sek. | Stufe 4** zerkleinern und ebenfalls auf dem Einlegeboden verteilen.

2 | Eier, Sahne, Salz, Pfeffer, Paprikapulver im **10 Sek. | Stufe 4** verrühren. Vorsichtig über das Gemüse auf dem Einlegeboden gießen und mit Schnittlauch und Käse bestreuen. ausspülen und mit Wasser füllen. Alles **25 Min. | Varoma | Stufe 2** dampfgaren. Sofort servieren.

TIPP | Ihr könnt für dieses Omelett Gemüse nach Belieben verwenden, je nach dem, was ihr gerade im Kühlschrank habt. Achtung bei Tomaten, sie sind sehr wässrig. Ihr solltet daher nur halbierte Kirschtomaten in die Eiermasse legen.

PRO PORTION: 224 KCAL | 15 G E | 14 G F | 8 G KH

Herkunft

Woher stammen eure Eier? Unter www.was-steht-auf-dem-ei.de lest ihr mehr über Hof und Legebetrieb.

Linsensalat mit Rucola und Ziegenkäse

00 25 std : min

ZUTATEN FÜR 4 Personen

- Spitzen von 3 Stielen Dill
- Blättchen von 3 Stielen Petersilie
- 1200 g Wasser
- 1 TL Kreuzkümmelpulver
- 250 g rote Linsen
- Saft und Abrieb von ½ unbehandelten Zitrone
- 50 g natives Olivenöl extra
- 10 g Weißweinessig
- 1 TL Gewürzmischung „ZauberPrise Salat“
- 1 orangfarbene Paprikaschote, in mundgerechten Stücken
- 1 rote Paprikaschote, in mundgerechten Stücken
- 1 Rolle Ziegenweichkäse (à 200 g), in Scheiben
- 2 TL Honig
- 150 g Rucola

1 | Die Kräuter in den Mixtopf geben und **2 Sek. | Turbo** zerkleinern, umfüllen. Wasser sowie ½ TL Kreuzkümmel in den Mixtopf füllen und den Garkorb einsetzen. Die Linsen einwiegen und **12 Min. | 100°C | Stufe 3** garen. Linsen umfüllen, abkühlen lassen und den Mixtopf reinigen.

2 | Zitronensaft sowie -abrieb, 40 g Öl, Essig, „ZauberPrise“ und die Kräuter in den Mixtopf geben, **10 Sek. | Stufe 4** vermengen. Das Dressing mit Linsen und Paprika vermengen. Restliche 10 g Öl in einer Pfanne erhitzen, die Ziegenkäsescheiben hineingeben und rundherum goldbraun braten. Mit Honig beträufeln und etwas karamellisieren lassen.

3 | Linsensalat mit Rucola vermengen und mit Ziegenkäsetalern garniert servieren.

TIPP | Falls ihr keine „ZauberPrise“ zu Hause habt, ersetzt diese durch ¼ TL Salz, 3 Prisen Pfeffer und 2 Prisen Knoblauchpulver.

PRO PORTION: 530 KCAL | 29 G E | 27 G F | 46 G KH

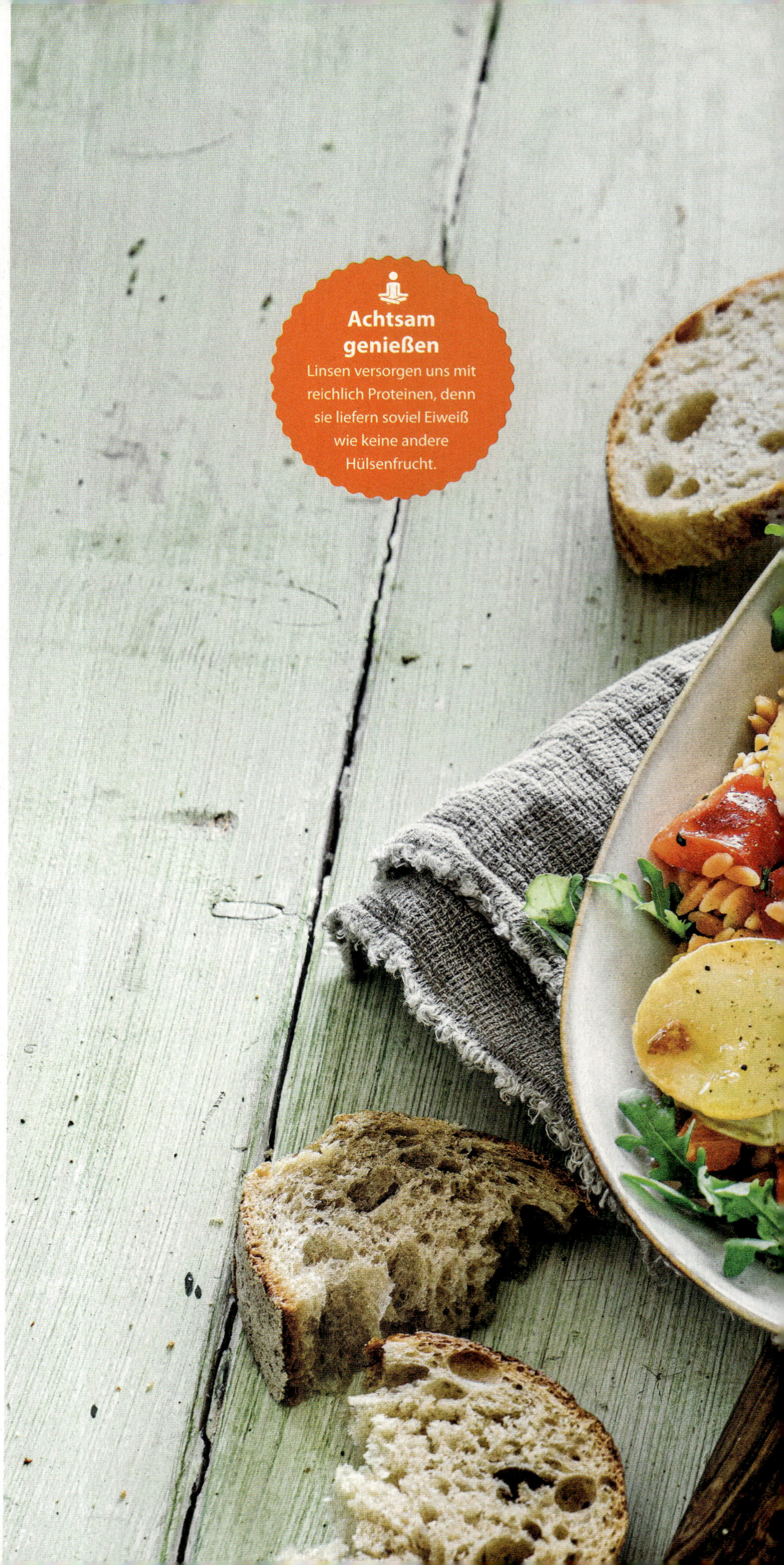

Achtsam genießen

Linsen versorgen uns mit reichlich Proteinen, denn sie liefern soviel Eiweiß wie keine andere Hülsenfrucht.

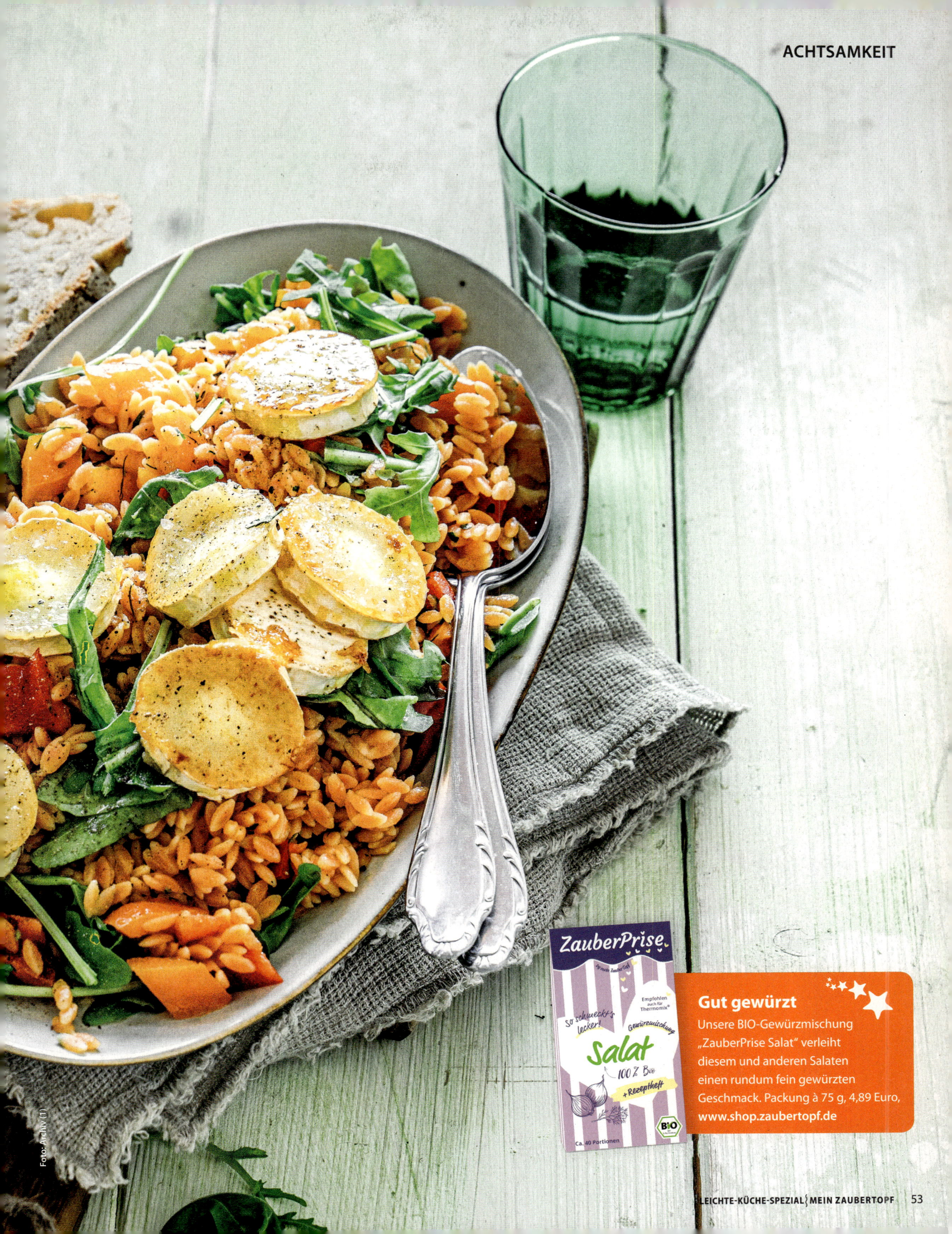

Foto: Archiv (1)

Gut gewürzt

Unsere BIO-Gewürzmischung „ZauberPrise Salat" verleiht diesem und anderen Salaten einen rundum fein gewürzten Geschmack. Packung à 75 g, 4,89 Euro, **www.shop.zaubertopf.de**

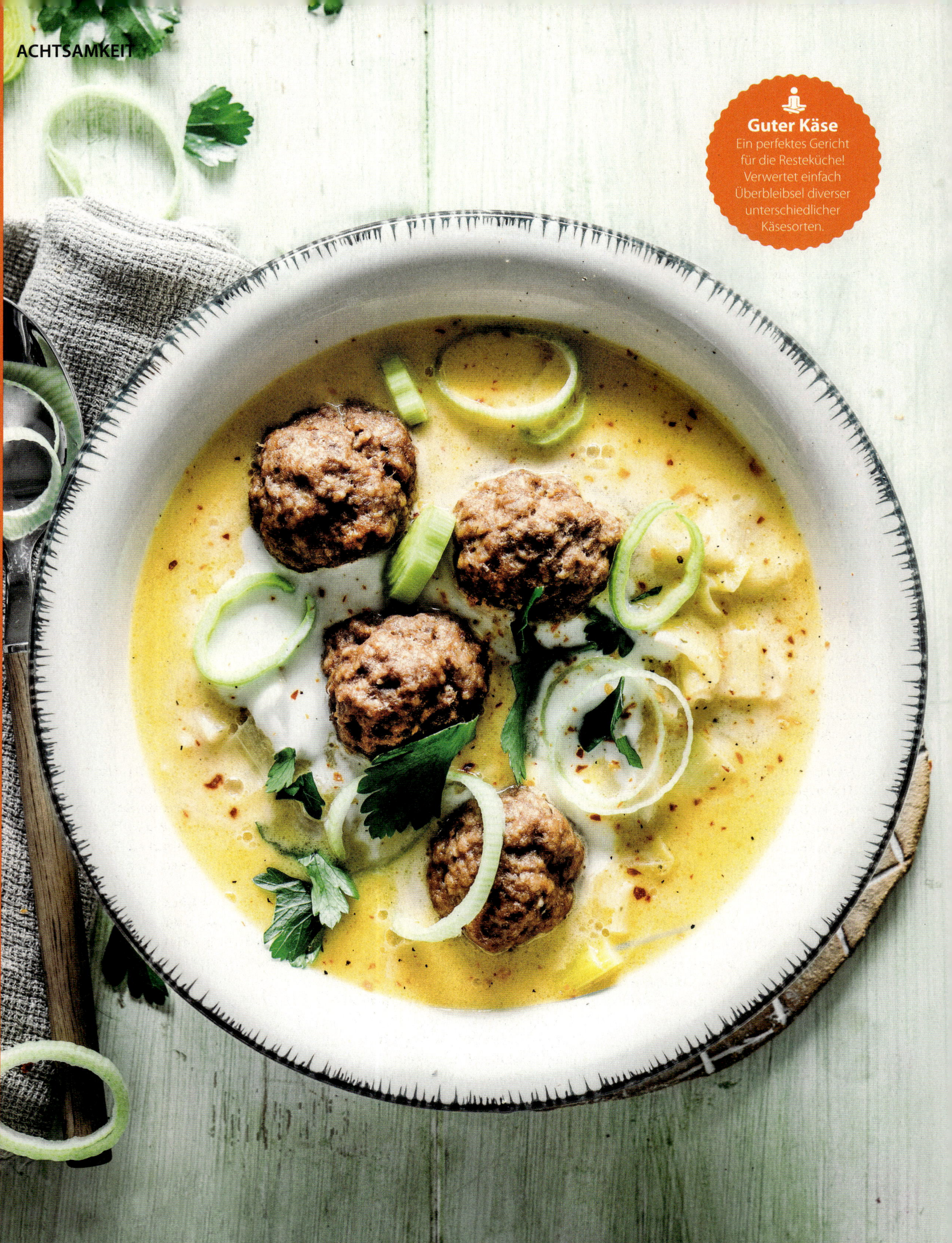

Guter Käse
Ein perfektes Gericht für die Resteküche! Verwertet einfach Überbleibsel diverser unterschiedlicher Käsesorten.

Käse-Porree-Suppe mit Hackbällchen

00 50 std : min

ZUTATEN FÜR 4 Personen LOW CARB

- 350 g Rinderhackfleisch
- 1 Ei
- 1 TL Tomatenmark
- 30 g Paniermehl
- frisch gemahlener schwarzer Pfeffer
- Salz
- 2 Prisen Kümmelpulver
- Blättchen von 4 Stielen Petersilie zzgl. etwas mehr zum Garnieren
- 100 g Gouda, in Stücken
- 80 g Bergkäse, in Stücken
- 1 Zwiebel, halbiert
- 1 Knoblauchzehe
- 20 g Rapsöl
- 500 g Porree, in Ringen
- 800 g Wasser
- 100 g Frischkäse
- 1 EL Stärke

1 | Hackfleisch, Ei, Tomatenmark, Paniermehl, 3 Prisen Pfeffer, 4 Prisen Salz und Kümmel in den geben, **2 Min.** | verkneten. Mit angefeuchteten Händen 24 kleine Fleischbällchen formen. Varoma-Einlegeboden mit Backpapier auslegen, dabei die seitlichen Luftschlitze frei lassen. Hackbällchen auf dem Einlegeboden verteilen und beiseitestellen. Den reinigen.

2 | Petersilie in den geben und **2 Sek.** | **Turbo** zerkleinern, umfüllen. Käse in den geben und **8 Sek.** | **Stufe 7** zerkleinern, umfüllen. Zwiebel mit Knoblauch im **6 Sek.** | **Stufe 7** zerkleinern und mit dem nach unten schieben. Öl zufügen und **3 Min.** | **120 °C** [TM31 bitte Varoma] | **Stufe 2** andünsten.

3 | Porree zugeben und **4 Min.** | **120 °C** [TM31 bitte Varoma] | | **Stufe 1** mitdünsten. 750 g Wasser, Frischkäse, Käse und Petersilie in den geben, mit ½ TL Salz sowie ¼ TL Pfeffer würzen und den Varoma geschlossen aufsetzen. Alles **25 Min.** | **Varoma** | | **Stufe 1** garen.

4 | Varoma abnehmen und beiseitestellen. Weitere **2 Min.** | **120 °C** [TM31 bitte Varoma] | | **Stufe 2** einstellen. Stärke mit übrigem Wasser verrühren, durch die Deckelöffnung zugeben. Suppe nach Belieben abschmecken, auf Teller verteilen, Hackbällchen zufügen und mit etwas Petersilie garniert servieren.

PRO PORTION: 597 KCAL | 39 G E | 40 G F | 21 G KH

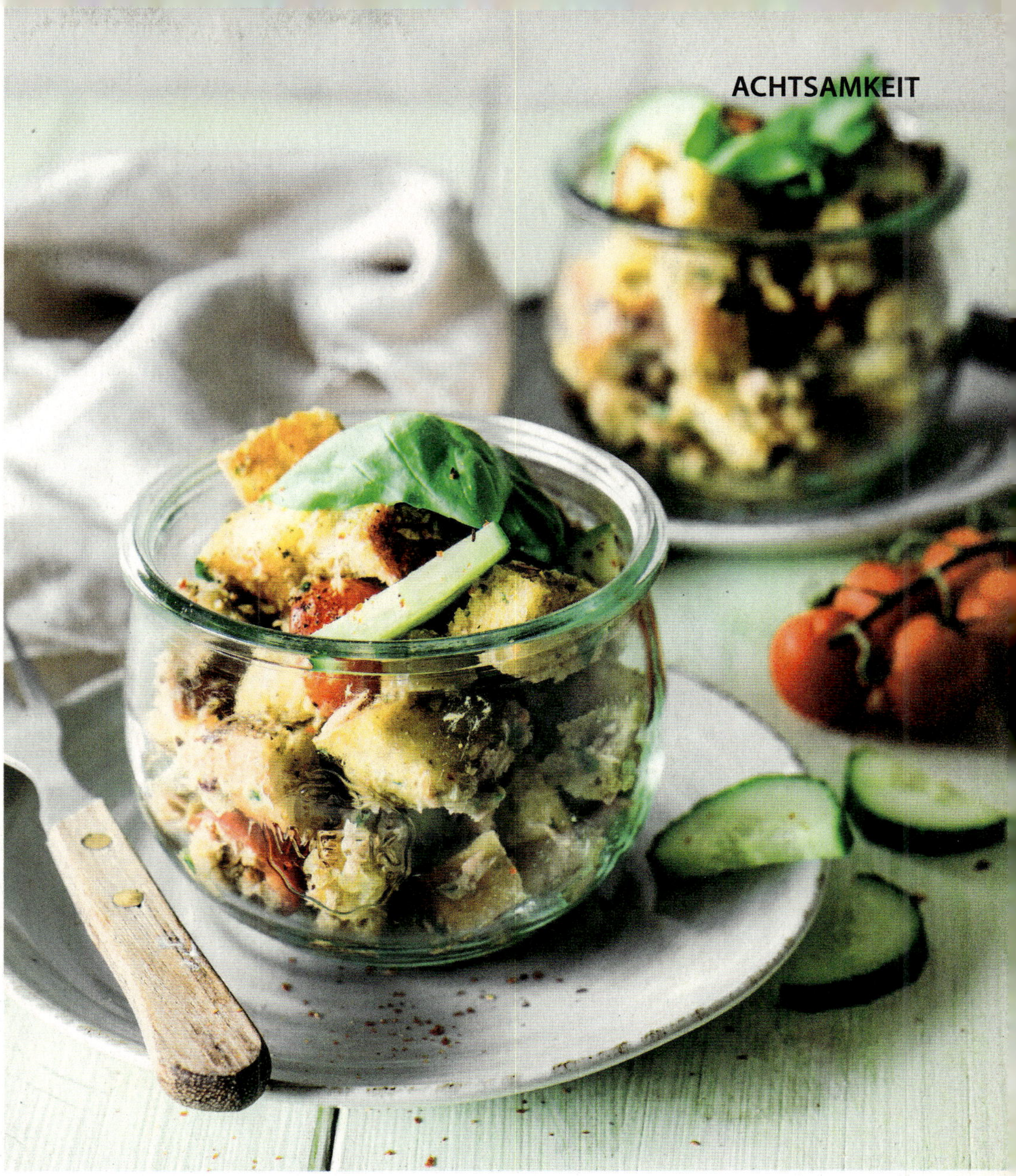

Brotsalat im Glas

00 20 std : min

ZUTATEN FÜR 4 Personen

- Blättchen von 3 Stielen Basilikum
- Blättchen von 3 Stielen Petersilie
- 1 rote Zwiebel, halbiert
- 90 g natives Olivenöl extra
- 15 g Weißweinessig
- Salz
- frisch gemahlener schwarzer Pfeffer
- 2 TL grünes Pesto
- 300 g Weißbrot oder Ciabatta, gewürfelt
- 50 g grüne Oliven, halbiert
- 140 g Thunfisch in Öl, abgetropft
- 150 g Kirschtomaten, halbiert
- ½ Gurke, längs halbiert, in Stücken

1 | Kräuter in den geben und **2 Sek.** | **Turbo** zerkleinern. Rote Zwiebel zufügen und **6 Sek.** | **Stufe 7** zerkleinern. Mit dem nach unten schieben. 70 g Öl, Essig, ¼ TL Salz, 4 Prisen Pfeffer sowie das Pesto zugeben und alles **10 Sek.** | **Stufe 8** vermengen.

2 | Restliche 20 g Öl in einer Pfanne erhitzen und die Brotwürfel darin rundherum knusprig anbraten. Brotwürfel mit den restlichen Zutaten zum Dressing in den geben und mithilfe des vermischen. Auf 4 große Gläser aufteilen und servieren.

TIPP | Den Salat könnt ihr auch wunderbar unterwegs essen. Dafür die Brotwürfel abkühlen lassen, bevor ihr sie in das Glas füllt – und das Dressing separat mitnehmen!

PRO PORTION: 353 KCAL | 16 G E | 34 G F | 43 G KH

Brot verwerten
Nehmt altbackenes Brot. Je nach Menge könnt ihr noch Croûtons daraus herstellen oder Blattsalat ergänzen.

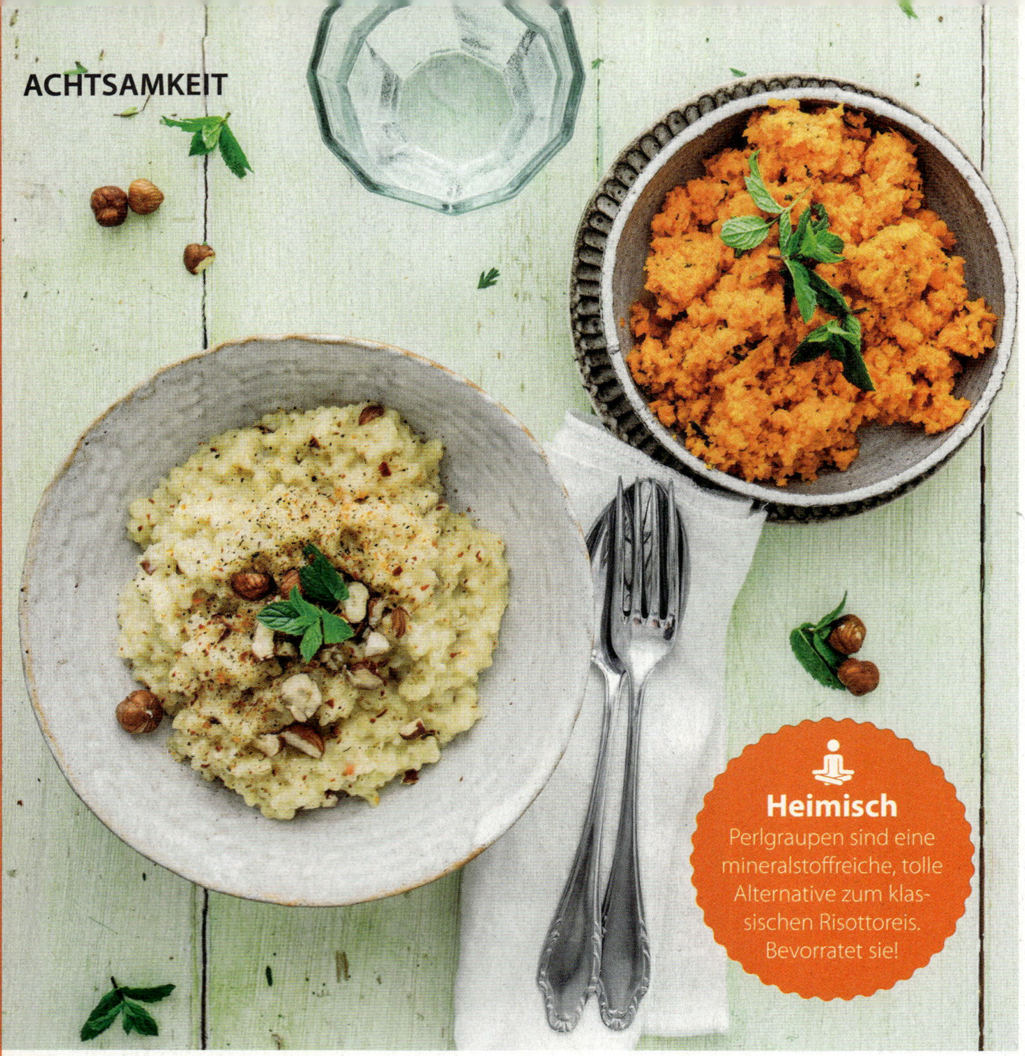

Heimisch
Perlgraupen sind eine mineralstoffreiche, tolle Alternative zum klassischen Risottoreis. Bevorratet sie!

Käse-Graupen-Risotto mit Karotten-Minz-Salat

ZUTATEN FÜR 4 Personen

00 40 std : min

- **40 g Haselnusskerne**
- **80 g Bergkäse, in Stücken**
- **1 Knoblauchzehe**
- **1 Zwiebel, halbiert**
- **70 g natives Olivenöl extra**
- **300 g Graupen**
- **100 g trockener Weißwein**
- **800 g Wasser**
- **2 TL Gemüse-Gewürzpaste**
- **Salz**
- **frisch gemahlener schwarzer Pfeffer**
- **Blättchen von 4 Stielen Minze zzgl. etwas mehr zum Garnieren**
- **400 g Karotten, in Stücken**
- **10 g heller Balsamicoessig**
- **Saft und Abrieb von ½ unbehandelten Zitrone**

1 Die Haselnusskerne in den geben und **3 Sek. | Stufe 4,5** zerkleinern, umfüllen. Bergkäse in den geben und **8 Sek. | Stufe 8** zerkleinern, ebenfalls umfüllen.

2 Knoblauch mit Zwiebel in den geben, **5 Sek. | Stufe 6** zerkleinern und mit dem nach unten schieben. 30 g Öl zufügen und die Mischung **3 Min. | 120 °C** [TM31 bitte Varoma] | **Stufe 2** andünsten.

3 Graupen zugeben und ohne Messbecher **3 Min. | 100 °C | | Stufe 1** anschwitzen. Mit Weißwein ablöschen und **1 Min. | 100 °C | | Stufe 1** köcheln lassen.

4 Wasser mit Gewürzpaste, 1 TL Salz und 2 Prisen Pfeffer zufügen. Die Graupen mit dem vom Boden lösen. **20 Min. | 100 °C | | Stufe 1** ohne Messbecher garen, dabei den Garkorb als Spritzschutz aufsetzen.

5 Je ¾ des Käses und der Haselnüsse mithilfe des unter das Risotto mischen. Risotto umfüllen und warm halten. Den reinigen. Minze im für **2 Sek. | Turbo** zerkleinern. Karotten, übrige 40 g Öl, Essig, 4 Prisen Salz, 2 Prisen Pfeffer, Zitronenabrieb sowie -saft zugeben und alles **5 Sek. | Stufe 5** vermengen. Salat auf Teller verteilen, mit Minze garnieren. Risotto mit übrigem Käse und Rest Nüssen garniert servieren.

PRO PORTION: 625 KCAL | 18 G E | 30 G F | 70 G KH

Gebackene Rüben mit Kräuterquark

ZUTATEN FÜR 4 Personen

00 50 std : min

- **Blättchen von 4 Stielen Thymian**
- **3 Salbeiblättchen**
- **1 Knoblauchzehe**
- **80 g natives Olivenöl extra**
- **20 g Sojasoße**
- **20 g Honig**
- **20 g Sesamsaat**
- **Salz**
- **frisch gemahlener schwarzer Pfeffer**
- **600 g Pastinaken, längs halbiert**
- **400 g Karotten, geschält und längs halbiert**
- **Blättchen von ½ Bund frischer Kräuter**
- **200 g Quark**
- **100 g Frischkäse**
- **50 g Mineralwasser mit Kohlensäure**

1 Backofen auf 200 °C Ober-/Unterhitze vorheizen. Thymian, Salbeiblättchen sowie Knoblauch in den geben und **2 Sek. | Turbo** zerkleinern. Mit dem nach unten schieben. Öl, Sojasoße, Honig, Sesam, 3 Prisen Salz sowie 2 Prisen Pfeffer zufügen und alles **10 Sek. | Stufe 3,5** vermengen.

2 Ein Blech mit Backpapier auslegen. Pastinaken und Karotten darauf verteilen, mit der Marinade bepinseln. Im vorgeheizten Ofen 35–40 Min. backen. In der Zwischenzeit den reinigen und den Kräuterquark zubereiten.

3 Dafür die Kräuter im **4 Sek. | Stufe 6** zerkleinern. Den Rühraufsatz einsetzen. Quark, Frischkäse, Mineralwasser, ½ TL Salz sowie 3 Prisen Pfeffer zufügen und alles **3 Min. | Stufe 3,5** cremig aufschlagen. Den Quark mit den gebackenen Rüben servieren.

PRO PORTION: 494 KCAL | 13 G E | 32 G F | 41 G KH

Saisonalität
Je nach Saison gibt's unterschiedliche Rüben und Beten. Kauft die, die gerade günstig sind, für dieses Rezept!

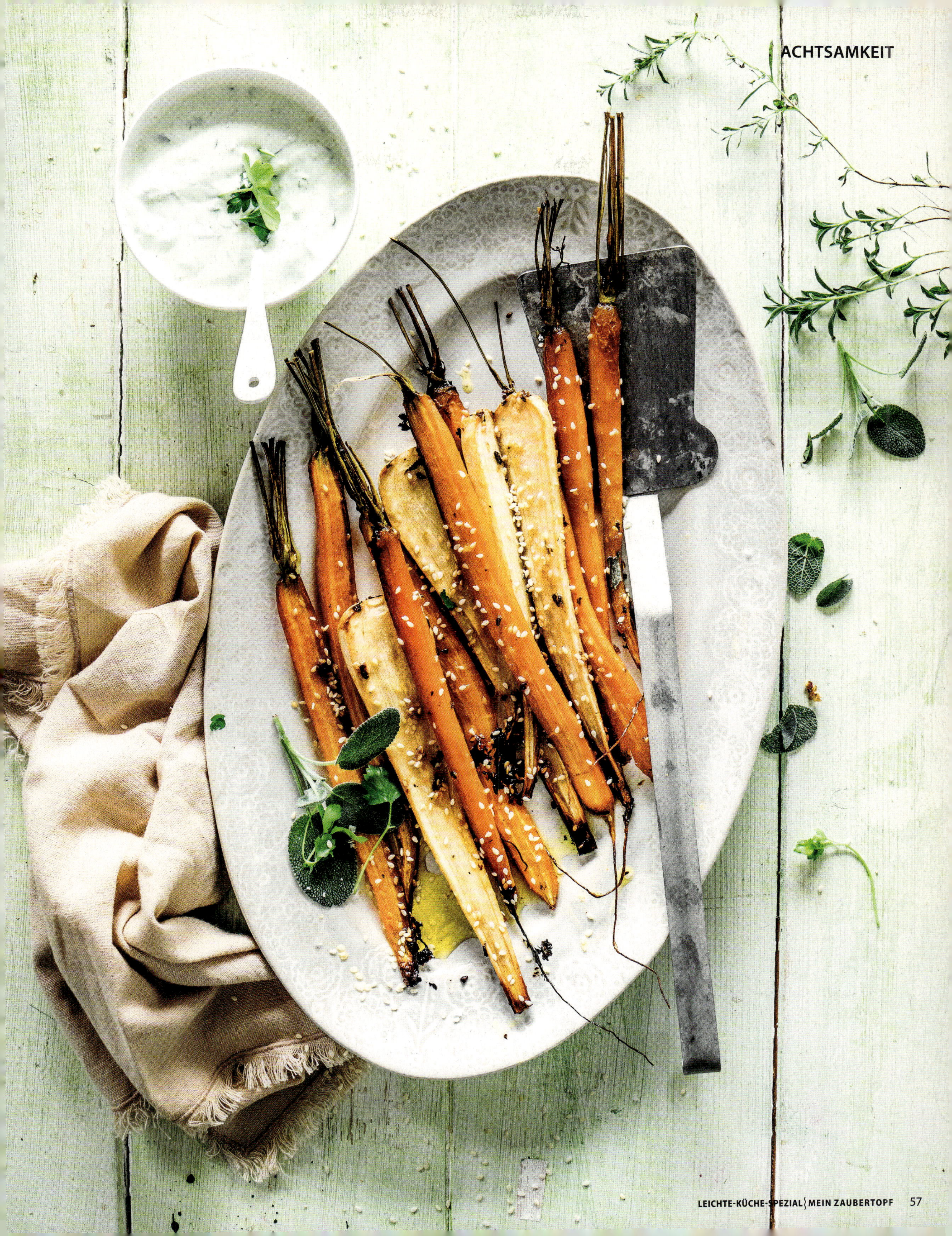

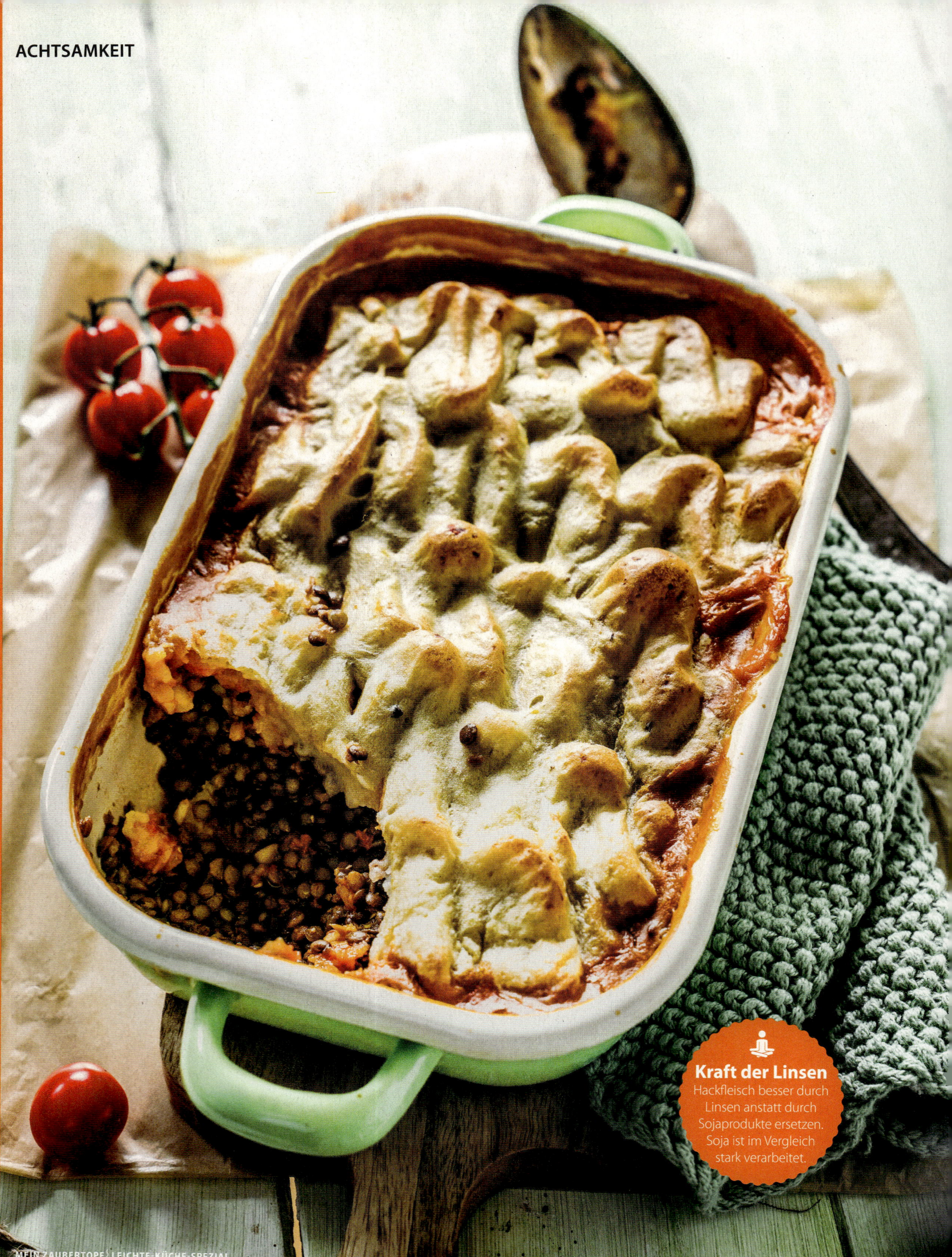

Kraft der Linsen
Hackfleisch besser durch Linsen anstatt durch Sojaprodukte ersetzen. Soja ist im Vergleich stark verarbeitet.

Shepherd's Pie mit Linsen

01 | 25 std : min

ZUTATEN FÜR 4 Personen LOW FAT

- 900 g Wasser
- 350 g Belugalinsen
- 700 g mehligkochende Kartoffeln, geschält und in Stücken
- 250 g Milch
- 2 Prisen frisch geriebene Muskatnuss
- Salz
- 2 Zwiebeln, halbiert
- 300 g Karotten, in Stücken
- 100 g Knollensellerie, in Stücken
- 20 g natives Olivenöl extra
- 30 g Tomatenmark
- 400 g stückige Tomaten (Dose)
- 1 TL Gemüse-Gewürzpaste
- ¼ TL frisch gemahlener schwarzer Pfeffer

1 | 800 g Wasser und Linsen in den geben. Den Garkorb einsetzen, die Kartoffeln einwiegen und **25 Min. | 100 °C | | ** garen. Dann den Garkorb herausnehmen, Kartoffeln umfüllen und die Linsen durch den Garkorb abgießen.

2 | Backofen auf 200 °C Ober-/Unterhitze vorheizen. Kartoffeln zurück in den leeren geben. Milch mit Muskatnuss und ½ TL Salz zufügen und Kartoffeln **6 Sek. | Stufe 5** pürieren. Mit dem nach unten schieben und Vorgang wiederholen. Kartoffelpüree umfüllen. säubern.

3 | Zwiebeln in den geben und **6 Sek. | Stufe 7** zerkleinern. Karotten mit Sellerie zufügen und **4 Sek. | Stufe 5** zerkleinern. Alles mit dem nach unten schieben. Öl zugeben und **4 Min. | 120 °C [TM31 bitte Varoma] | Stufe 2** andünsten. Tomatenmark, stückige Tomaten, Gewürzpaste sowie übrige 100 g Wasser zufügen und alles **5 Min. | 120 °C [TM31 bitte Varoma] | | Stufe 2** aufkochen.

4 | Gemüse mit 1 TL Salz und Pfeffer würzen. Die Linsen mit dem untermischen und alles in eine Auflaufform geben. Kartoffelpüree in einen Spritzbeutel füllen und wellenartig auf die Linsen-Masse spritzen. Den Auflauf im vorgeheizten Ofen etwa 30 Min. goldbraun backen.

PRO PORTION: 321 KCAL | 10 G E | 7 G F | 54 G KH

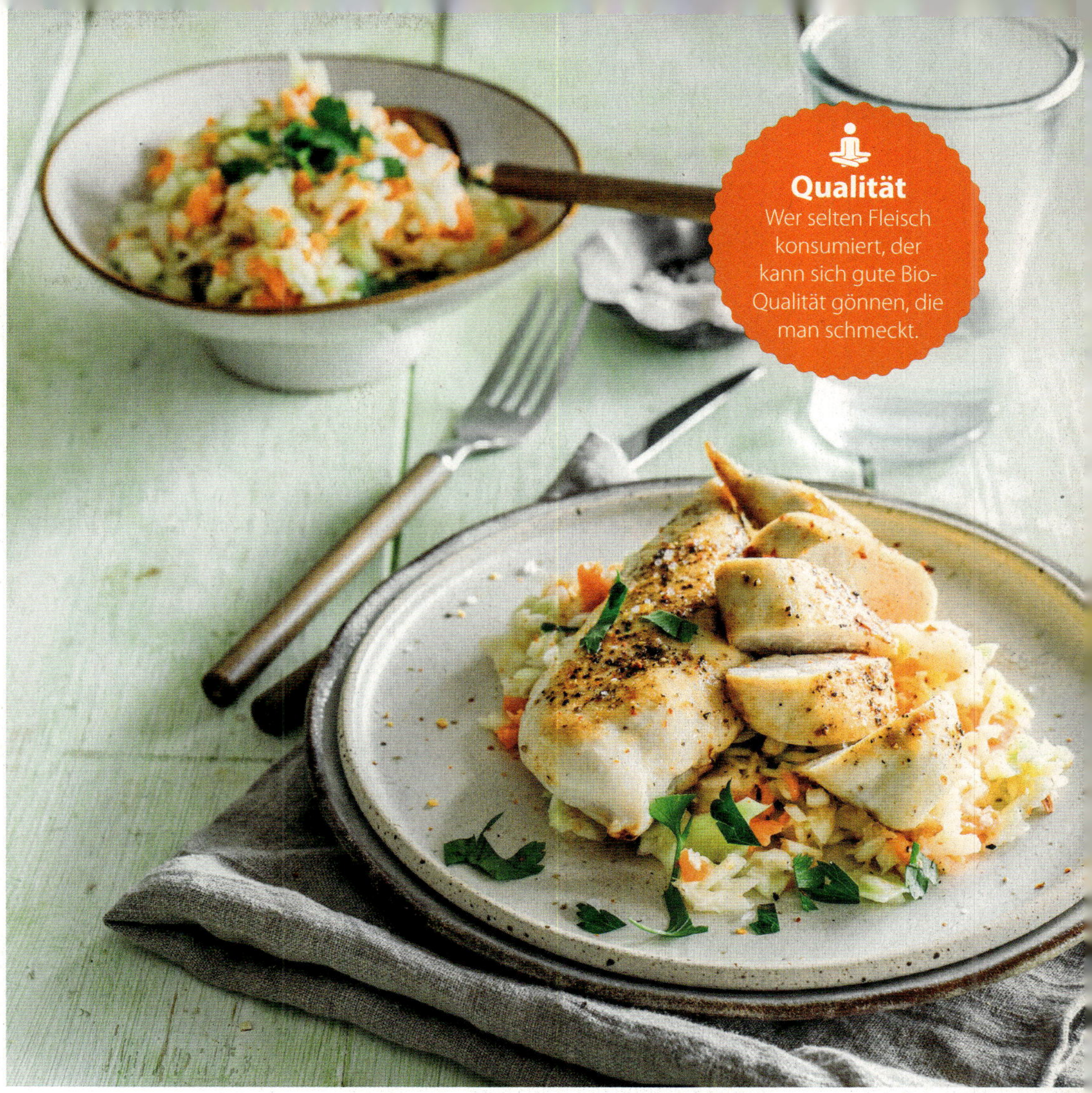

Qualität
Wer selten Fleisch konsumiert, der kann sich gute Bio-Qualität gönnen, die man schmeckt.

Sous-vide-Hähnchen mit Krautsalat

01 | 50 std : min

ZUTATEN FÜR 4 Personen LOW FAT LOW CARB

- 1 Zwiebel, halbiert
- 450 g Weißkohl, in Stücken
- 150 g Karotten, in Stücken
- 60 g Milch
- 60 g Joghurt
- 60 g Buttermilch
- 10 g Zitronensaft
- 15 g heller Balsamicoessig
- Salz
- 1 TL Honig
- 2 TL mittelscharfer Senf
- 4 Hähnchenbrustfilets (à etwa 150 g)
- frisch gemahlener schwarzer Pfeffer
- 4 Stiele Thymian
- 4 Blättchen Salbei
- 1200 g Wasser

AUSSERDEM

- Silikonbeutel zum Sous-vide-Garen (z. B. „Stasher Bags" siehe Tipp auf Seite 69)

1 | Für den Salat Zwiebel mit Weißkohl sowie Karotten in den geben und **5 Sek. | Stufe 4,5** mithilfe des zerkleinern. Umfüllen.

2 | Milch, Joghurt, Buttermilch, Zitronensaft, Balsamico, 1 TL Salz, Honig und Senf in den geben, **20 Sek. | Stufe 4** verrühren, über den Salat geben. Mit dem vermengen und bis zum Servieren kühlen. Den spülen.

3 | Die Hähnchenfilets salzen, pfeffern und je 2 Filets mit Thymianzweigen sowie Salbeiblättchen in einen Silikonbeutel geben und Luft herausdrücken. Verschlossene Beutel in den Garkorb legen und in den einsetzen. Mit Wasser auffüllen, bis die Beutel mit Wasser bedeckt sind. Ggf. einen kleinen Porzellanteller zum Beschweren auf die Beutel legen. Fleisch mit eingesetztem Messbecher **90 Min. | 85 °C | Stufe 1** garen.

4 | Filet aus den Beuteln nehmen, trocken tupfen, nach Belieben in einer Pfanne mit etwas Öl scharf anbraten. Mit Salat servieren.

TIPP | Wer keine Silikonbeutel hat, kann das Hähnchen auch im Varoma garen. Dafür die Filets mit Öl bestreichen, salzen, pfeffern und zusammen mit den Kräutern im Varoma und auf dem Einlegeboden verteilen. 500 g Wasser in den füllen, Varoma verschlossen aufsetzen und das Fleisch **25 Min. | Varoma | Stufe 2** garen.

PRO PORTION: 252 KCAL | 41 G E | 2 G F | 16 G KH

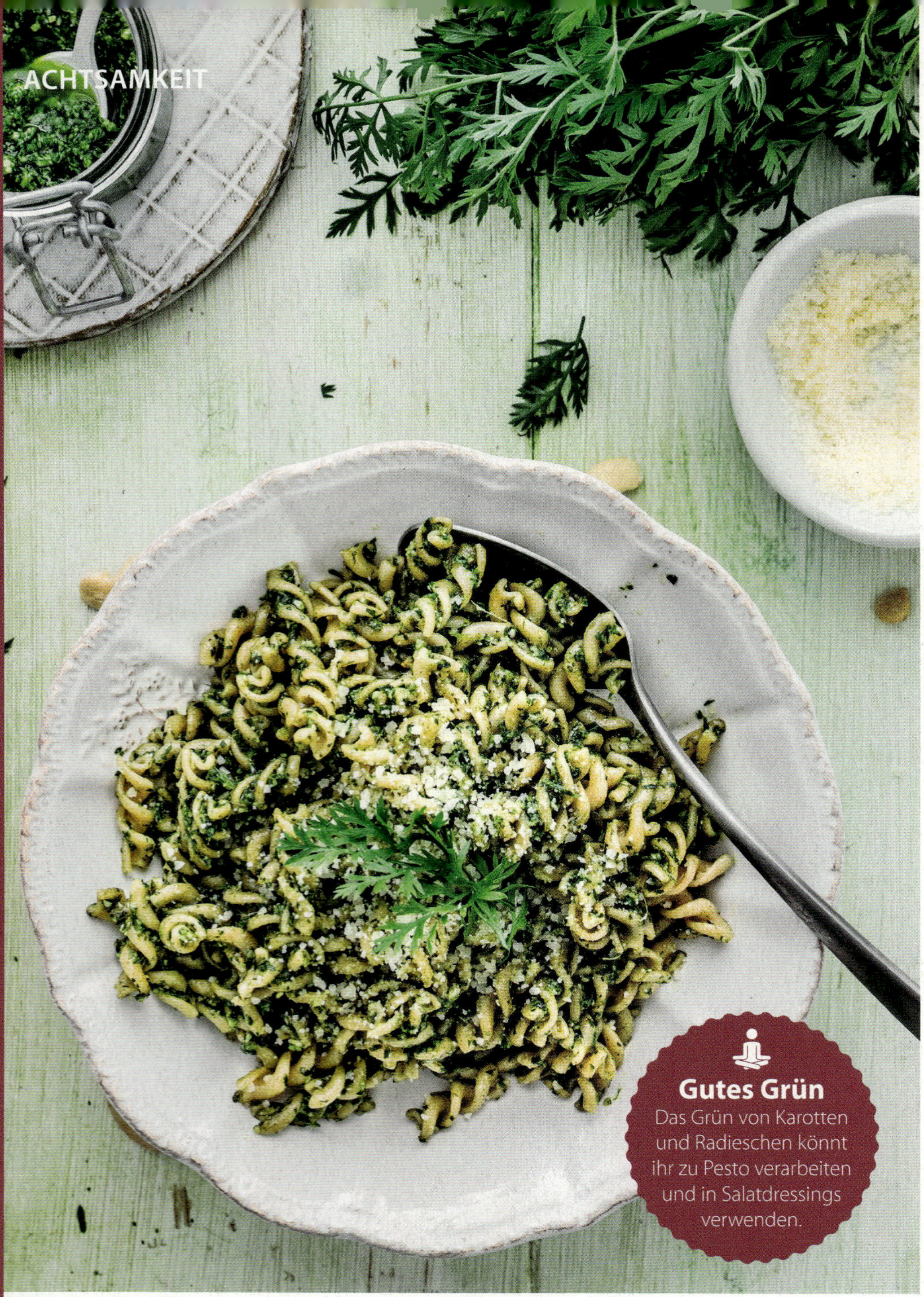

Gutes Grün
Das Grün von Karotten und Radieschen könnt ihr zu Pesto verarbeiten und in Salatdressings verwenden.

Vollkornpasta mit Pesto aus Karottengrün

00 20 std : min

ZUTATEN FÜR 4 Personen

* 60 g Parmesan, in Stücken
* 50 g Cashewkerne
* 1 Knoblauchzehe
* 100 g frisches Karottengrün
* Salz
* frisch gemahlener schwarzer Pfeffer
* 130 g natives Olivenöl extra
* 400 g Vollkornspirelli

1 Den Parmesan in den geben und **10 Sek. | Stufe 10** zerkleinern, etwa 2 EL davon abnehmen und beiseitestellen. Dann die Cashewkerne in den einwiegen und ebenfalls **5 Sek. | Stufe 5** zerkleinern.

2 Knoblauch, Karottengrün, ½ TL Salz und 2 Prisen Pfeffer zufügen, **10 Sek. | Stufe 8** zerkleinern. Mit dem nach unten schieben. Olivenöl zugeben, weitere **20 Sek. | Stufe 6** pürieren. Anschließend die Vollkornnudeln nach Packungsangabe in kochendem Salzwasser bissfest garen. Mit dem Pesto vermengen, auf Teller verteilen und mit dem restlichen Parmesan bestreut servieren.

PRO PORTION: 789 KCAL | 20G E | 44 G F | 81 G KH

Vollkorn-Gemüse-Quiche mit Ziegenkäse

01 00 std : min

ZUTATEN FÜR 12 Stücke

zzgl. 30 Min. Ruhezeit

* 50 g Walnusskerne
* 150 g Weizenkörner
* 100 g Dinkelmehl Type 630 zzgl. etwas mehr zum Bearbeiten
* 175 g kalte Butter, in Stücken, zzgl. etwas mehr zum Fetten der Form
* 4 Eier
* Salz
* 200 g Brokkoli
* 150 g Milch
* 3 Prisen frisch gemahlener schwarzer Pfeffer
* 2 Prisen frisch geriebene Muskatnuss
* Blättchen von 4 Zweigen Thymian
* ½ Zucchini, längs halbiert und in feinen Streifen
* 1 rote Paprikaschote, in feinen Streifen
* 1 rote Zwiebel, in Ringen
* 100 g gelbe und rote Kirschtomaten
* 150 g Ziegenkäserolle, in Scheiben

1 Walnüsse in den geben und **3 Sek. | Stufe 6** hacken, umfüllen. Weizenkörner in den geben und **1 Min. | Stufe 10** mahlen. Dinkelmehl, Butter, 1 Ei, 3 Prisen Salz zufügen und **25 Sek. | Stufe 4** verkneten. Teig in Frischhaltefolie wickeln und 30 Min. kalt stellen. Den spülen.

2 Anschließend den Brokkoli in den geben und **2 Sek. | Stufe 5** zerkleinern, umfüllen. Restliche 3 Eier, Milch, 4 Prisen Salz, Pfeffer, Muskatnuss sowie Thymian zugeben und **10 Sek. | Stufe 4** verquirlen.

3 Eine Quicheform (26 cm Ø) mit herausnehmbarem Boden einfetten. Backofen auf 200 °C Ober-/Unterhitze vorheizen. Mürbeteig kurz durchkneten und auf einer bemehlten Arbeitsfläche rund ausrollen. Form mit Teig auskleiden, dabei einen Rand hochziehen.

4 Die Hälfte des Gemüses auf dem Boden verteilen. Ei-Sahne-Masse darübergießen und restliches Gemüse darauf verteilen. Ziegenkäse und Nüssen darübergeben. Die Quiche im heißen Ofen etwa 40 Min. backen, gegebenenfalls mit Backpapier abdecken.

PRO STÜCK: 290 KCAL | 9 G E | 20 G F | 19 G KH

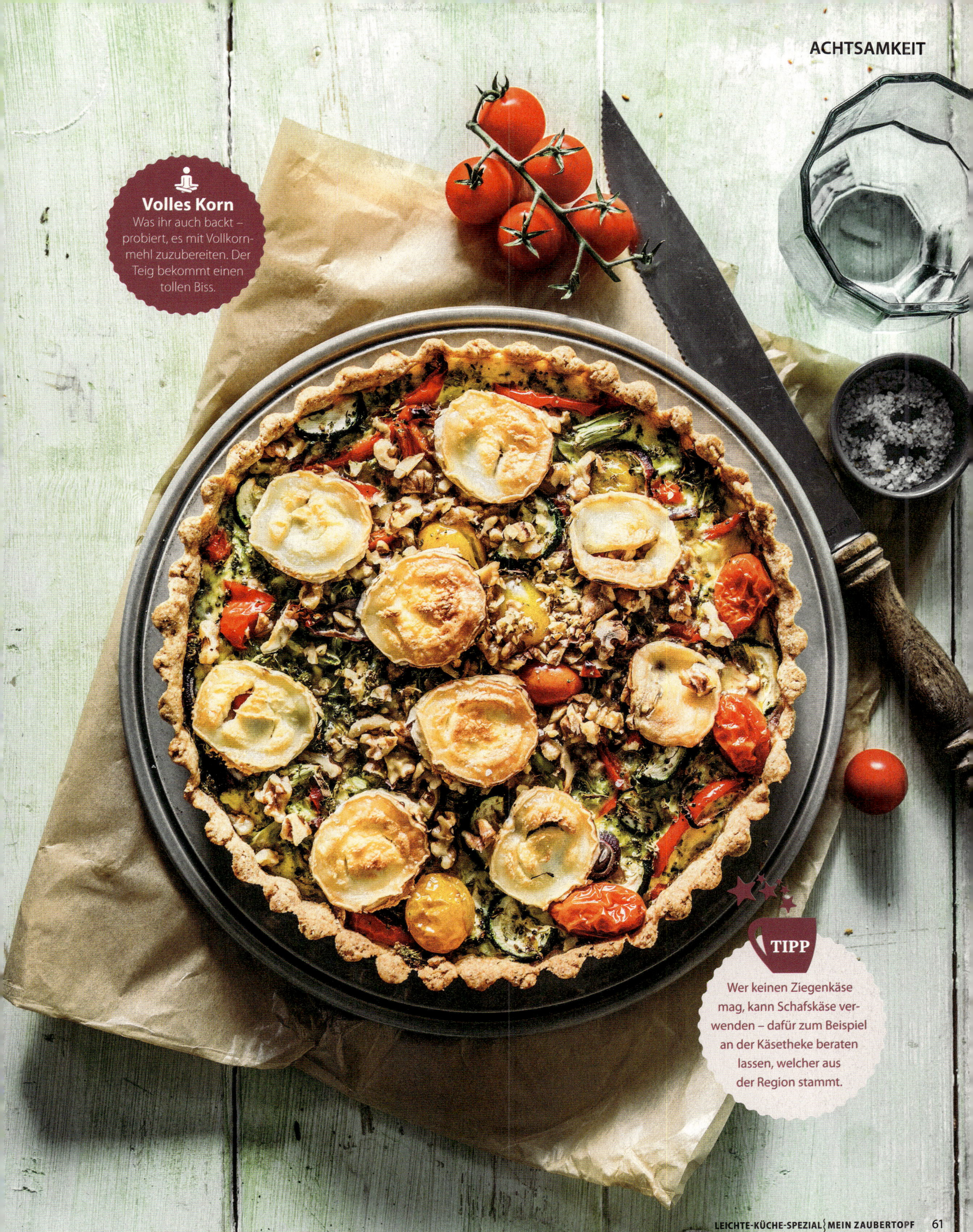

Volles Korn

Was ihr auch backt – probiert, es mit Vollkornmehl zuzubereiten. Der Teig bekommt einen tollen Biss.

TIPP

Wer keinen Ziegenkäse mag, kann Schafskäse verwenden – dafür zum Beispiel an der Käsetheke beraten lassen, welcher aus der Region stammt.

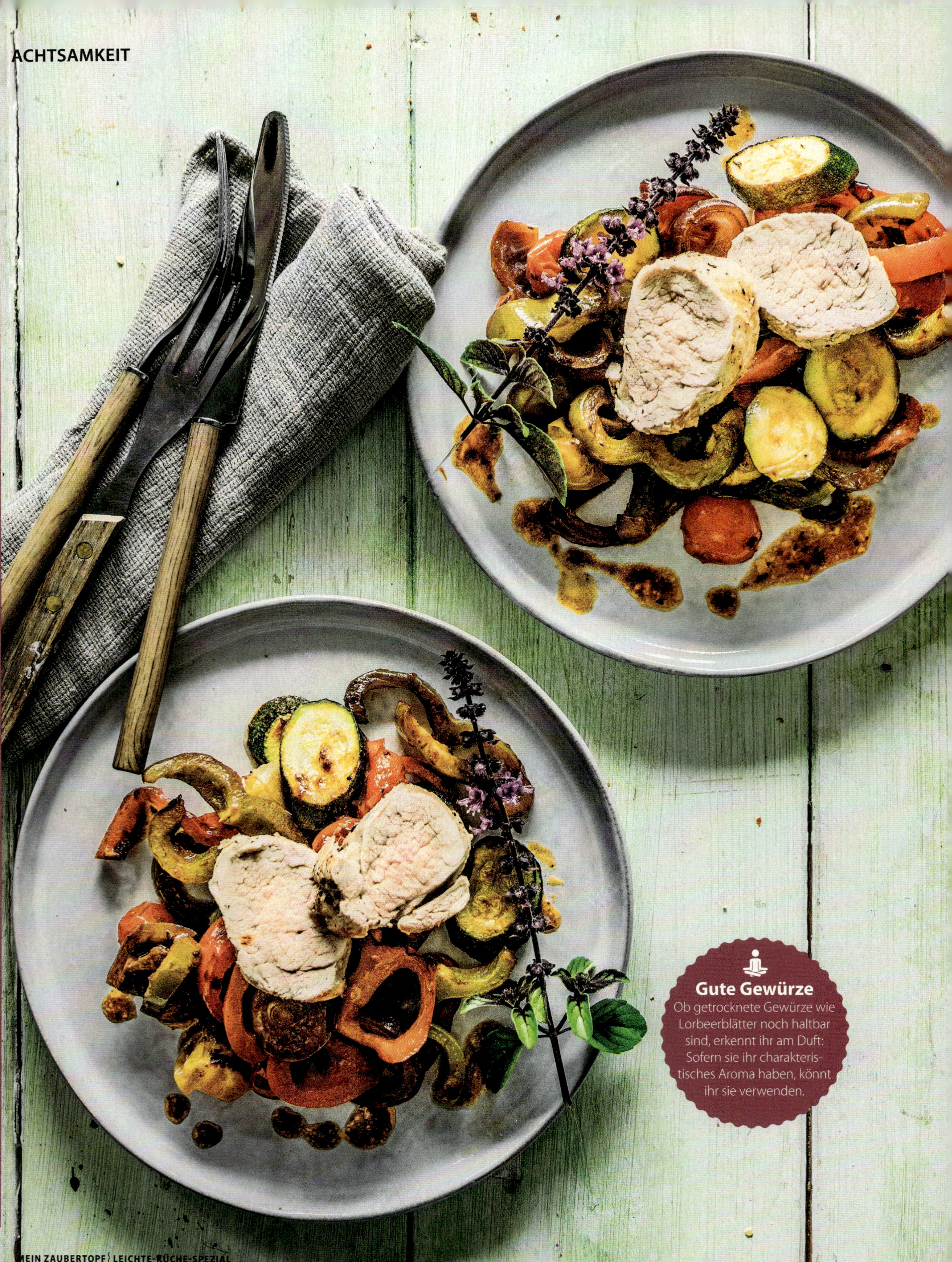

Gute Gewürze

Ob getrocknete Gewürze wie Lorbeerblätter noch haltbar sind, erkennt ihr am Duft: Sofern sie ihr charakteristisches Aroma haben, könnt ihr sie verwenden.

Ofengemüse mit Schweinefilet aus dem Varoma

00 50 std : min

ZUTATEN FÜR 4 Personen LOW CARB

- **1 Knoblauchzehe**
- **60 g natives Olivenöl extra**
- **20 g Balsamicocreme**
- **15 g Tomatenmark**
- **Salz**
- **frisch gemahlener schwarzer Pfeffer**
- **3 TL getrocknete italienische Kräuter**
- **¼ TL edelsüßes Paprikapulver**
- **1 rote Paprikaschote, in Streifen**
- **1 grüne Paprikaschote, in Streifen**
- **1 Zucchini, in Scheiben**
- **150 g Kirschtomaten**
- **1 rote Zwiebel, in Ringen**
- **500 g Schweinefilet**
- **5 Lorbeerblätter**
- **4 Stängel Thymian**
- **500 g Wasser**
- **30 g Stärke**
- **100 g Schmand**

AUSSERDEM

- **Küchengarn**

1 Ofen auf 200 °C Ober-/Unterhitze vorheizen. Knoblauch in den Mixtopf geben, **2 Sek. | Turbo** zerkleinern. Mit Spatel nach unten schieben. 40 g Öl, Balsamico, Tomatenmark, ½ TL Salz, 4 Prisen Pfeffer, italienische Kräuter und Paprikapulver zufügen, **8 Sek. | Stufe 8** vermengen.

2 Ein Blech mit Backpapier auslegen. Das Gemüse darauf verteilen, mit der Marinade vermengen. Im Ofen etwa 35 Min. backen.

3 Inzwischen das Fleisch mit 4 Prisen Salz und 2 Prisen Pfeffer würzen. Übriges Öl in einer Pfanne erhitzen und das Fleisch darin rundherum anbraten. Mit Lorbeerblättern und Thymian belegen, mit Küchengarn umwickeln und in den Varoma legen.

4 Wasser in den Mixtopf füllen, den Varoma aufsetzen und das Fleisch **25 Min. | Varoma | Stufe 1** garen. Fleisch in Alufolie wickeln, ruhen lassen. 300 g der Garflüssigkeit auffangen, mit Stärke und Schmand in den Mixtopf geben. **5 Sek. | Stufe 7** vermengen und dann **8 Min. | 120 °C [TM31 bitte Varoma] | Stufe 3** aufkochen. Mit Salz und Pfeffer abschmecken. Garn vom Fleisch entfernen, Filet mit Soße und Gemüse anrichten.

PRO PORTION: 401 KCAL | 30 G E | 25 G F | 14 G KH

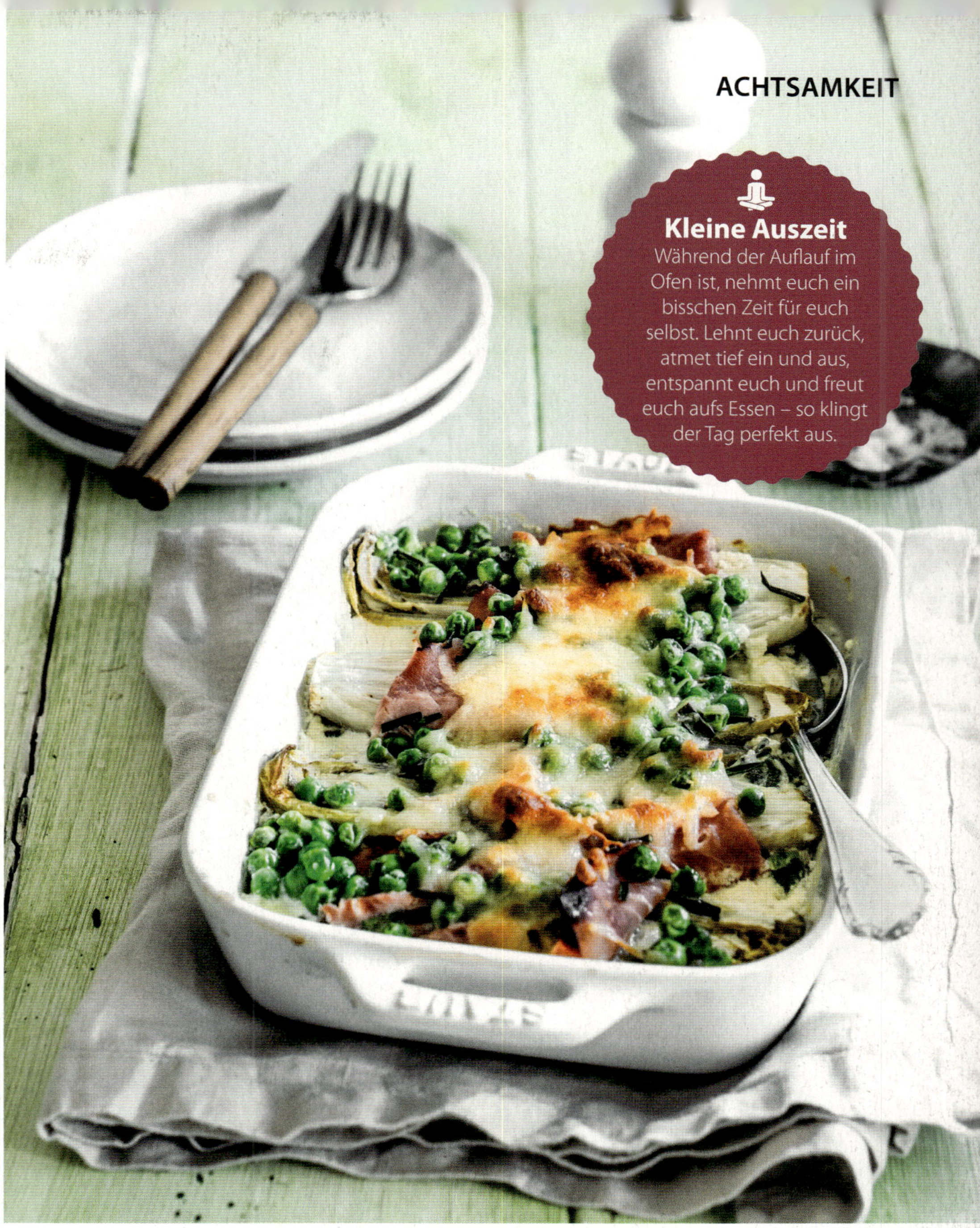

Kleine Auszeit
Während der Auflauf im Ofen ist, nehmt euch ein bisschen Zeit für euch selbst. Lehnt euch zurück, atmet tief ein und aus, entspannt euch und freut euch aufs Essen – so klingt der Tag perfekt aus.

Chicorée-Gratin mit Schinken

00 40 std : min

ZUTATEN FÜR 4 Personen LOW CARB

- **100 g mittelalter Gouda, in Stücken**
- **4 Chicorée, halbiert**
- **Saft von ½ Zitrone**
- **500 g Wasser**
- **100 g Milch**
- **150 g Schmand**
- **¼ TL Salz**
- **4 Prisen frisch gemahlener schwarzer Pfeffer**
- **150 g Erbsen (TK)**
- **½ Bund Schnittlauch, in Röllchen**
- **etwas natives Olivenöl extra zum Fetten der Form**
- **8 Scheiben gekochter Schinken**

1 Backofen auf 200 °C Ober-/Unterhitze vorheizen. Den Käse im Mixtopf **8 Sek. | Stufe 6** zerkleinern, umfüllen. Chicorée im Varoma verteilen, mit Zitronensaft beträufeln, Wasser in den Mixtopf füllen und den Varoma geschlossen aufsetzen. Chicorée **15 Min. | Varoma | Stufe 2** dämpfen.

2 Varoma abnehmen, beiseitestellen und den Mixtopf leeren. Milch, Schmand, Salz sowie Pfeffer hineingeben und alles **10 Sek. | Stufe 4** vermengen. Erbsen und Schnittlauch mit dem Spatel untermischen. Eine mittelgroße Auflaufform mit Öl fetten, Chicorée-Hälften mit Schinken umwickeln und in die Form legen. Die Milch-Erbsen-Mischung darübergeben, mit dem Käse bestreuen und im vorgeheizten Ofen etwa 20 Min. goldbraun backen.

PRO PORTION: 346 KCAL | 18 G E | 24 G F | 16 G KH

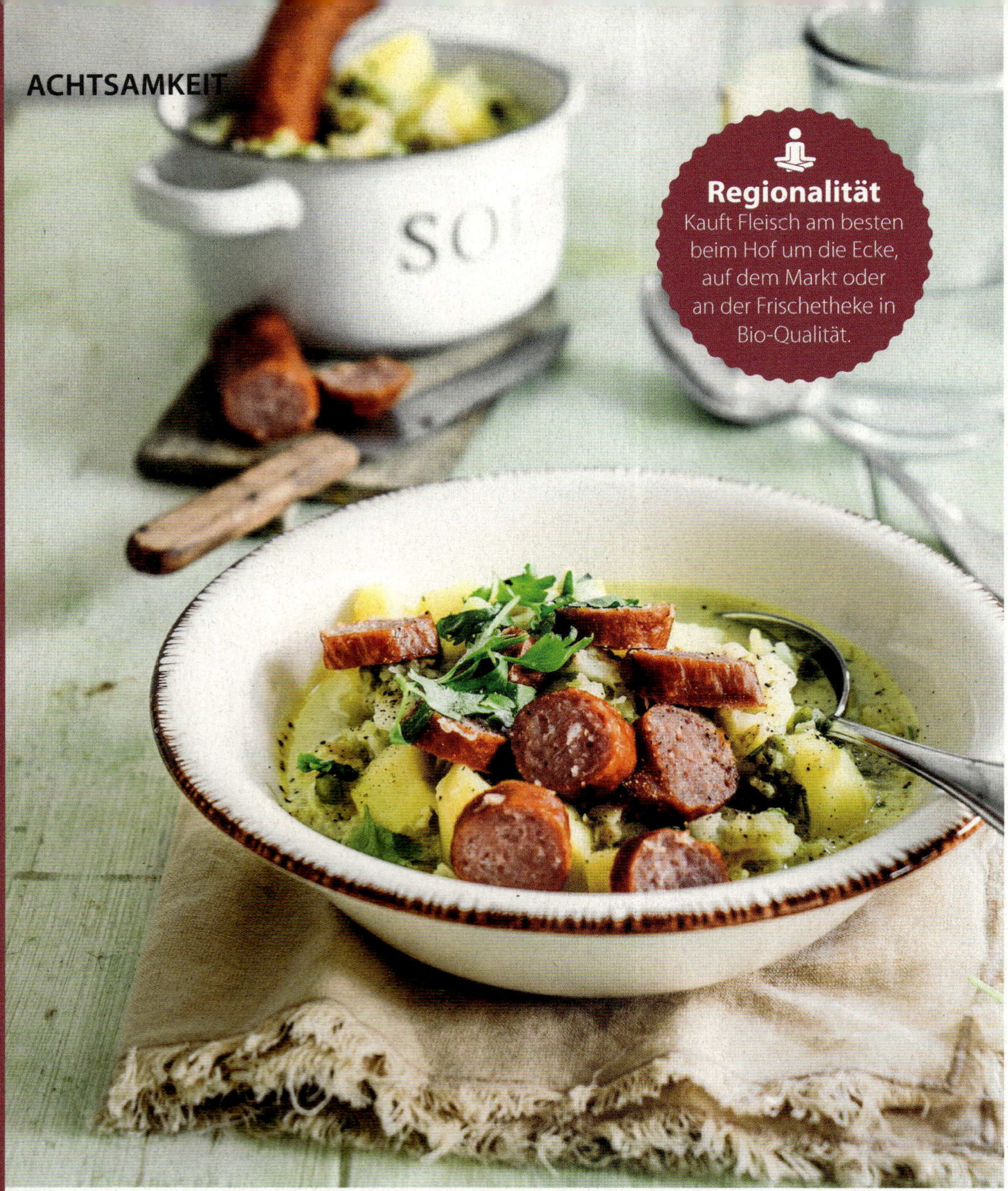

Regionalität
Kauft Fleisch am besten beim Hof um die Ecke, auf dem Markt oder an der Frischetheke in Bio-Qualität.

Deftiger Eintopf mit heimischer Wurst

01:00 std : min

ZUTATEN FÜR 4 Personen

- **50 g junger Gouda, in Stücken**
- **Blättchen von ½ Bund Petersilie**
- **2 Zwiebeln, halbiert**
- **300 g Steckrüben, in Stücken**
- **1 Apfel, geschält, in Stücken+**
- **30 g Rapsöl**
- **500 g Wasser**
- **100 g Milch**
- **4 Stiele Thymian**
- **2 TL Gemüse-Gewürzpaste**
- **1 TL Salz**
- **¼ TL frisch gemahlener schwarzer Pfeffer**
- **100 g Erbsen (TK)**
- **500 g festkochende Kartoffeln, geschält und gewürfelt**
- **4 Kochwürste (à etwa 100 g)**

1 | Gouda im Mixtopf **6 Sek. | Stufe 8** zerkleinern, umfüllen. Petersilie im Mixtopf **2 Sek. | Turbo** zerkleinern, umfüllen. Zwiebeln in den Mixtopf geben und **4 Sek. | Stufe 6** zerkleinern. Steckrüben mit Apfel zufügen und **3 Sek. | Stufe 4,5** zerkleinern, mit dem Spatel nach unten schieben. Das Öl zugeben und alles **3 Min. | 120°C [TM31 bitte Varoma] | Stufe 2** andünsten.

2 | Mit Wasser und Milch ablöschen. Thymian, Gewürzpaste, Salz, Pfeffer und zwei Drittel der Petersilie zugeben. Erbsen und Käse in den Mixtopf einwiegen. Kartoffeln im Varoma verteilen, Würste darüberlegen. Den Varoma geschlossen aufsetzen und den Eintopf **40 Min. | 100°C | Linkslauf | Sanftrührstufe** köcheln lassen. Thymianzweige entfernen, Eintopf in einen großen Topf umfüllen, mit den Kartoffeln vermengen. Auf Teller verteilen, mit der restlichen Petersilie garnieren und servieren.

TIPP | Beim TM31 die Flüssigkeitsmenge um 200 g verringern.

PRO PORTION: 673 KCAL | 35 G E | 42 G F | 40 G KH

Kräuter-Frittata mit Brokkoli

00:30 std : min

ZUTATEN FÜR 4 Personen

- **250 g Brokkoli, in Röschen**
- **1 rote Paprikaschote, in Stücken**
- **1 Knoblauchzehe**
- **½ Bund gemischte Kräuter (z.B. Petersilie, Kerbel, Sauerampfer)**
- **6 Eier**
- **100 g Sahne**
- **1 TL edelsüßes Paprikapulver**
- **1 Msp. frisch geriebene Muskatnuss**
- **½ TL Salz**
- **2 Prisen frisch gemahlener schwarzer Pfeffer**
- **4 Stiele roter Mangold, in mundgerechten Stücken**

1 | Den Brokkoli in den Mixtopf geben und **4 Sek. | Stufe 4** zerkleinern, umfüllen. Die Paprikaschote im Mixtopf ebenfalls **4 Sek. | Stufe 4** zerkleinern und umfüllen.

2 | Knoblauchzehe und Kräuter **2 Sek. | Turbo** zerkleinern, mit dem Spatel nach unten schieben. Eier, Sahne, Paprikapulver, Muskatnuss, Salz sowie Pfeffer zufügen und **20 Sek. | Stufe 4** verrühren. Zerkleinertes Gemüse zugeben und **10 Sek. | Linkslauf | Stufe 3** verrühren.

3 | Ein passendes Stück Backpapier zusammenknüllen, in etwas Wasser einweichen, vorsichtig auswringen und auf den Einlegeboden legen. Die Eiermasse hineingießen, Mangold darüber verteilen. 500 g Wasser in den Mixtopf füllen und den Varoma mit Einlegeboden verschlossen aufsetzen. **20 Min. | Varoma | Stufe 2** garen und warm servieren.

TIPP | In Schritt 3 könnt ihr auch passgenaues Varoma-Backpapier oder ein passendes Varoma-Blech verwenden. Zu der Frittata schmeckt etwas Brot oder serviert ein paar Kartoffeln aus dem Garkorb – siehe „Energie sparen".

PRO PORTION: 233 KCAL | 14 G E | 16 G F | 8 G KH

Energie sparen
Bei diesem Gericht könnt ihr den Garkorb nutzen, um etwas auf Vorrat für ein anderes Gericht mitzugaren.

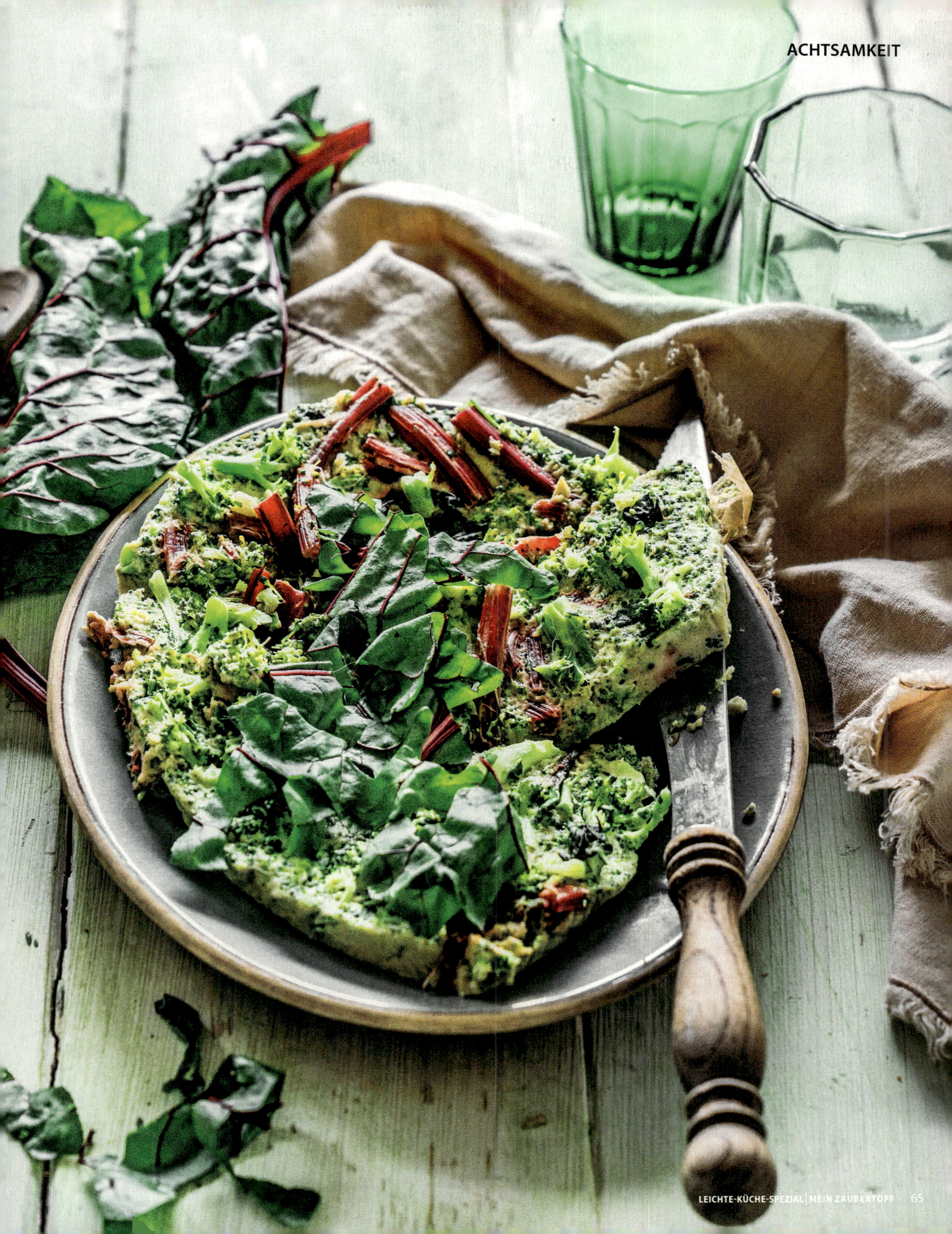

Fish & Chips mit Erbsenpüree und Senfsoße

01 | 00
std : min

ZUTATEN FÜR 4 Personen

- **800 g mehligkochende Kartoffeln, geschält, in 1 cm dicken Stiften**
- **20 g Rapsöl zzgl. mehr zum Ausbacken**
- **400 g Mehl Type 405**
- **Salz**
- **300 g helles, kaltes Bier**
- **600 g grüne Erbsen (TK)**
- **300 g Wasser**
- **1 TL Gemüse-Gewürzpaste**
- **700 g Kabeljaufilets (4 große oder 8 kleinere)**
- **etwas Zitronensaft**
- **frisch gemahlener schwarzer Pfeffer**
- **150 g Sahne**
- **10 g mittelscharfer Senf**
- **10 g grober Senf**
- **10 g Butter**
- **1 TL edelsüßes Paprikapulver**

1 Den Backofen auf 200 °C Ober-/Unterhitze vorheizen. Die Kartoffelstifte in einer Schüssel mit 20 g Öl vermengen und auf einem mit Backpapier ausgelegten Blech verteilen. Im Ofen etwa 35–40 Min. goldbraun backen.

2 Inzwischen 375 g Mehl, ½ TL Salz sowie das Bier in den geben und **20 Sek. | Stufe 4** verrühren. Umfüllen und etwas ruhen lassen. Den spülen.

3 Die Erbsen im Varoma verteilen und auf den setzen. Wasser mit Gewürzpaste in den füllen und **15 Min. | Varoma | Stufe 2** garen. Dann den Varoma absetzen und beiseitestellen. Den leeren und spülen. Inzwischen eine Pfanne mit reichlich Öl erhitzen, die Fischfilets mit etwas Zitronensaft beträufeln und mit Salz sowie Pfeffer würzen. Durch den Bierteig ziehen und im heißen Fett knusprig ausbacken.

4 Übriges Mehl, 100 g Sahne, Senf, ¼ TL Salz und 2 Prisen Pfeffer in den geben, **3 Sek. | Stufe 8** verrühren. **1 Min. | 100 °C | Stufe 2** aufkochen lassen, umfüllen und warm halten. Die Erbsen mit Butter sowie restlicher Sahne in den füllen und **20 Sek. | Stufe 4** zerkleinern. Mit Salz, Pfeffer und Zitronensaft abschmecken. Kartoffeln mit Salz und etwas Paprikapulver würzen. Mit Fisch, Erbsenpüree und Senfsoße servieren.

PRO PORTION: 987 KCAL | 56 G E | 22 G F | 139 G KH

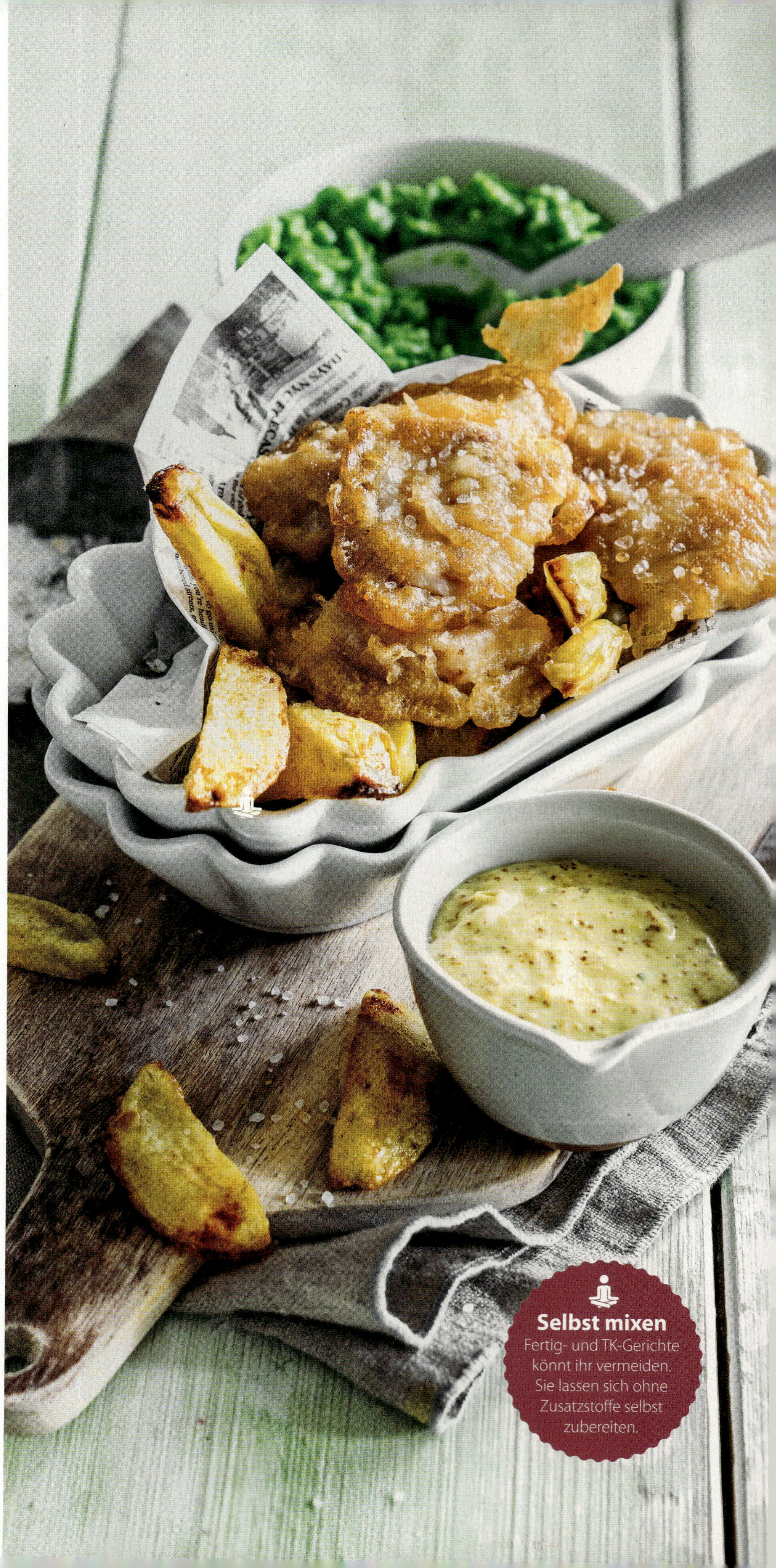

Selbst mixen
Fertig- und TK-Gerichte könnt ihr vermeiden. Sie lassen sich ohne Zusatzstoffe selbst zubereiten.

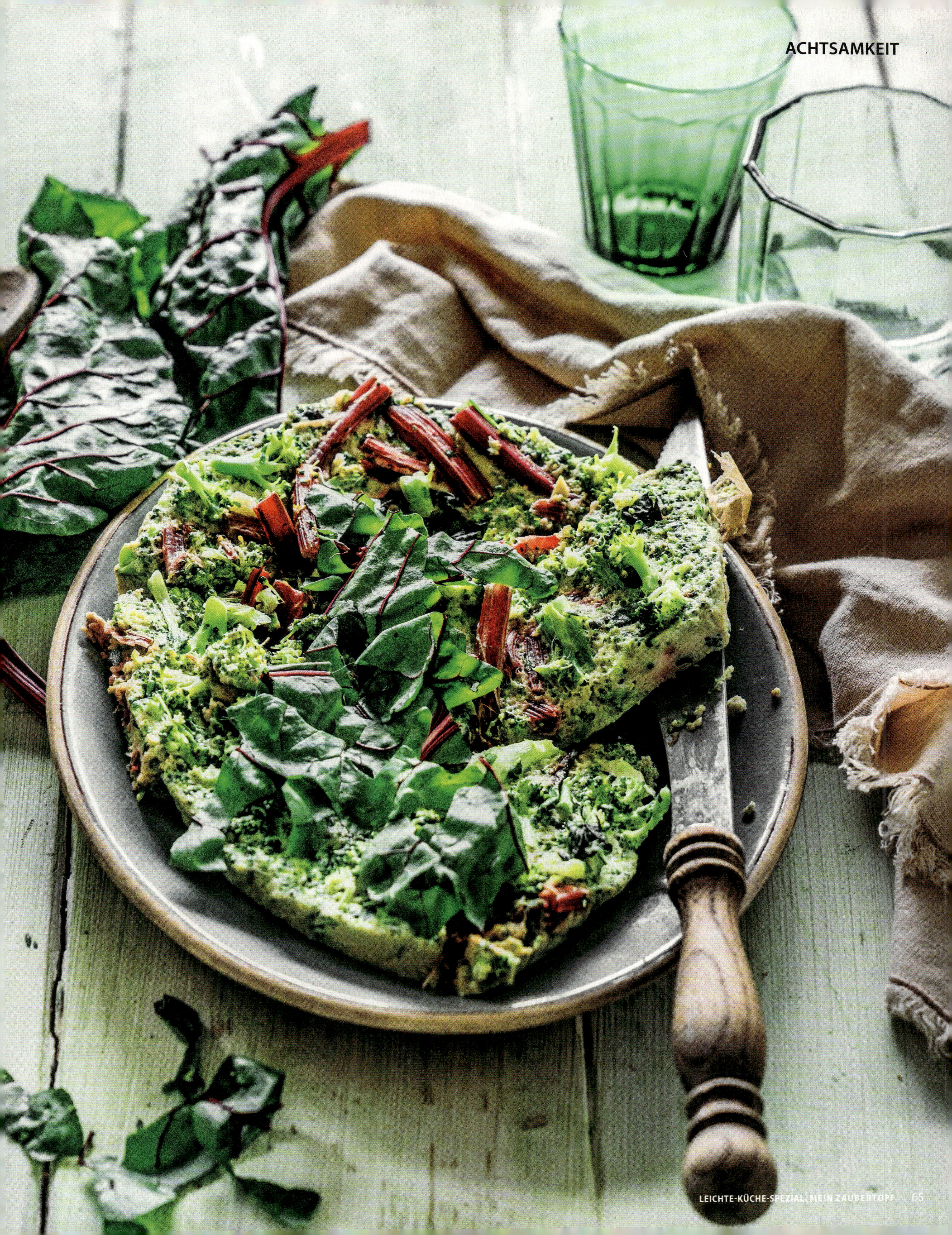

Fish & Chips mit Erbsenpüree und Senfsoße

01 | 00
std : min

ZUTATEN FÜR 4 Personen

- **800 g mehligkochende Kartoffeln, geschält, in 1 cm dicken Stiften**
- **20 g Rapsöl zzgl. mehr zum Ausbacken**
- **400 g Mehl Type 405**
- **Salz**
- **300 g helles, kaltes Bier**
- **600 g grüne Erbsen (TK)**
- **300 g Wasser**
- **1 TL Gemüse-Gewürzpaste**
- **700 g Kabeljaufilets (4 große oder 8 kleinere)**
- **etwas Zitronensaft**
- **frisch gemahlener schwarzer Pfeffer**
- **150 g Sahne**
- **10 g mittelscharfer Senf**
- **10 g grober Senf**
- **10 g Butter**
- **1 TL edelsüßes Paprikapulver**

1 | Den Backofen auf 200 °C Ober-/Unterhitze vorheizen. Die Kartoffelstifte in einer Schüssel mit 20 g Öl vermengen und auf einem mit Backpapier ausgelegten Blech verteilen. Im Ofen etwa 35–40 Min. goldbraun backen.

2 | Inzwischen 375 g Mehl, ½ TL Salz sowie das Bier in den Mixtopf geben und **20 Sek. | Stufe 4** verrühren. Umfüllen und etwas ruhen lassen. Den Mixtopf spülen.

3 | Die Erbsen im Varoma verteilen und auf den Mixtopf setzen. Wasser mit Gewürzpaste in den Mixtopf füllen und **15 Min. | Varoma | Stufe 2** garen. Dann den Varoma absetzen und beiseitestellen. Den Mixtopf leeren und spülen. Inzwischen eine Pfanne mit reichlich Öl erhitzen, die Fischfilets mit etwas Zitronensaft beträufeln und mit Salz sowie Pfeffer würzen. Durch den Bierteig ziehen und im heißen Fett knusprig ausbacken.

4 | Übriges Mehl, 100 g Sahne, Senf, ¼ TL Salz und 2 Prisen Pfeffer in den Mixtopf geben, **3 Sek. | Stufe 8** verrühren. **1 Min. | 100 °C | Stufe 2** aufkochen lassen, umfüllen und warm halten. Die Erbsen mit Butter sowie restlicher Sahne in den Mixtopf füllen und **20 Sek. | Stufe 4** zerkleinern. Mit Salz, Pfeffer und Zitronensaft abschmecken. Kartoffeln mit Salz und etwas Paprikapulver würzen. Mit Fisch, Erbsenpüree und Senfsoße servieren.

PRO PORTION: 987 KCAL | 56 G E | 22 G F | 139 G KH

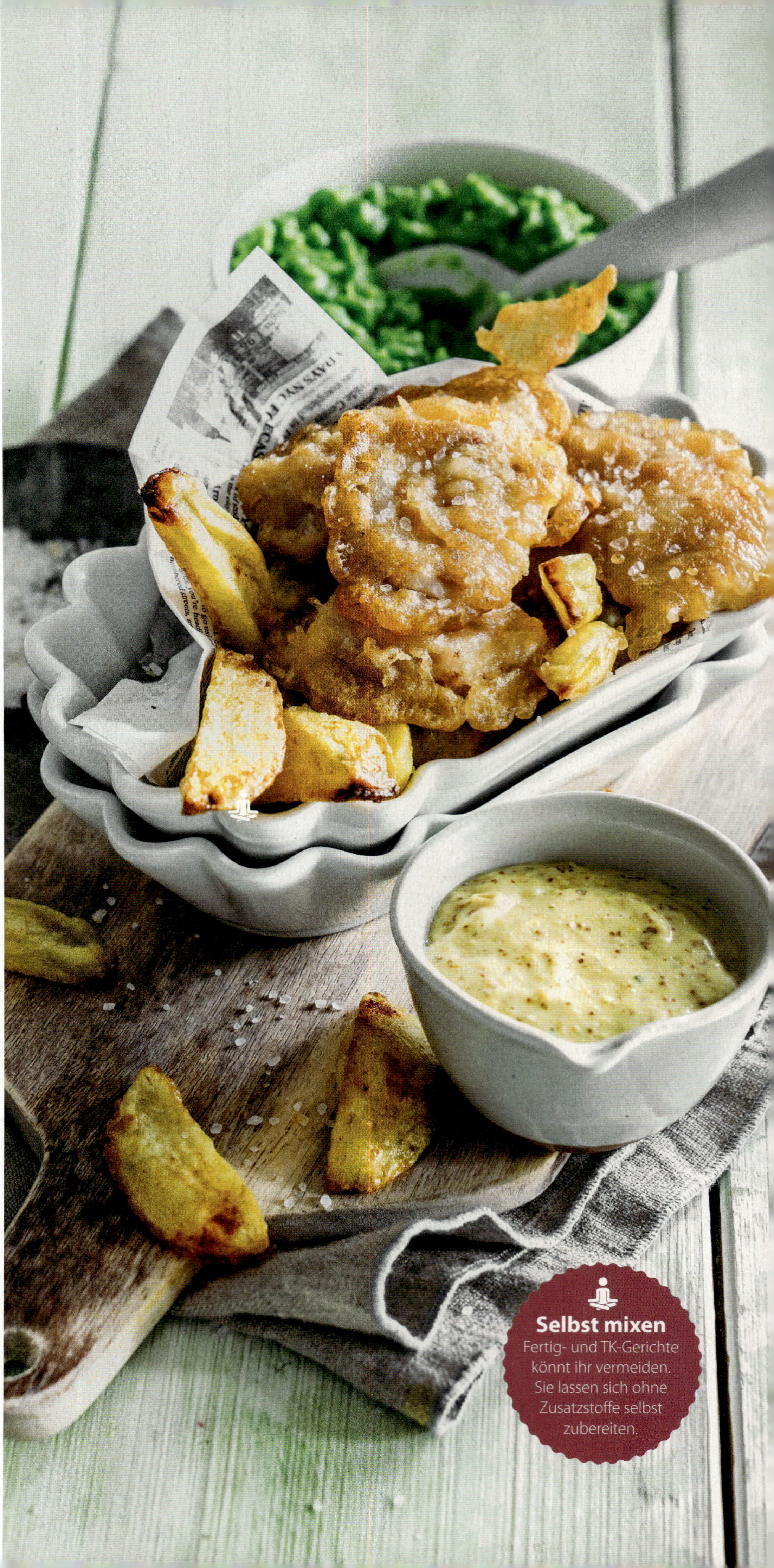

Selbst mixen
Fertig- und TK-Gerichte könnt ihr vermeiden. Sie lassen sich ohne Zusatzstoffe selbst zubereiten.

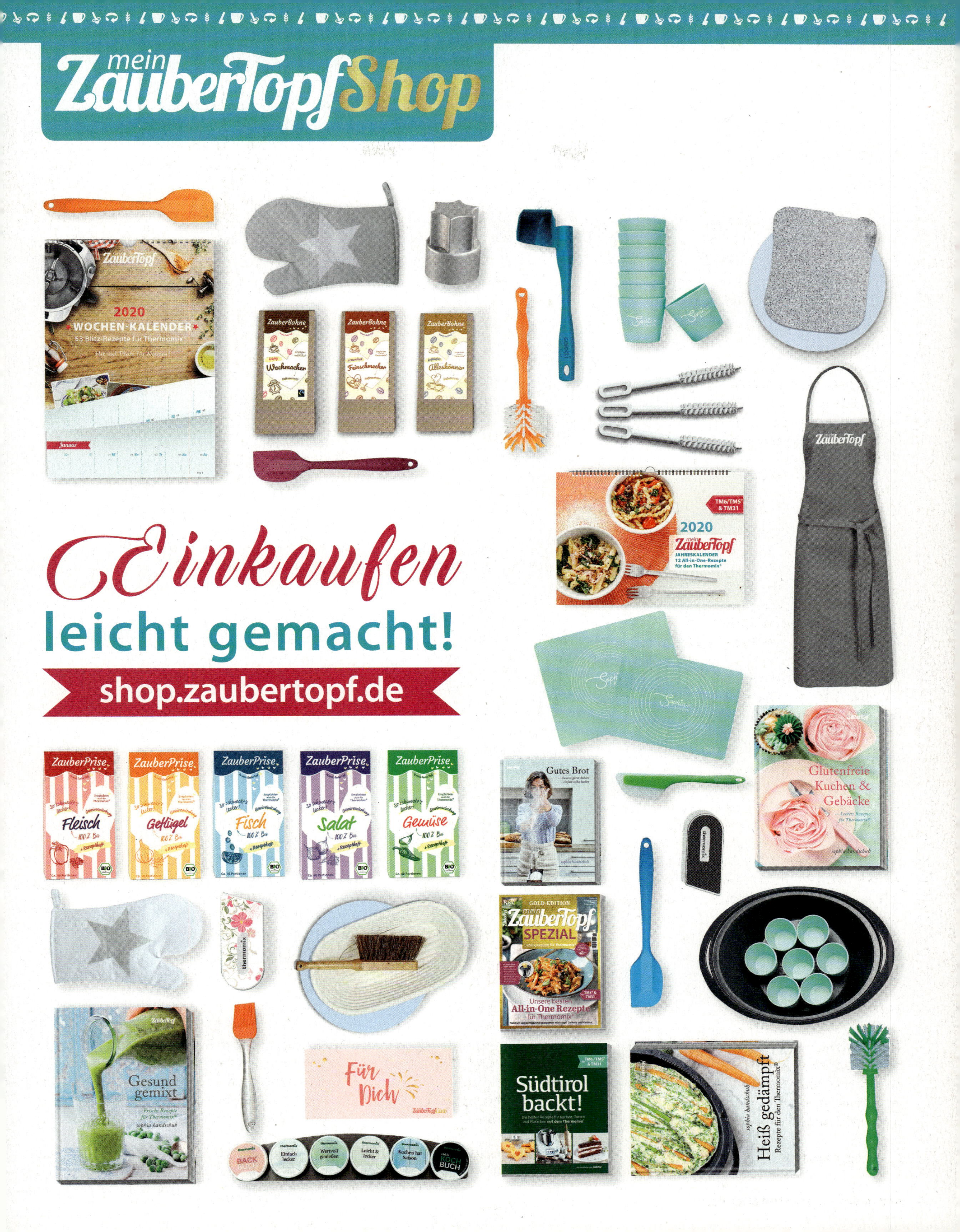

mein ZauberTopf Shop
2020 WOCHEN-KALENDER
53 Blitz-Rezepte für Thermomix®
ZauberBohne
Wachmacher
Feinschmecker
Alleskönner
2020
mein ZauberTopf
JAHRESKALENDER
12 All-in-One-Rezepte für den Thermomix®
Einkaufen
leicht gemacht!
shop.zaubertopf.de
ZauberPrise
Fleisch
Geflügel
Fisch
Salat
Gemüse
Gutes Brot
Glutenfreie Kuchen & Gebäcke
GOLD-EDITION
mein ZauberTopf SPEZIAL
Unsere besten All-in-One Rezepte für Thermomix®
Gesund gemixt
Für Dich
Südtirol backt!
Heiß gedämpft
Rezepte für den Thermomix®

15 Tricks

Achtsam leben

Die besten Tipps für den achtsamen Umgang mit sich selbst und seinen täglichen Lebensmitteln

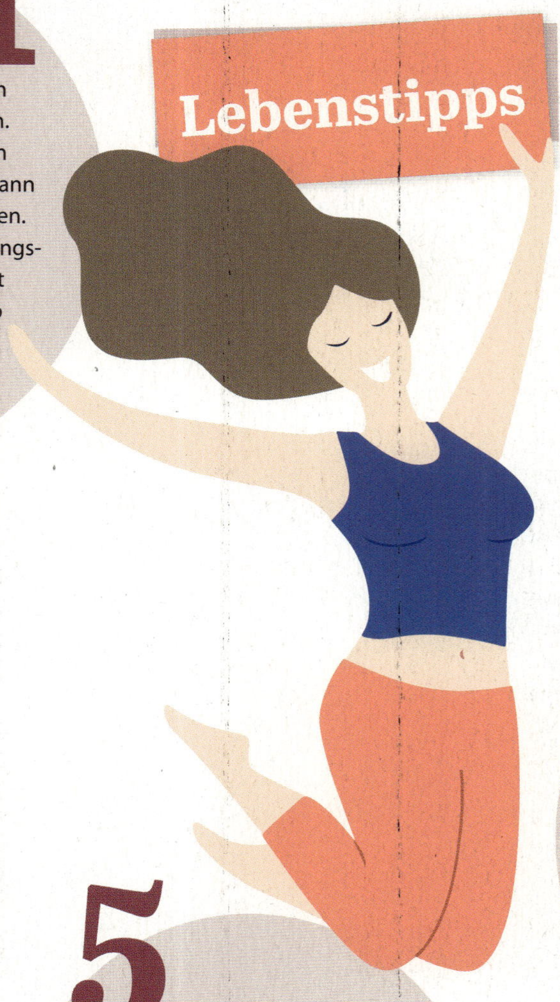

1

Gönn dir **Zeit und Ruhe** beim Essen und genieße jeden einzelnen Bissen. So bemerkst du leichter, ob du noch hungrig oder schon satt bist. Zudem kann der Stoffwechsel viel effektiver arbeiten. Wichtig ist auch zu lernen, dein Sättigungsgefühl wahrzunehmen. Dieses setzt erst nach etwa 20 Minuten ein, also nimm dir genügend Zeit beim Essen und Genießen.

2

Trenne dich von **Diät-Ratgebern**, welche dich nur unter Druck setzen und nimm dir Zeit zu lernen, dir selbst beim Essen zu vertrauen und zu spüren, was dir und deinem Körper guttut. Achtsam essen heißt, auf seinen Körper zu achten.

3

Leere Schraubgläser könnt du zum Aufbewahren von Lebensmitteln oder zum Einmachen von Marmeladen verwenden. Manche machen sich dekoriert auch gut als Teelichthalter!

4

Iss nicht nebenbei, sondern nimm dir Zeit zum bewussten Essen. Achte darauf, wie du dich fühlst und was du willst – ist es **Hunger oder nur Appetit?** Achtsam essen heißt aber auch nicht, alles genau zu analysieren. Auch gelegentliches Naschen kann und darf bewusst genossen werden.

5

Selbst gemixt ist doch am schönsten: **Geschenke aus dem Thermomix®** sind immer gern gesehen. Sie stehen nicht nur herum, sondern werden auf jeden Fall gegessen. Es findet sich dafür sicherlich auch einiges in deinem Vorratsschrank. Und: Du kannst sie in Schraubgläsern verschenken!

6

Hast du reichlich Gemüse gekauft, putze es und **friere einen Teil ein**. Dabei bleiben viele wichtige Vitamine und Mineralien erhalten. Einige Sorten vorher blanchieren (z. B. Brokkoli und Bohnen). Dafür bis zu 800 g davon im Varoma verteilen, mit 300 g Wasser **14 Min. | Varoma | Stufe 2** garen und unter eiskaltem Wasser abschrecken.

7

Lebensmittel, die nur einen kurzen Produktions- bzw. Verarbeitungsweg hinter sich haben, sind besser für die Umwelt und oft auch besser für die Gesundheit. Kocht z. B. Ketchup aus frischen Tomaten selbst, statt fertigen zu kaufen. Gleiches gilt auch für die Lieblings-Müslimischung.

Einkaufstipps

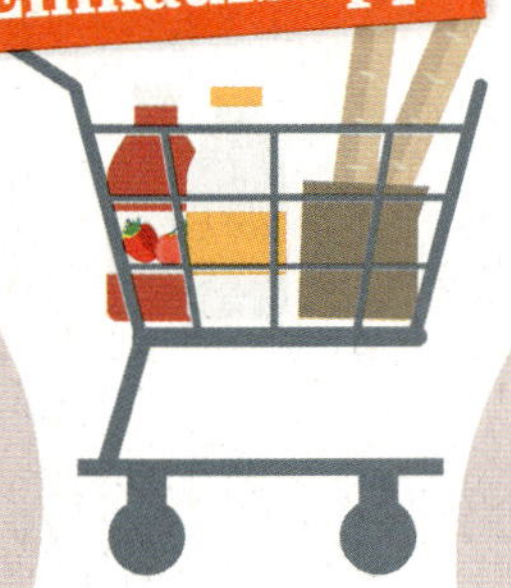

8

Viele Supermärkte verzichten bei Obst und Gemüse mittlerweile auf **Plastiktüten**. Mach' mit und packe Einkäufe in mehrfach verwendbare Gemüsenetze und Beutel.

9

Schone nicht nur die Umwelt, sondern auch deinen Geldbeutel: Saisonales Gemüse ist meist günstiger. Auch ein Gang auf den Markt lohnt sich immer – besonders **kurz vor Marktende** gibt es stets gute Schnäppchen, damit auch alle Produkte verkauft werden und nichts wegkommt.

10

Die Produktion tierischer Erzeugnisse und deren Transport verbrauchen viel Wasser und andere Ressourcen. Auch aus gesundheitlichen Gründen ist es ratsam, Fleisch in Maßen zu genießen. Ein wichtiger Punkt, auf den du beim Einkauf achten solltest: die **Regionalität** der Produkte.

Koch- und Reste-Tipps

11 Du hast **Nudel- oder Gemüsereste** vom letzten Abendessen übrig? Zaubere daraus ganz einfach ein superleckeres Ofengericht, wie zum Beispiel einen Nudelauflauf oder eine Gemüsequiche (auf Seite 121). Dafür kannst du beliebige Gemüsesorten verwenden.

12 Nutze **Brotreste** für Croûtons in Salat und Suppen: einfach die übrigen Brotscheiben in kleine Würfel schneiden, nach Belieben mit etwas Knoblauch und Gewürzen in einer heißen Pfanne mit 1 EL Olivenöl ausbacken.

13 Bereite dir **Snacks** vor, die du immer bei dir hast. So vermeidest du oft ungesunde, abgepackte To-go-Produkte.

14 Bunt gemischt: Traue dich, auch **kleinste Reste** noch zu verarbeiten. Probiere neue Kombinationen aus, in den meisten Rezepten kannst du z. B. das Gemüse beliebig variieren. Auch verschiedene Nudelsorten kannst du mischen, achte hierbei nur auf die unterschiedlichen Garzeiten.

15 Das **Leitungswasser** in Deutschland hat hervorragende Qualität. Ersetze Pfandflaschen mit abgefülltem Wasser häufiger durch Leitungswasser. Greife dabei zu wiederverwendbaren Trinkflaschen aus recycelbarem Glas oder Edelstahl.

Alltagshelferlein

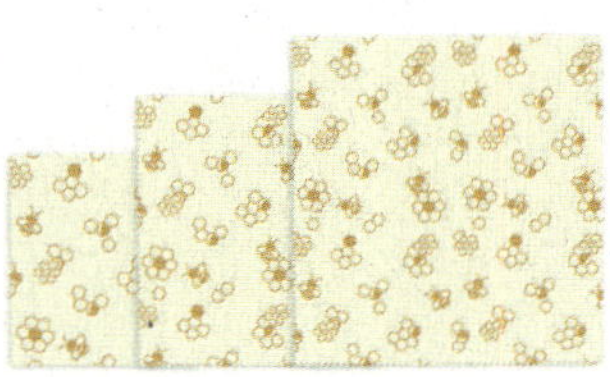

Bienenwachstücher
Wiederverwendbare Wachstücher helfen dir dabei, Frischhaltefolie zu sparen – und nebenbei sind sie ein echter Hingucker! Zum Beispiel die von Zassenhaus, ca. 20 Euro, www.zassenhaus.com

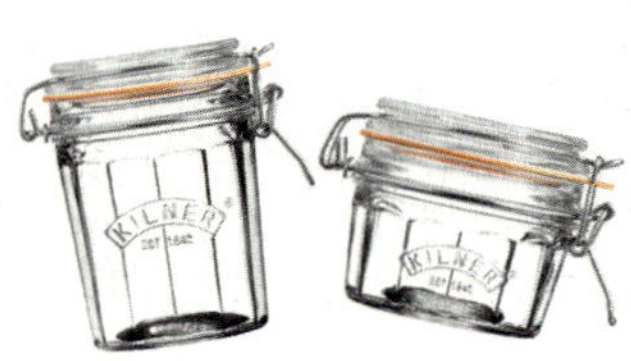

Bügel- und Schraubgläser
Perfekt zum Lagern! Gläser in allen Größen und Formen gibt's z. B. von Kilner unter www.kilner.shop Praktisch dazu: Etiketten aus Tafelfolie. Die könnt ihr mit Kreide immer wieder neu beschriften. Ca. 3 Euro, www.avery-zweckform.com

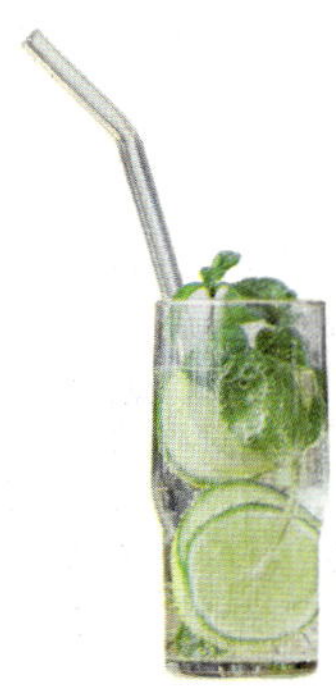

Dauer-Strohhalme
Ob aus Silikon, Metall oder Glas – wir sind Fans von wiederverwendbaren Strohhalmen. Dank der mitgelieferten Bürste sind sie im Nu auch wieder sauber. 4er-Set Glasstrohhalme von Halm, ca. 15 Euro, www.halm.co

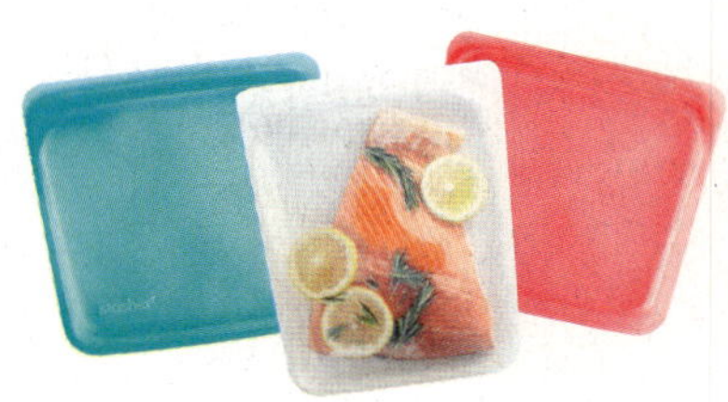

Silikonbeutel
Die vielseitigen „Stasher Bags" ersetzen herkömmliche Einmal-Tiefkühlbeutel. Sie sind wasserdicht, daher kannst du darin auch Lebensmittel einfrieren oder direkt erhitzen und garen. Ab ca. 15 Euro, www.onekitchen.com

Fotos: PR (7) | Illustrationen: Archiv

Alles leicht mit „Light"-Produkten?

Wir sehen sie überall in den Regalen des Supermarktes, in der Werbung werden sie als einfaches Figurwunder angepriesen. Light-Produkte versprechen uns leichten und gesunden Genuss. **Können wir dem trauen?** Wir haben alle Antworten, Infos und tolle Tipps für euch!

Leicht und lecker im Alltag?

Wer seine Ernährung langfristig umstellen möchte, dem helfen Light-Produkte wenig. Mit Ernährungsformen wie Low Carb lassen sie sich beispielsweise nicht gut kombinieren, da bei Low Carb der Fokus auf Proteinen und fettreicherer Nahrung liegt. Inzwischen raten viele Ernährungsmediziner von einer fettarmen Ernährung ab. Denn Fett macht lange satt und liefert wesentliche Bausteine für eine gesunde Ernährung. Hinzu kommt, dass Light-Produkte meist teurer sind als herkömmliche. Eine kleinere Packungsgröße wird für den gleichen oder höheren Preis verkauft. Die helle Farbe der Verpackung untermalt die „Leichtigkeit" zusätzlich. All das lässt Light-Produkte hochwertig erscheinen. Diese Marketing-Tricks in der Produktaufmachung sollen dazu verleiten, mehr oder häufiger davon zu essen.

Light Produkte unter der Lupe

Ein Produkt darf dann „light" heißen, wenn ein Inhaltsstoff (Fett oder Zucker) zu 30 % weniger enthalten ist als in herkömmlichen Produkten. Außerdem muss gekennzeichnet werden, welche Eigenschaft das Produkt leicht machen, also entweder weniger Fett oder Zucker. Doch seid vorsichtig, so mancher Begriff wie „Balance" ist nicht rechtlich geschützt, die Hersteller müssen sich also an keine Richtlinien für ihre Zutaten halten.

Selbst herstellen

Ihr könnt problemlos selbst etwas mehr Leichtigkeit in eure Lebensmittel zaubern: Mit dem Thermomix® gelingt euch das ohne Mühe. Und ihr wisst hier genau, was in euren Lebensmitteln steckt!

Snacks

Selbst gemixte Cracker oder getrocknete Gemüsechips sind eine gute Alternative zu Chips und Co.

Knuspermüsli

Zerkleinert Flocken, Körner und Nüsse und backt sie mit einer kleinen Menge Honig im Ofen!

Mayonnaise

Streckt beispielsweise Mayonnaise mit Joghurt. Sahnehaltige Soßen lassen sich mit Milch verdünnen.

Kokosmilch

In Rezepten mit Kokosmilch könnt ihr fettreduzierte und vollfette Kokosmilch mischen.

Käse

Greift beim Überbacken zu normalem, vollfettem Käse. Raspelt ihn flink mit dem Thermomix® klein, so braucht ihr beim Drüberstreuen weniger als bei der Verwendung von Scheiben.

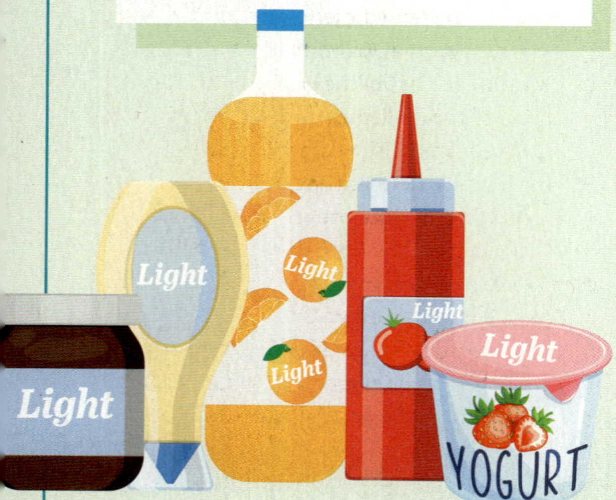

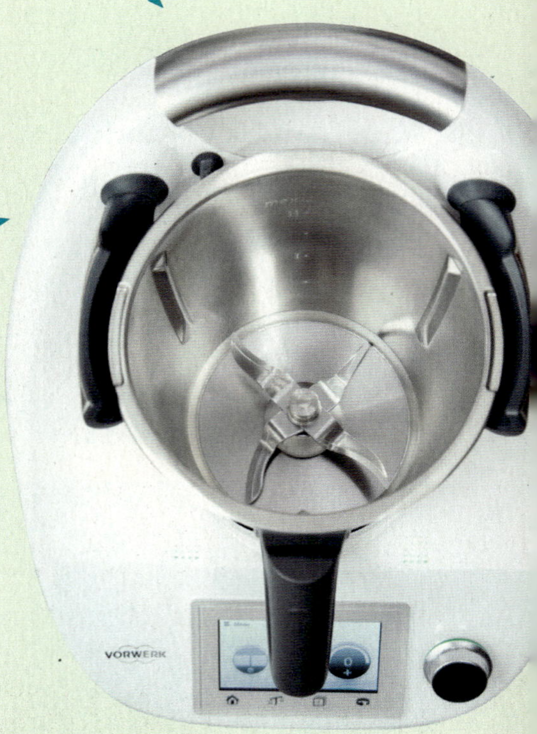

Die meist gekauften Light-Produkte könnt ihr mit diesen Rezepten gesünder selbst herstellen!

Basis REZEPTE

ZUCKERFREIER KETCHUP

Für 2 Flaschen à 200 ml 2 Schalotten und 1 Knoblauchzehe in den geben, **4 Sek. | Stufe 5** zerkleinern, mit dem nach unten schieben. 10 g Olivenöl zufügen und **2 Min. | 100 °C | Stufe 2** andünsten. Nun 500 g passierte Tomaten zugeben und ohne Messbecher **25 Min. | 100 °C | Stufe 2** köcheln lassen, dabei den Garkorb als Spritzschutz aufsetzen. 1 TL Currypulver, ½ TL frisch gemahlenen schwarzen Pfeffer, ½ TL Salz, 1 Msp. Ingwerpulver, 1 Msp. Chillipulver und 10 g Stärke zufügen und **20 Sek. | Stufe 6** verrühren. Nach Belieben abschmecken und heiß in sterile Flaschen füllen. Der Ketchup hält sich etwa 1 Monat.

PRO PORTION (30 G): 14 KCAL | 0 G E | 0 G F | 2 G KH

LEICHTES „NUTELLA"

30 g Haselnüsse mit 1 EL Kakaopulver **20 Sek. | Stufe 10** im Thermomix® mahlen. 50 g fettarmen Joghurt und 10 g Honig zugeben und **1 Min. | Stufe 7** pürieren. Ggf. zwischendurch mit dem nach unten schieben. Zum Schluss 200 g Skyr zufügen und **20 Sek. | Stufe 4** verrühren.

PRO PORTION (30 G): 41 KCAL | 3 G E | 2 G F | 2 G KH

ECHTE LIMONADE MIT SIRUP

600 g Orangensaft mit 150 g Ahornsirup oder Agavendicksaft in den geben und ohne Messbecher **25 Min. | 100 °C | Stufe 2** einkochen. Anschließend in sterile Flaschen füllen und abkühlen lassen. Für 1 GLas 30 ml Sirup mit 150 ml Mineralwasser auffüllen.

PRO PORTION: 45 KCAL | 0 G E | 0 G F | 10 G KH

ERDBEERJOGHURT „LIGHT"

Für 4 Personen etwa 250 g Erdbeeren (frisch oder TK, aufgetaut) in den geben, **20 Sek. | Stufe 6** zerkleinern. Mit dem nach unten schieben, 500 g fettarmen Joghurt zufügen und **10 Sek. | Stufe 4** verrühren. Wer Erdbeerstücke im Joghurt möchte, kann vor dem letzten Schritt noch 50–100 g Erdbeeren zugeben.

PRO PORTION: 73 KCAL | 56 G E | 0 G F | 12 G KH

LOW-FAT-MAYONNAISE

250 g fettarmen Joghurt mit je 1 Prise Salz und Pfeffer sowie 1 TL Senf in den geben, **2 Min. | Stufe 3** einstellen. Langsam 100 g Raps- oder Olivenöl auf den Deckel gießen und in den laufen lassen.

PRO PORTION (30 G): 83 KCAL | 1 G E | 8 G F | 1 G KH

Warum wollen wir es „light"?

Viele Figurbewusste unter uns greifen gern zu Lebensmitteln mit reduziertem Fett- oder Zuckergehalt. Ob bei Käse, Wurst, Joghurt oder Mayonnaise – „fettreduziert", „ohne Zuckerzusatz" oder „Balance" versprechen, eine gesunde, kalorienarme Alternative zum regulären Produkt zu sein. Wer wünschte nicht, es gäbe **gute Alternativen zu Dickmachern** wie Cola, Chips und Keksen? In bestimmten Fällen kann der Verzehr von Light-Produkten wirklich sinnvoll sein und beim Abnehmen helfen – wenn man mit Bedacht vorgeht und Nährwerte vergleicht.

Was steckt drin?

Fett und Zucker sind Geschmacksträger. Damit Light-Produkte dennoch so aussehen und schmecken wie das Original, verwenden einige Hersteller **Zusatzstoffe** wie Emulgatoren, Farbstoffe, Konservierungsstoffe oder Verdickungsmittel. Aber auch Salz und bei fettreduzierten Produkten mehr Zucker kommen zum Einsatz. Diese Zusatzstoffe machen Appetit auf mehr, man isst „leicht" mal die ganze Tüte leer. Zudem enthalten Light-Produkte durch diese Ersatzstoffe **oft mehr Kalorien** als herkömmliche Lebensmittel. Die Light-Varianten von Joghurt, Ketchup und Keksen hingegen enthalten oft weniger Zucker als das Original. Doch weniger Zucker heißt nicht weniger süß. Auch in diesen Fällen tricksen die Hersteller und ersetzen Teile des Zuckers durch Süßstoffe. Diese stehen allerdings im Verdacht, die gesunden Darmbakterien zu reduzieren und das Diabetes-Risiko zu erhöhen. Besonders der Süßstoff Aspartam wird verdächtigt, krebserregend zu sein.

Welche Alternativen taugen etwas?

Hilfreich sind fettreduzierte Lebensmittel, wenn sie **weniger Kalorien und mehr Proteine** als das übliche Produkt enthalten. Um das festzustellen, ist ein Blick auf die Nährwerte nötig. Ist weniger Fett enthalten und dafür viel mehr Zucker? Dann ist es keine gesunde Alternative! Die Kalorien sind geringer, weil der Fettgehalt gesunken ist, während die restlichen Werte gleich bleiben? Dann habt ihr eine gute Alternative zum Original gefunden! Wenn Abnehmen euer Ziel ist, achtet allerdings darauf, nicht mehr von diesem Exemplar zu essen, als ihr es beim Originalprodukt tun würdet, sonst nehmt ihr schnell genauso viele Kalorien oder gar mehr zu euch.

Foto: Archiv (1) | Illustrationen: gettyimages.de/ panimoni (1); setory (1); ikryannikovgmailcom (1); Alexey Bezrodny (1); Vukrytas (1)

Basenfasten

Jetzt gibt's Gemüse und Obst satt! Beim Basenfasten **entgiften** wir und stärken unser Immunsystem. Wir verraten euch, was ihr über die Kur wissen müsst, und servieren euch Rezepte für eine ganze Fastenwoche

Warum sollten wir Basenfasten?
Damit unser Körper funktioniert, brauchen wir Säuren und Basen. Solange dieser Säure-Basen-Haushalt im Gleichgewicht ist, fühlen wir uns gut und gesund. Leider kann es immer wieder passieren, dass das Gleichgewicht aus dem Lot gerät – zum Beispiel, wenn wir uns schlecht ernähren, häufig Süßes essen, oft Alkohol und Kaffee trinken oder zu viel Fleisch konsumieren. Auch mangelnde Bewegung und Stress lassen die Säuren in unserem Körper ansteigen. Bei einem **Säureüberschuss** fühlen wir uns schlapp, matt, haben Verdauungs- und Hautprobleme und leiden vermehrt unter Kopf- oder Gliederschmerzen.

Wie funktioniert es?
Bei dieser Ernährungsform werden im Rahmen einer ein- bis zweiwöchigen Kur säurebildende Lebensmittel komplett aus dem Speiseplan gestrichen. Stattdessen greift man zu Nahrungsmitteln, die basisch sind: **Gemüse, Obst und Kräuter**. Die Säuren in unserem Körper können abtransportiert werden und die Ausscheidungsvorgänge von Nieren, Darm und Haut funktionieren wieder besser. Unser Säure-Basen-Haushalt kommt wieder ins Gleichgewicht und wir fühlen uns fitter und gesünder.

Wer hat's erfunden?
Entwickelt wurde das Basenfasten vor mehr als 20 Jahren von der **Heilpraktikerin Sabine Wacker**, die uns für das Leichte-Küche-SPEZIAL Rede und Antwort gestanden hat (ab Seite 100). Doch schon der schwedische Forscher Ragnar Berg empfahl vor über 90 Jahren, täglich fünfmal mehr Gemüse und Obst als alles andere zu sich zu nehmen. Für gesunde Ernährung gilt die „80 : 20-Regel": 80 Prozent unserer Nahrung sollte basisch sein, nur 20 Prozent säurehaltig. Die ganzen Stoffwechselvorgänge in unserem Körper produzieren nämlich von Natur aus einen Säureüberschuss. Daher muss eine große Menge Basen über die Nahrung aufgenommen werden.

DOs & DON'Ts

- ✓ 3 große Mahlzeiten täglich
- ✓ Viel Gemüse und Obst essen
- ✓ Nüsse ergänzen den Speiseplan
- ✓ Gekeimtes Getreide ist erlaubt
- ✓ Viel Wasser und verdünnte Kräutertees trinken
- ✓ Erdmandelflocken oder gekeimte Haferflocken als Müsli
- ✓ Rohkost nur bis 14 Uhr
- ✓ Letzte Mahlzeit um 18 Uhr
- ✓ Ausreichend Bewegung

- × Fleisch und Fisch
- × Milchprodukte
- × Getreide
- × Eier
- × Zucker
- × Fertigprodukte
- × Alkohol
- × Kaffee
- × Kohlensäurehaltige Getränke und Softdrinks

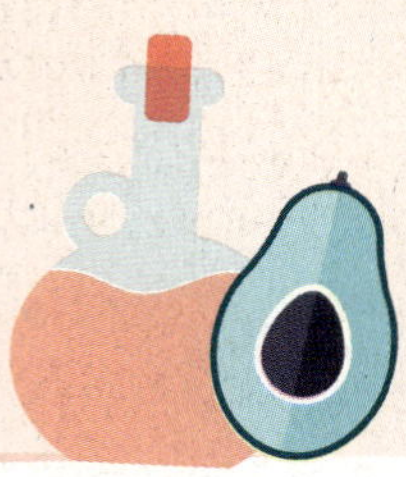

CASHEW-MOZZARELLA

Basis REZEPT

Für 4 Portionen 100 g Cashewkerne in eine Schüssel geben, mit Wasser bedecken und mind. 2 Std. einweichen. Inzwischen 20 g Flohsamenschalen in den geben, **10 Sek. | Stufe 10** pulverisieren und umfüllen. Mit 400 g Wasser verrühren und etwa 2 Std. einweichen lassen. Cashewkerne abtropfen lassen und in den geben. Flohsamenschalen, 10 g Zitronensaft und ½ TL Salz zufügen. **1 Min. | Stufe 10** pürieren und in 4 kleine Förmchen umfüllen. Im Kühlschrank mind. 4 Std. fest werden lassen. Cashew-Mozzarella mit einem Messer vom Rand lösen, aus den Förmchen stürzen und nach Belieben weiterverarbeiten.

PRO PORTION: 164 KCAL | 6 G E | 12 G F | 6 G KH

SPROSSEN & KEIME

Während des Basenfastens ist keinerlei Getreide erlaubt – außer in **gekeimter Form**. Lässt man bestimmte Lebensmittel wie Buchweizen, Haferflocken oder Kichererbsen keimen, werden sie zu Basenbildnern. Außerdem kommen ihre besten Inhaltsstoffe zur Geltung: Im Keim sind Aminosäuren, gute Fettsäuren, Vitamine, Mineralstoffe, Spurenelemente, Enzyme sowie sekundäre Pflanzenstoffe enthalten. Durch den Keimvorgang können die Inhaltsstoffe besser verdaut und vom Körper aufgenommen werden. Passende Saaten bekommt ihr im Reformhaus oder auch im Drogeriemarkt. Keim- oder Sprossengläser könnt ihr ebenfalls kaufen, z. B. von GEFU, ca. 25 Euro, oder einfach selbst machen!

DIY-TIPP

SPROSSENGLAS SELBER MACHEN

Ihr benötigt ein Stück **Netzstoff** (z. B. Fliegengitter oder Tüll), ein sauberes **Glas** und **Gummiband**. Aus dem Stoff ein Rechteck ausschneiden, das ihr problemlos über die Glasöffnung spannen könnt. Die Sprossensaat in das Glas geben und das Netz darüberspannen. Die Saat nach Packungsanweisung spülen und wässern – das Netz fungiert dabei als Sieb. Über 2–3 Tage im Glas keimen lassen.

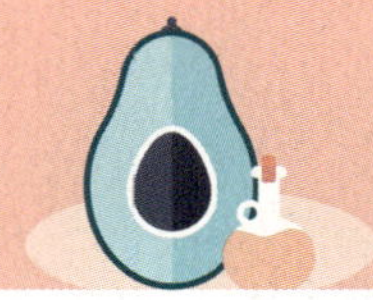

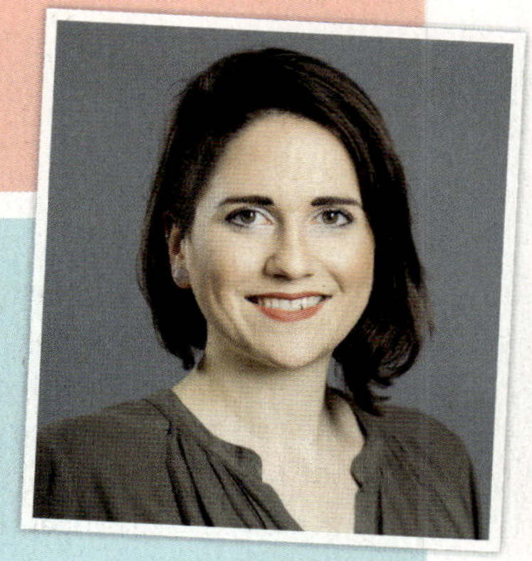

Redakteurin Hannah Hold im Interview

Was sind deine Erfahrungen mit Basenfasten?

Basenfasten ist eine tolle Möglichkeiten, um dem Körper etwas Gutes zu tun. Schon nach dem ersten Tag merkte ich, was meine für gewöhnlich viel zu saure Nahrung mit mir macht und wie mein Körper nun damit zu kämpfen hat: Ich bekam Kopfschmerzen vom Kaffeeentzug und schlechte Laune aufgrund der wenigen Kohlenhydrate. Gerade deshalb wollte ich die Kur durchziehen! Nach ein paar Tagen fiel mir das Fasten umso leichter. Mein Körper hatte sich an das basische Essen gewöhnt. Insgesamt fühlte ich mich während des Fastens viel leichter und fitter als sonst.

Was begeistert dich besonders?

Für mich ist Hungern wohl das Schlimmste! Beim Basenfasten darf ich drei große Mahlzeiten zu mir nehmen und auch ab und an zu gesunden Snacks greifen. Außerdem tut es meiner Haut gut und ich kann mich von überschüssigen Pfündchen verabschieden.

Was hast du Neues entdeckt?

Mahlzeiten können auch ohne Reis und Nudeln satt machen! Ich war fasziniert, wie schnell sich mein Körper an die „Schonkost" gewöhnt. Ich habe versucht herauszufinden, welches Gemüse mich satt und zufrieden macht und was mir nicht so guttut. Als ich den Dreh raushatte, war Basenfasten gar kein Problem mehr für mich!

Wie setzt du den Thermomix® dafür ein?

Ich mache quasi alles damit! Ich mixe mit ihm frische Frühstücks-Smoothies, warmen Porridge, köstliche Suppen und dämpfe mit dem Thermomix® auch Gemüse. Das bleibt im Varoma schön bissfest und aromatisch.

Was sind die Herausforderungen oder Schwierigkeiten?

Einige Menschen leiden unter kleinen „Entzugserscheinungen" wie Kopfschmerzen – da bin ich keine Ausnahme. Da hilft nur eines: Augen zu und durch! Gerade wenn man sich noch nicht so viel mit Basenfasten beschäftigt hat, ist es nicht ganz so einfach, schnell zu erfassen, was man denn nun darf und was nicht. Deshalb ist es ratsam, sich vor dem Fasten genügend über die „Dos & Don'ts" zu informieren.

Wie gut passt es in den Alltag?

Viele Gerichte sind gut vorzubereiten und für das Büro geeignet. Mit dem Thermomix® geht das Kochen auch ganz schnell. Basenfasten lässt sich sogar mit dem Gang in die Kantine oder ins Restaurant verbinden – dort greife ich einfach zu einem frischen Salat ohne Dressing, dafür mit Zitrone und Öl.

Wie teuer ist diese Ernährung? Bekommt man die Zutaten überall?

Die Kosten halten sich in Grenzen. Bei uns kommt in einer gewöhnlichen Woche auch das eine oder andere Mal Fleisch oder Fisch auf den Tisch, das hat auch seinen Preis. Beim Basenfasten investiere ich stattdessen in Nüsse, hochwertige Öle und Erdmandelflocken für mein basisches Müsli. Die Zutaten bekomme ich einfach im Supermarkt, Reformhaus oder im Drogeriemarkt um die Ecke.

Vorteile & Nachteile

Überschüssige Pfunde purzeln ganz schnell – während der Kur verliert man bis zu 4 Kilogramm.

Erleichtert den Einstieg in einen gesünderen Lebensstil.

Kein Hungern wie beim Heilfasten.

Hilft gegen körperliche Beschwerden wie Schlappheit, Sodbrennen, Kopfschmerzen, Gliederschmerzen, schlechte Haut.

Kann auch mit Urlaub verbunden werden – einige Hotels bieten Basenfasten an.

Ein strikter Ernährungsplan ist notwendig.

Wer nicht nur Salat und Rohkost essen möchte, muss selbst kochen.

Es ist wichtig, sich vorher ein wenig mit dem Prinzip des Basenfastens zu beschäftigen.

Anfängliche Entzugserscheinungen durch den Verzicht auf Kaffee und raffinierten Zucker.

Foto: Anna Gieseler (1)| Illustrationen: www.gettyimages.de/VectorMine (1)

Los geht's

1 Woche Basenfasten

Sauer macht gar nicht lustig! In unserer Basenwoche setzen wir auf frisches Gemüse, reifes Obst und aromatische Kräuter. Freut euch auf **7 Tage** mit Gerichten, die gut tun!

Rezepte: Charlotte Heyn & Vivien Windel
Fotos & Styling: Anna Gieseler

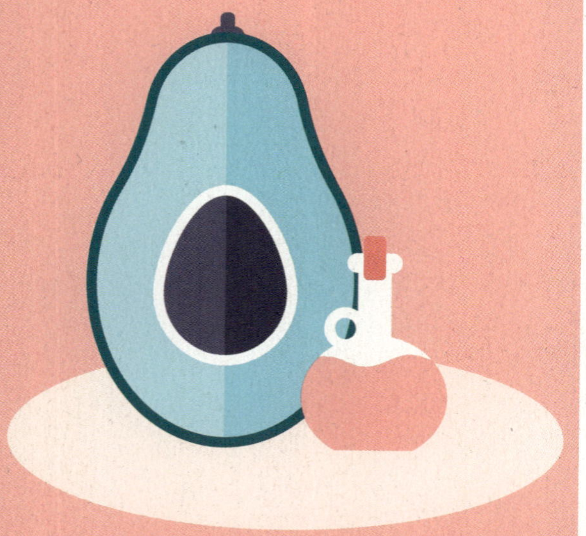

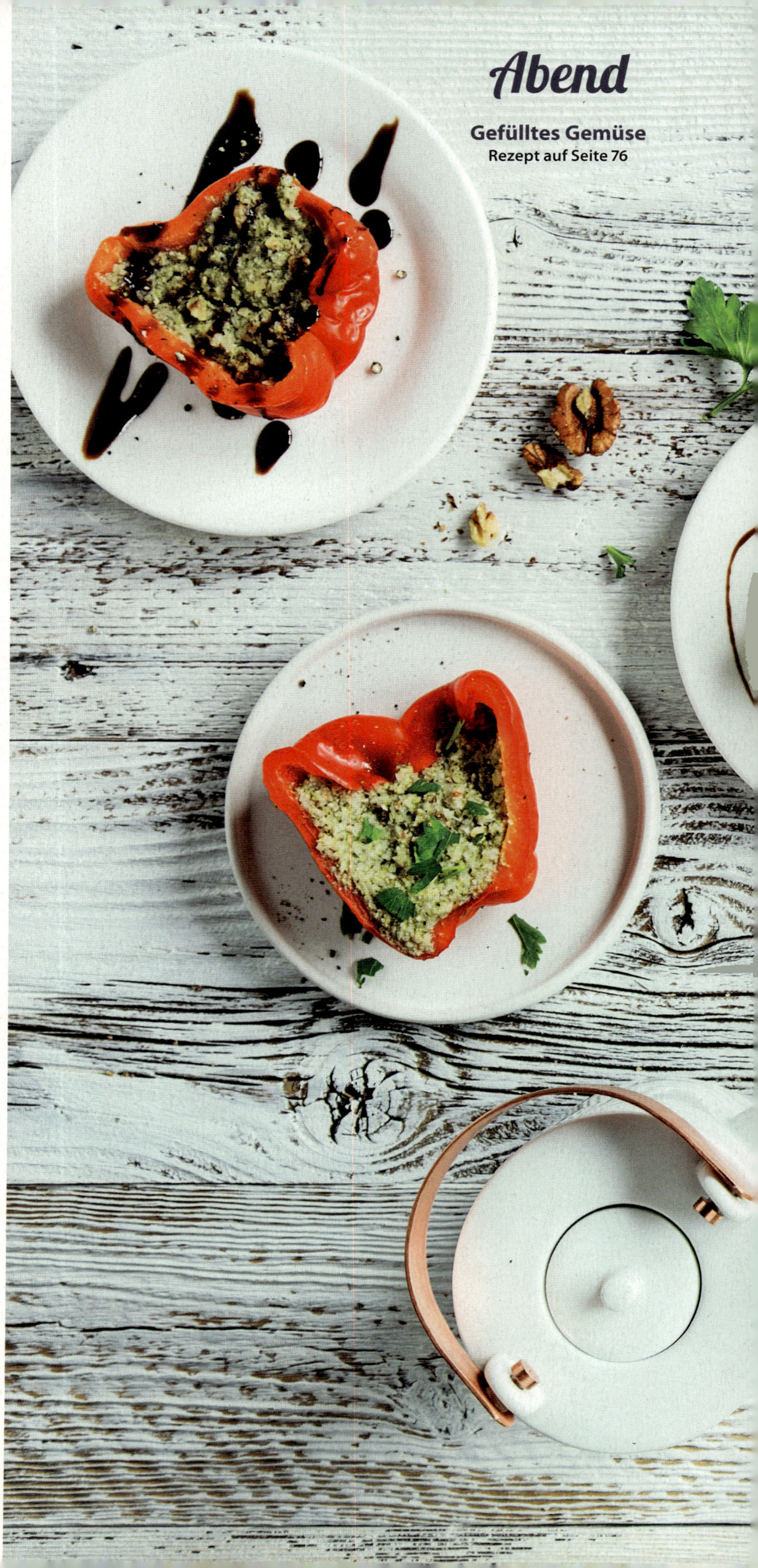

Abend

Gefülltes Gemüse
Rezept auf Seite 76

Montag

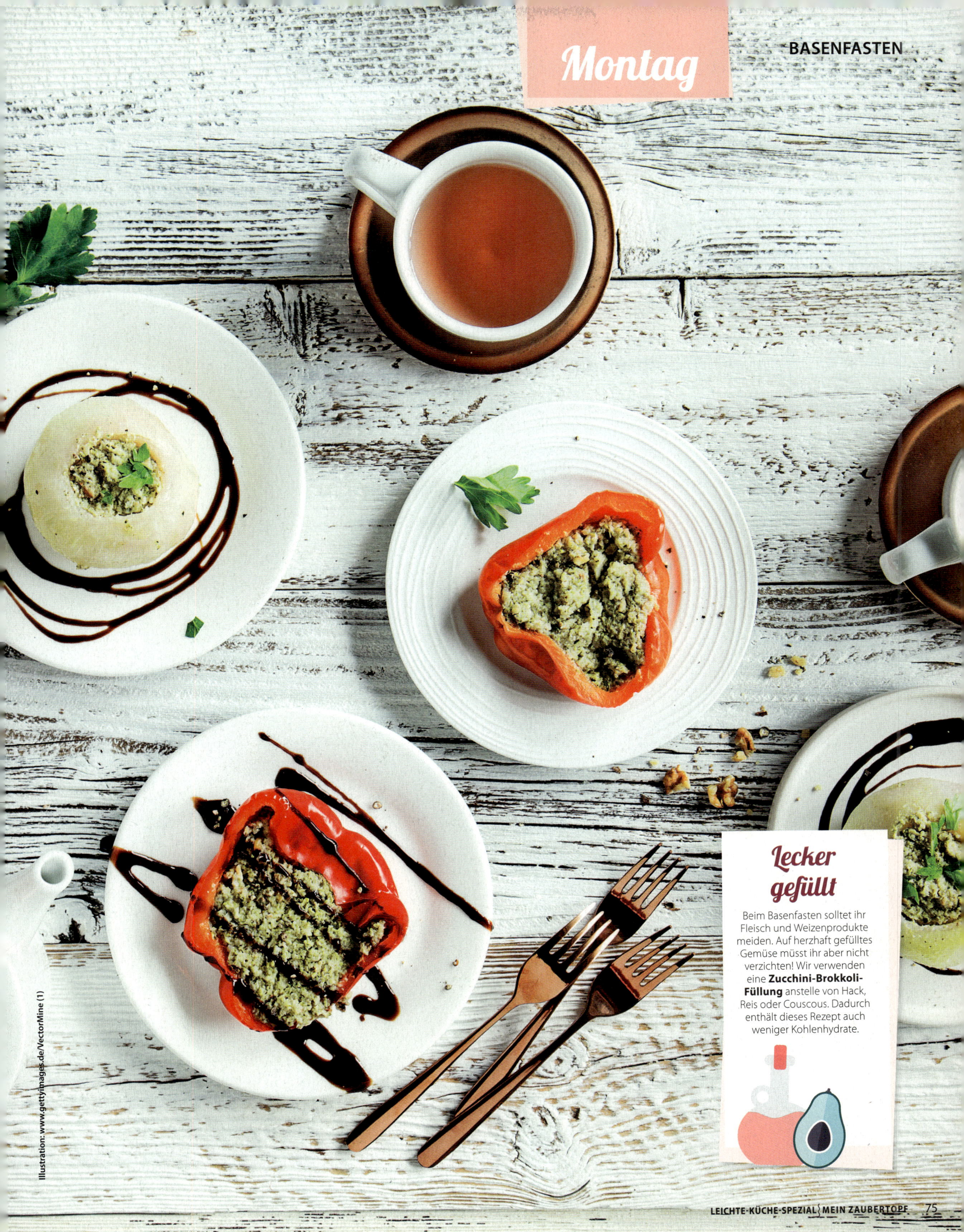

Lecker gefüllt

Beim Basenfasten solltet ihr Fleisch und Weizenprodukte meiden. Auf herzhaft gefülltes Gemüse müsst ihr aber nicht verzichten! Wir verwenden eine **Zucchini-Brokkoli-Füllung** anstelle von Hack, Reis oder Couscous. Dadurch enthält dieses Rezept auch weniger Kohlenhydrate.

Illustration: www.gettyimages.de/VectorMine (1)

Montag

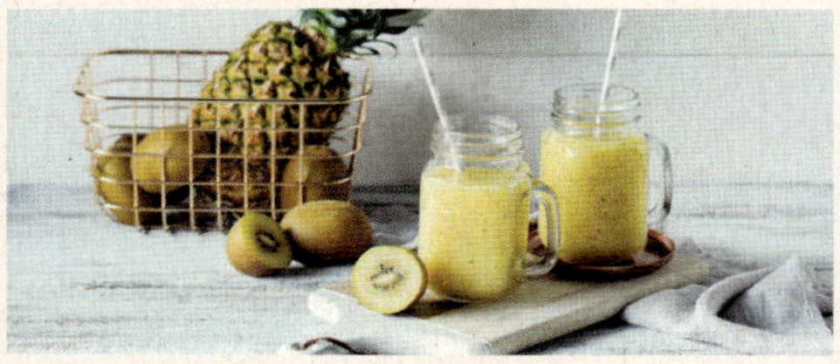

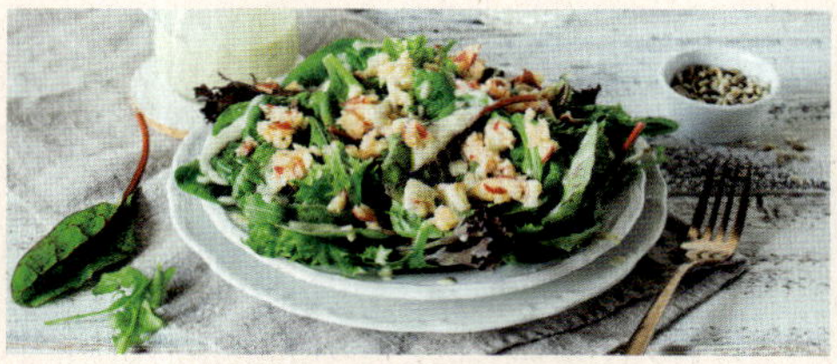

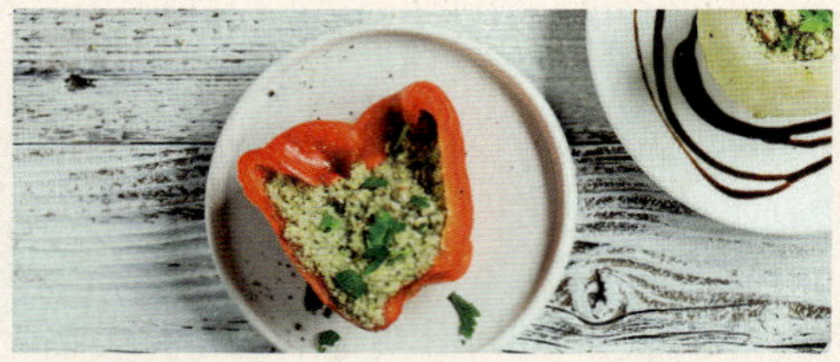

Ananas-Kiwi-Smoothie

00 05 std : min

ZUTATEN FÜR 4 Gläser à 300 ml

- **200 g Eiswürfel**
- **800 g Ananas, gewürfelt**
- **4 reife Kiwis, in Stücken**

Die Eiswürfel in den Mixtopf geben und **8 Sek. | Stufe 8** crushen. Ananas sowie Kiwi zufügen und alles **30 Sek. | Stufe 8** pürieren. Den Smoothie in Gläser füllen und servieren.

PRO GLAS: 168 KCAL | 2 G E | 1 G F | 38 G KH

Ja zu Obst

Jedes Obst ist während des Basenfastens erlaubt. Alle Sorten versorgen den Körper mit wichtigen **Vitaminen** und enthalten basische Mineralstoffe wie Kalium und Magnesium. Smoothies sind also der perfekte basische Start in den Tag!

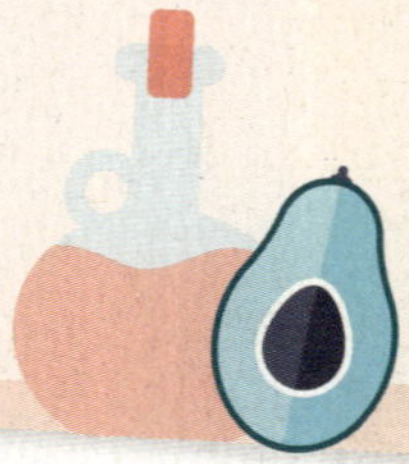

Pflücksalat mit Apfel-Rohkost und Kerndressing

00 10 std : min

ZUTATEN FÜR 4 Personen

LOW FAT · LOW CARB

- **50 g Sonnenblumenkerne**
- **30 g natives Olivenöl extra**
- **40 g Zitronensaft**
- **20 g Wasser**
- **1 TL Dattelsirup**
- **1 TL Salz**
- **2 Prisen frisch gemahlener schwarzer Pfeffer**
- **2 Äpfel, geviertelt**
- **10 g Zitronensaft**
- **150 g bunte Salatmischung**

1 25 g Sonnenblumenkerne im Mixtopf **12 Sek. | Stufe 10** mahlen. Öl, Zitronensaft, Wasser, Dattelsirup, Salz sowie Pfeffer zufügen und alles **10 Sek. | Stufe 10** pürieren. Das Dressing umfüllen und den Mixtopf spülen.

2 Übrige Sonnenblumenkerne in einer Pfanne ohne Fett anrösten. Äpfel mit Zitronensaft im Mixtopf **4 Sek. | Stufe 4,5** zerkleinern.

3 Salatmischung auf Tellern verteilen, Apfelrohkost darübergeben, mit etwas Dressing und Sonnenblumenkernen garniert servieren.

PRO PORTION: 214 KCAL | 4 G E | 11 G F | 25 G KH

Gefülltes Gemüse

00 50 std : min

zzgl. 3 Std. Ruhezeit

ZUTATEN FÜR 4 Personen

LOW FAT

- **50 g Cashewkerne**
- **2 Kohlrabi (à etwa 200 g)**
- **200 g Brokkoli, in Röschen**
- **30 g Walnusskerne**
- **Blättchen von 4 Stielen Petersilie**
- **1 kleine Zwiebel, halbiert**
- **300 g Zucchini, in kleinen Stücken**
- **½ TL grobes Meersalz**
- **4 Prisen frisch gemahlener schwarzer Pfeffer**
- **2 rote Paprikaschoten, halbiert und entkernt**
- **500 g Wasser**
- **1 TL Salz**
- **Dattelsirup zum Garnieren**

1 Cashewkerne für mind. 3 Std. in 100 g Wasser einweichen. Kohlrabi schälen, aushöhlen und 1 cm Rand stehen lassen. Das Innere beiseitestellen. Brokkoli im Mixtopf **3 Sek. | Stufe 6** zerkleinern und umfüllen. Den Mixtopf spülen.

2 Für die Füllung die Walnusskerne im Mixtopf **3 Sek. | Stufe 5** hacken, umfüllen. Die in Wasser eingelegten Cashewkerne abgießen und im Mixtopf **5 Sek. | Stufe 8** pürieren und umfüllen. Den Mixtopf spülen. Die Petersilie im Mixtopf **2 Sek. | Turbo** zerkleinern, mit dem Spatel nach unten schieben. Die Zwiebel zugeben und **5 Sek. | Stufe 6** hacken. Mit dem Spatel nach unten schieben. Die Zucchini mit dem Inneren der Kohlrabi zufügen und alles **8 Sek. | Stufe 7** zerkleinern.

3 Walnusskerne, Cashewmus, Brokkoli, Meersalz und Pfeffer zugeben, **10 Sek. | Stufe 3** zu einer cremigen Masse vermengen. Diese in die Paprika und Kohlrabi füllen. Wasser mit 1 TL Salz in Mixtopf geben. Kohlrabi und Paprika im Varoma und auf dem Einlegeboden verteilen. Mit geschlossenem Deckel aufsetzen, **30 Min. | Varoma | Stufe 1** garen und sofort servieren.

PRO PORTION: 231 KCAL | 11 G E | 12 G F | 34 G KH

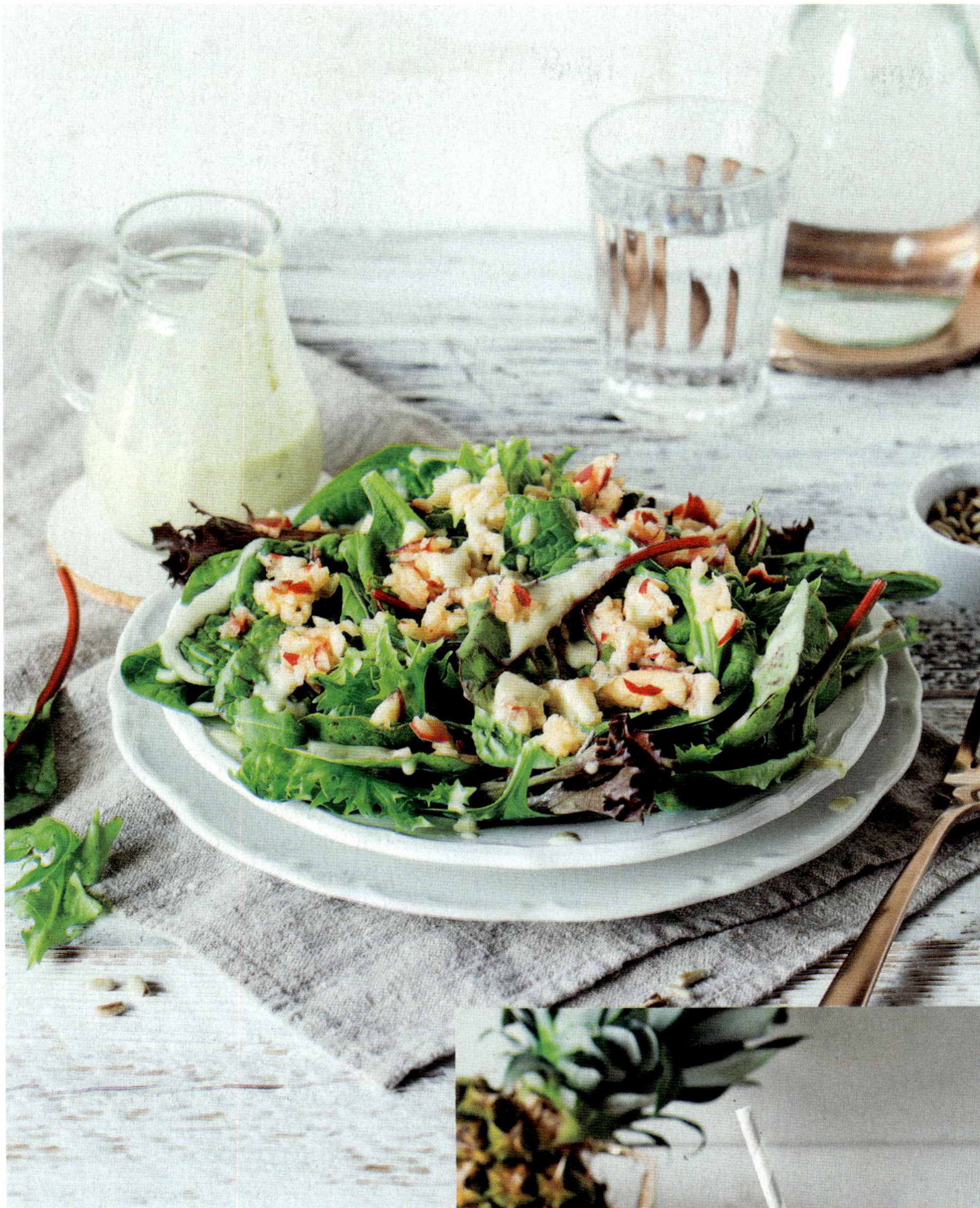

Mittag

Pflücksalat mit Apfel-Rohkost und Kerndressing

Rezept siehe linke Seite

Nüsse & Kerne

Nüsse gehören zu den guten Säurebildnern und versorgen den Körper u. a. mit **hochwertigen Fetten**. Dabei gilt: Frische Walnüsse sind basisch. Auch kalt gepresste Öle wie Oliven-, Walnuss-, Kürbiskern- und Leinöl sind erlaubt, diese gelten in einer basischen Ernährung als „neutral".

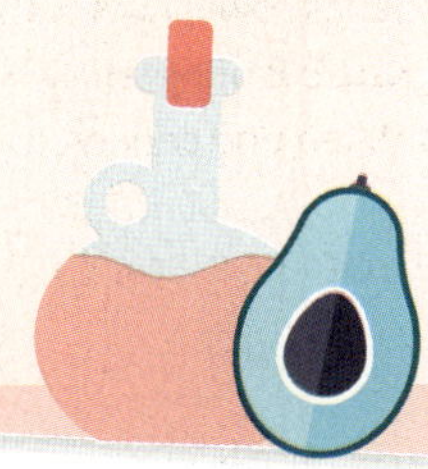

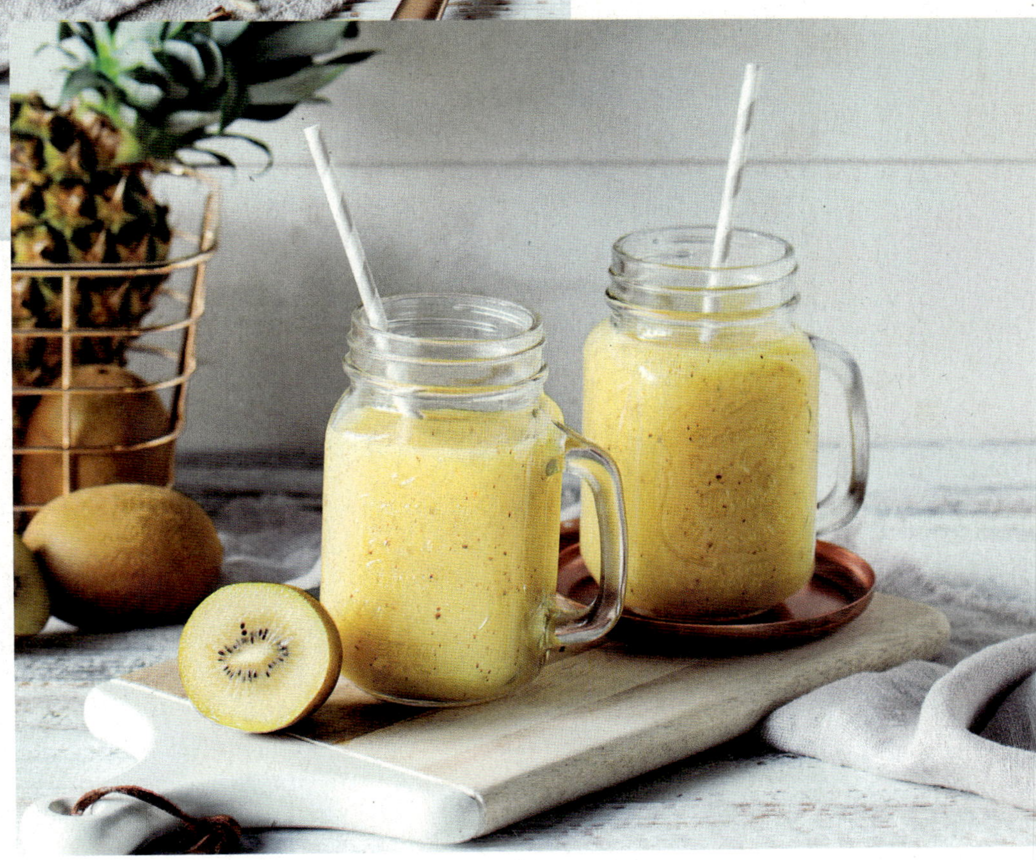

Frühstück

Ananas-Kiwi-Smoothie

Rezept siehe linke Seite

Kalium

Der Kaliumbedarf eines Erwachsenen liegt bei 2000 mg am Tag. In **Kräutern** findet man viel Kalium, so sind z. B. in Petersilie 554 mg/100 g enthalten. Weitere wichtige Kaliumquellen sind getrocknete Aprikosen und Feigen, Mandeln sowie Sonnenblumenkerne.

Mittag

Pesto-Kartoffeln mit Feldsalat

Rezept auf Seite 80

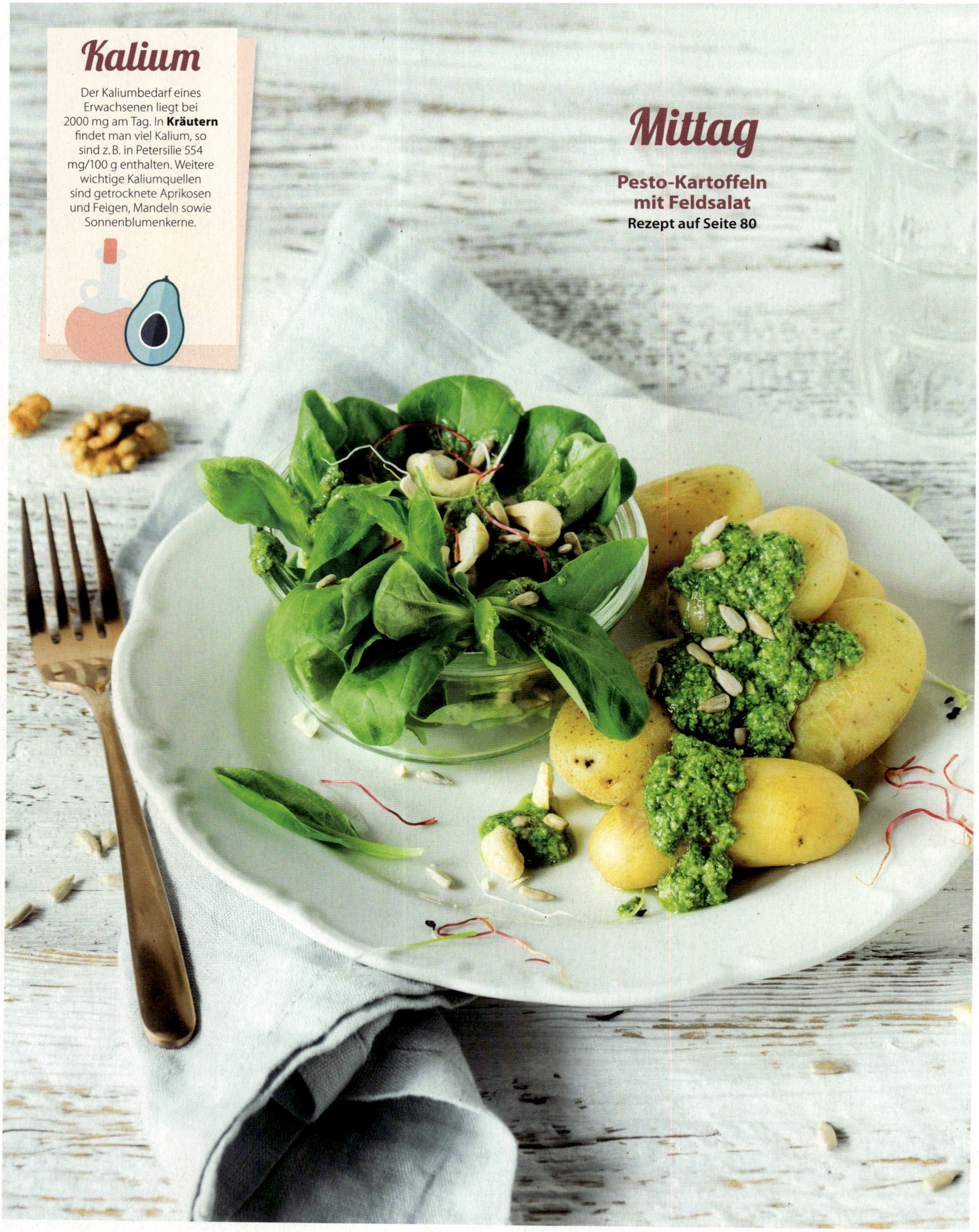

Dienstag

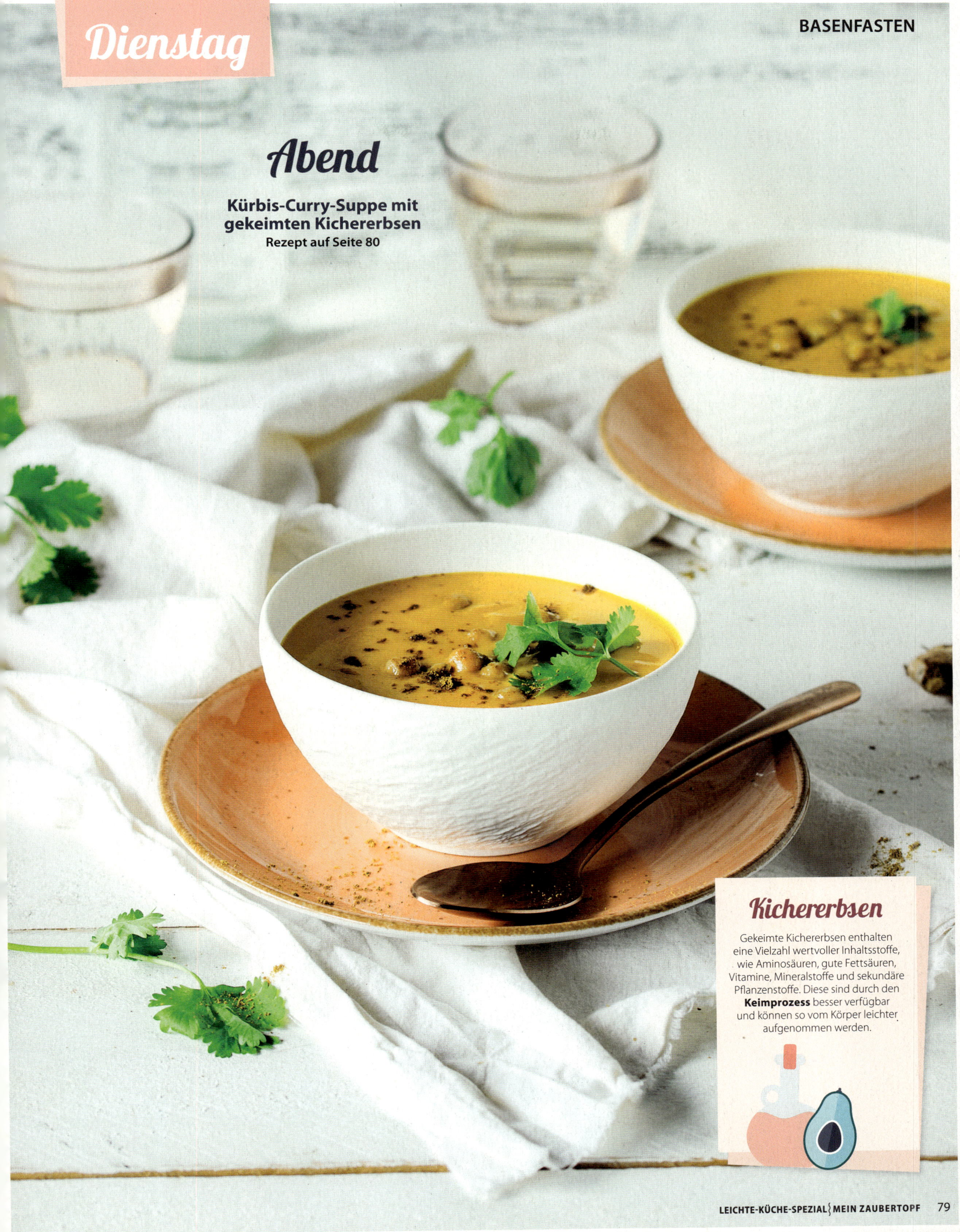

Abend

Kürbis-Curry-Suppe mit gekeimten Kichererbsen
Rezept auf Seite 80

Kichererbsen

Gekeimte Kichererbsen enthalten eine Vielzahl wertvoller Inhaltsstoffe, wie Aminosäuren, gute Fettsäuren, Vitamine, Mineralstoffe und sekundäre Pflanzenstoffe. Diese sind durch den **Keimprozess** besser verfügbar und können so vom Körper leichter aufgenommen werden.

Dienstag

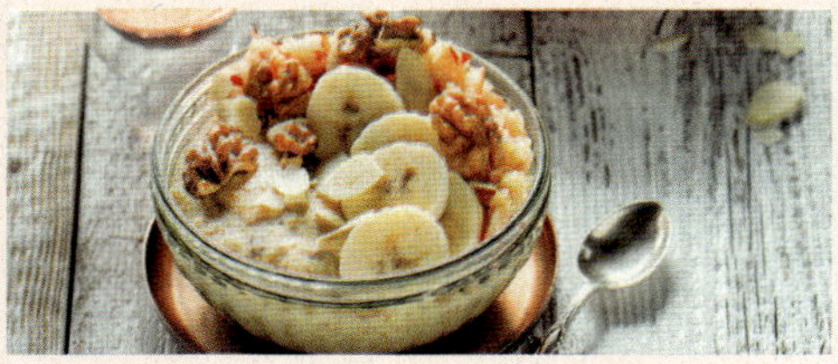

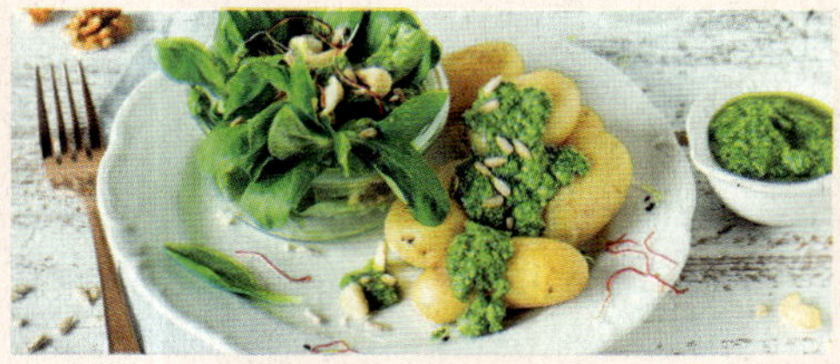

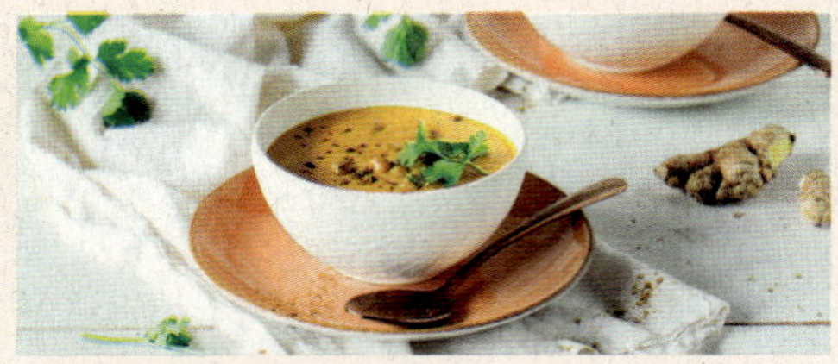

Porridge mit Mandelmilch und Obst

00 20 std : min

ZUTATEN FÜR 4 Personen

- 2 Äpfel, geviertelt
- 2 TL Zitronensaft
- 160 g Erdmandelflocken
- 400 g Mandelmilch
- Saft von 2 Mandarinen
- ½ TL Zimtpulver
- ½ TL Vanilleextrakt
- 20 g Rosinen
- 2 Bananen, in Scheiben
- 40 g Walnusskerne
- 2 EL Mandelblättchen

1 Die Äpfel mit dem Zitronensaft in den geben und **4 Sek. | Stufe 5** zerkleinern. Anschließend umfüllen und kalt stellen.

2 Die Erdmandelflocken mit Mandelmilch, Mandarinensaft, Zimt, Vanilleextrakt und Rosinen im **8 Min. | 100 °C | | Stufe 1** aufkochen. Weitere 10 Min. ziehen lassen.

3 Dann den Porridge in Schälchen umfüllen und mit Äpfeln, Bananenscheiben, Nüssen sowie Mandeln garniert servieren.

PRO PORTION: 489 KCAL | 7 G E | 21 G F | 75 G KH

Erdmandeln

Die süßlich-nussigen Erdmandelflocken sind eine basische **Haferflocken⊠ Alternative**. Sie sorgen für ein nachhaltiges Sättigungsgefühl, sind dabei glutenfrei und werden auch von Nussallergikern vertragen. Ihr bekommt sie online oder im gut sortierten Reformhaus.

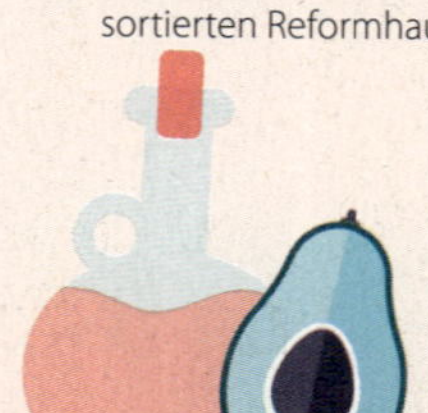

Pesto-Kartoffeln mit Feldsalat

00 45 std : min

ZUTATEN FÜR 4 Personen

- 110 g Cashewkerne
- 30 g Walnusskerne
- 100 g Babyspinat
- 1 Schalotte, halbiert
- 140 g natives Olivenöl extra
- Salz
- 3 Prisen frisch gemahlener schwarzer Pfeffer
- 500 g Wasser
- 1000 g Drillinge-Kartoffeln
- 150 g Feldsalat
- 30 g Sonnenblumenkerne

1 60 g Cashewkerne in den geben und **10 Sek. | Stufe 10** zerkleinern. Walnüsse, Babyspinat, Schalotte, Öl, ¾ TL Salz sowie Pfeffer zugeben, **10 Sek. | Stufe 7** zerkleinern und abschmecken. Umfüllen und den reinigen.

2 Wasser mit 1 TL Salz in den füllen, die Kartoffeln im Varoma verteilen und diesen geschlossen aufsetzen, **30 Min. | Varoma | Stufe 2** garen. Dann die Kartoffeln abtropfen lassen. Feldsalat in eine Schüssel geben, Sonnenblumen- sowie übrigen Cashewkerne darüberstreuen, mit ein Drittel des Pestos beträufeln. Die Kartoffeln mit übrigem Pesto und Salat servieren.

PRO PORTION: 769 KCAL | 15 G E | 55 G F | 55 G KH

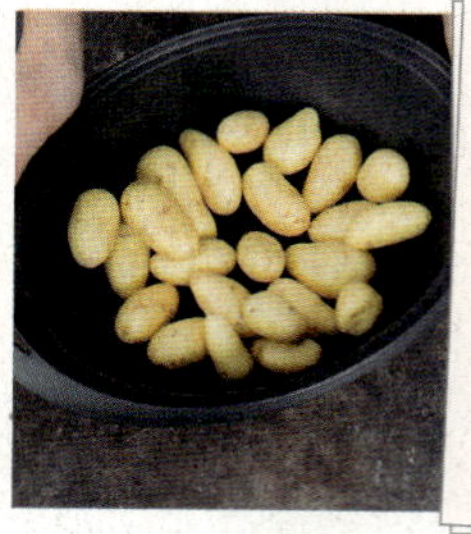

Die kleinen Kartoffeln gart ihr ganz einfach mit Schale im Varoma – so bleiben die Mineralstoffe erhalten!

Kürbis-Curry-Suppe mit Kichererbsen

00 35 std : min

ZUTATEN FÜR 4 Personen

- 1 Zwiebel, halbiert
- 1 rote Chilischote, entkernt
- 30 g Sonnenblumenöl
- 2 TL Garam Masala
- 10 g Ingwer
- 250 mehligkochende Kartoffeln, geschält und in Stücken
- 700 g Hokkaidokürbis, in Stücken
- 500 g Wasser
- 2 TL Gemüse-Gewürzpaste
- 100 g gekeimte Kichererbsen
- Salz
- 4 getrocknete Tomaten in Öl, abgetropft
- 300 g Mandelmilch
- frisch gemahlener schwarzer Pfeffer
- Blättchen von ¼ Bund Koriander

1 Zwiebel und Chilischote im **3 Sek. | Stufe 8** zerkleinern, mit dem nach unten schieben. 20 g Öl zugeben und **2 Min. | 100 °C | Stufe 2** andünsten. 1 TL Garam Masala zufügen und **2 Min. | 100 °C | Stufe 2** weiterdünsten.

2 Ingwer, Kartoffeln, Kürbis, Wasser sowie Gewürzpaste hinzugeben und alles **20 Min. | 100 °C | Stufe 1** kochen.

3 Inzwischen die Kichererbsen mit übrigem Öl und Rest Garam Masala in einer Pfanne anrösten. Mit 2 Prisen Salz würzen und nach Belieben abschmecken.

4 Tomaten zusammen mit der Mandelmilch in den geben und alles **40 Sek. | Stufe 4-6-8** aufsteigend pürieren. Suppe mit Salz und Pfeffer abschmecken. Mit Kichererbsen-Mix sowie Koriander garniert servieren.

PRO PORTION: 231 KCAL | 6 G E | 9 G F | 34 G KH

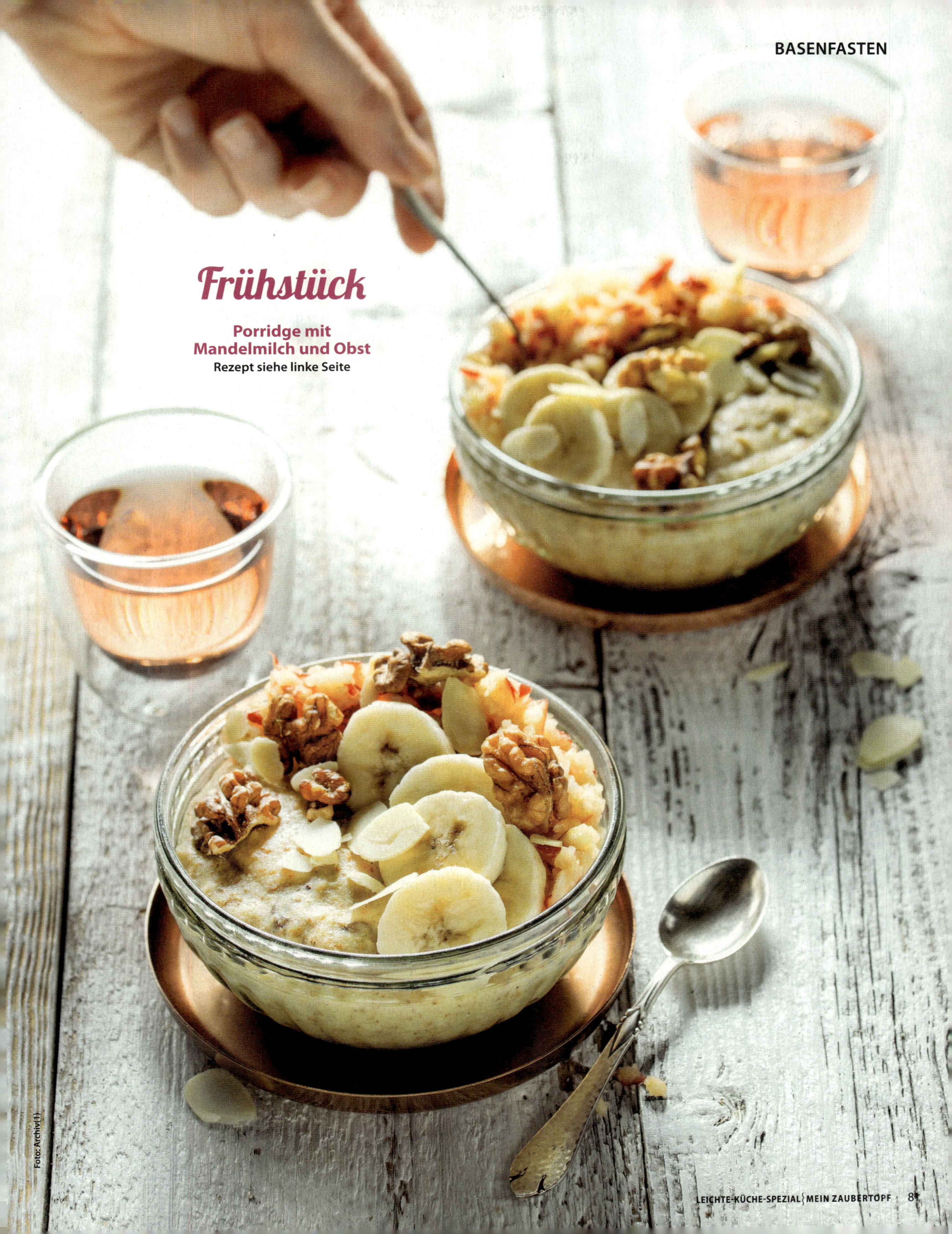

Frühstück

Porridge mit Mandelmilch und Obst

Rezept siehe linke Seite

Foto: Archiv (1)

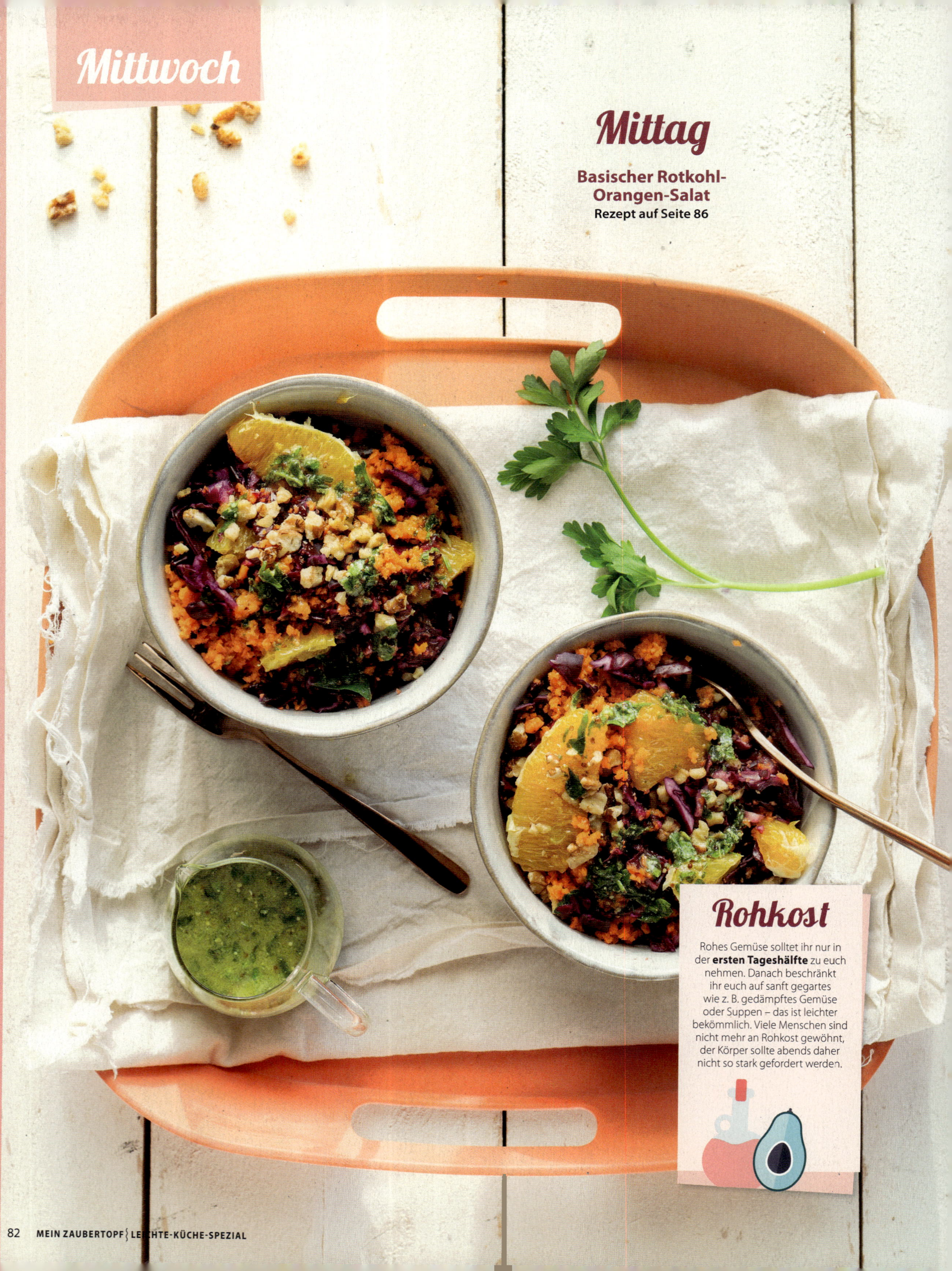

Mittag

Basischer Rotkohl-Orangen-Salat
Rezept auf Seite 86

Rohkost

Rohes Gemüse solltet ihr nur in der **ersten Tageshälfte** zu euch nehmen. Danach beschränkt ihr euch auf sanft gegartes wie z. B. gedämpftes Gemüse oder Suppen – das ist leichter bekömmlich. Viele Menschen sind nicht mehr an Rohkost gewöhnt, der Körper sollte abends daher nicht so stark gefordert werden.

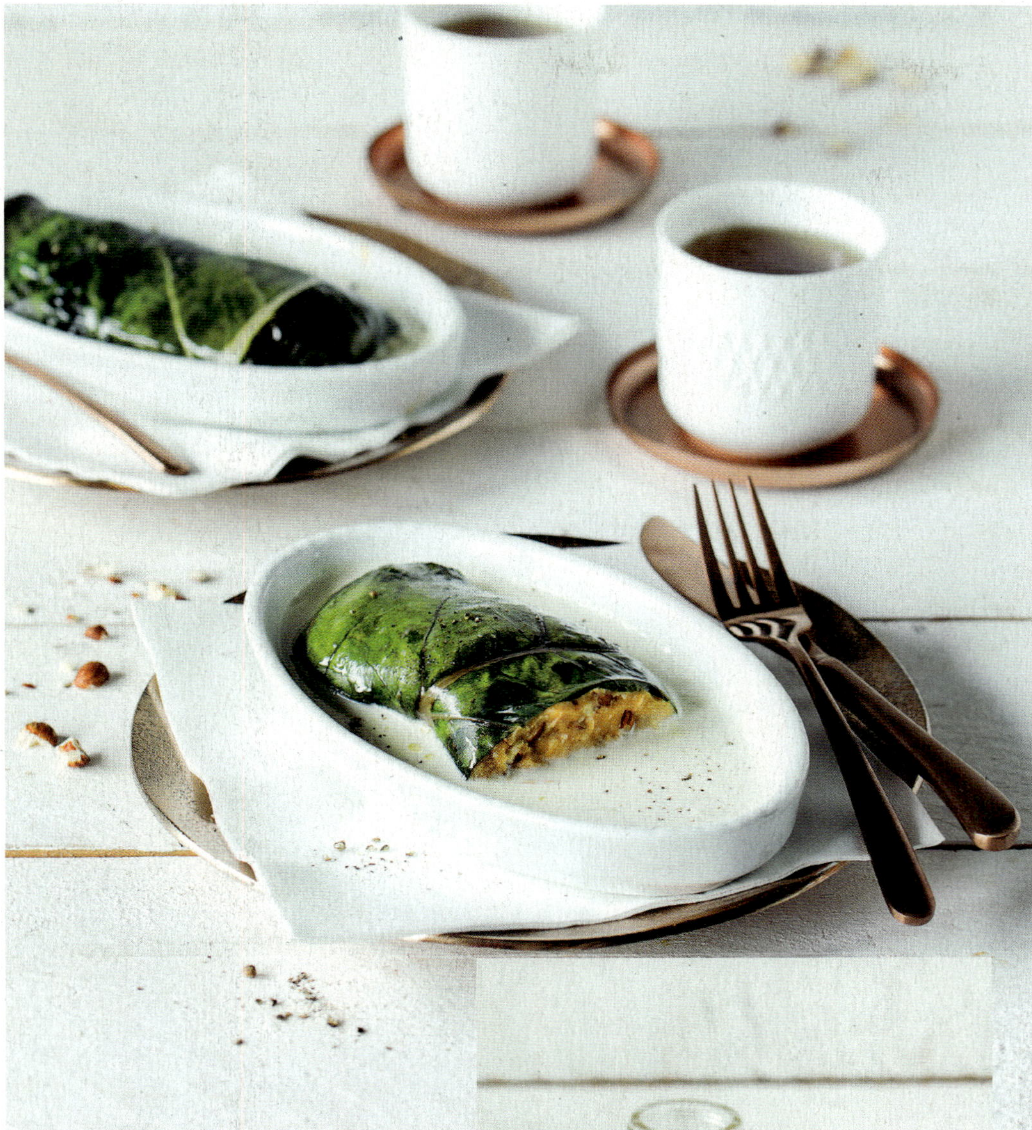

Abend

Mangoldrollen mit Süßkartoffelfüllung
Rezept auf Seite 86

Variation

Wenn ihr euch die Roll-Arbeit sparen wollt, könnte ihr die Mangoldblätter in **Stücke schneiden** und dampfgaren. Die nussig-würzige Füllung der Rollen könnt ihr dann als Beilage servieren. Dafür etwas weniger Flüssigkeit verwenden.

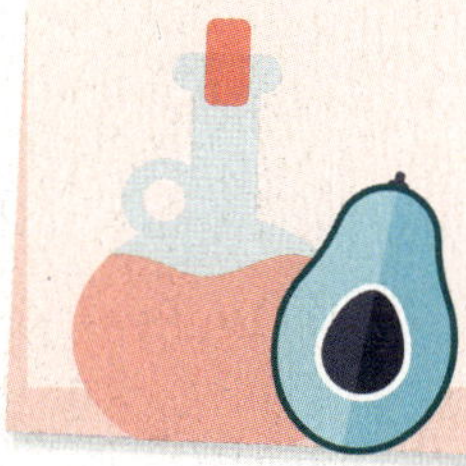

Frühstück

Power-Shot und Nussriegel
Rezept auf Seite 86

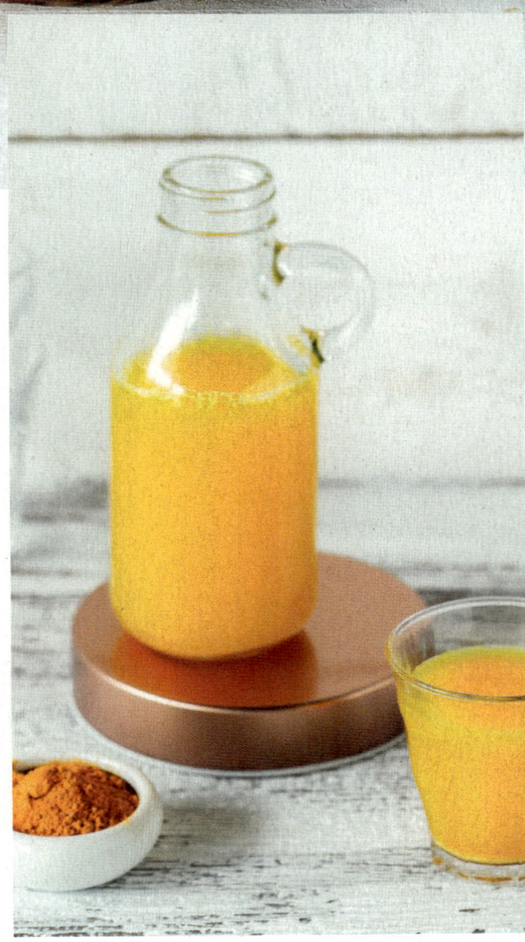

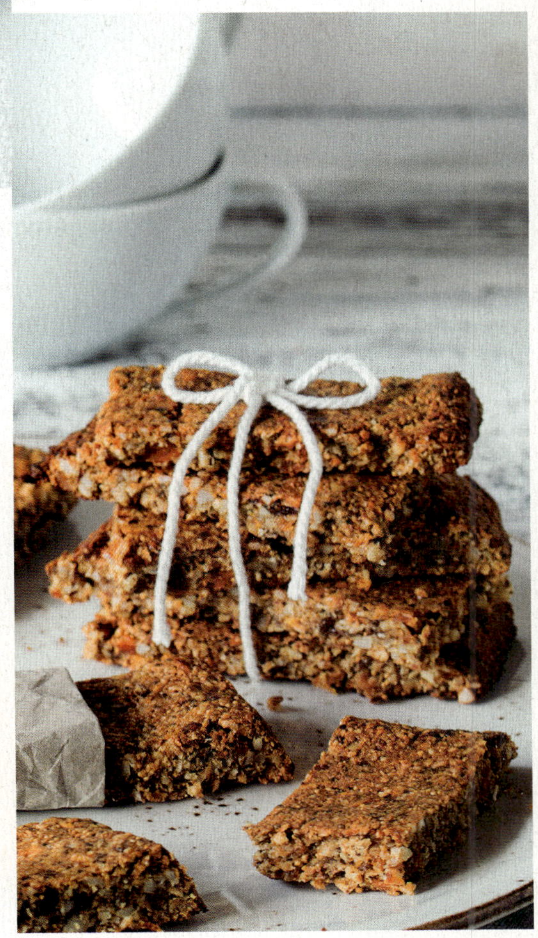

Donnerstag

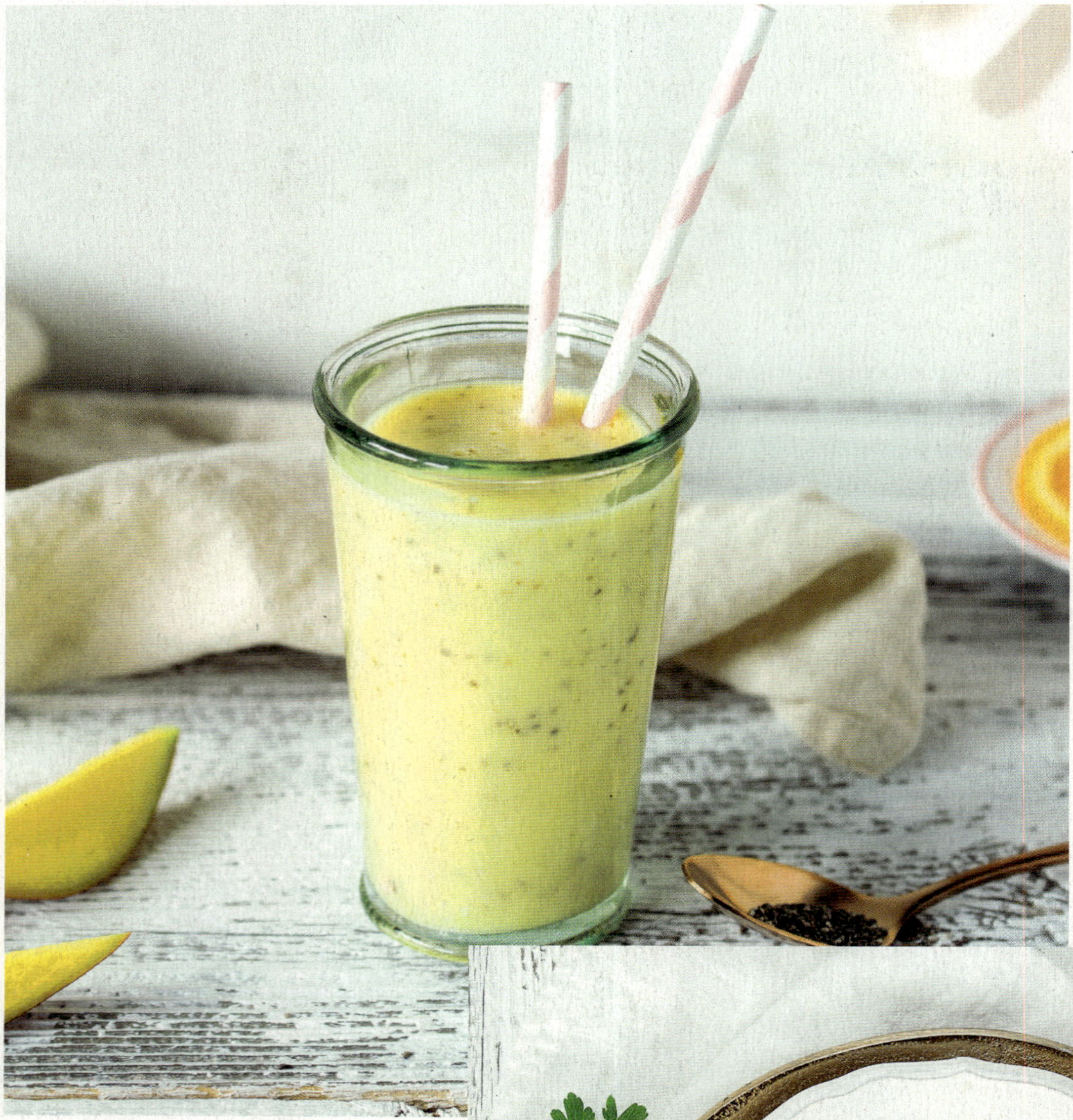

Frühstück

Mango-Orangen-Shake
Rezept auf Seite 87

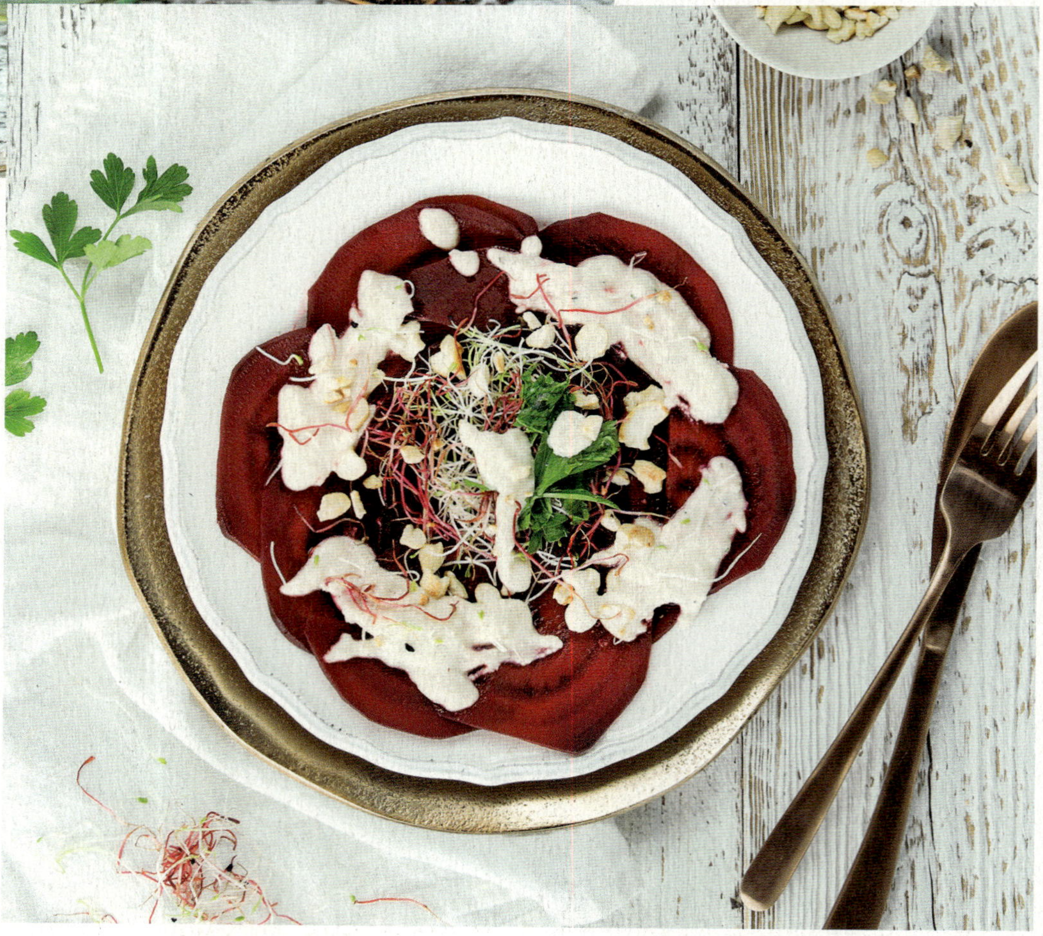

Mittag

Rote-Bete-Salat mit Cashew-Dressing
Rezept auf Seite 87

Abend

Gebackener Fenchel mit Oliven-Tapenade und Auberginen-Dip

Rezept auf Seite 87

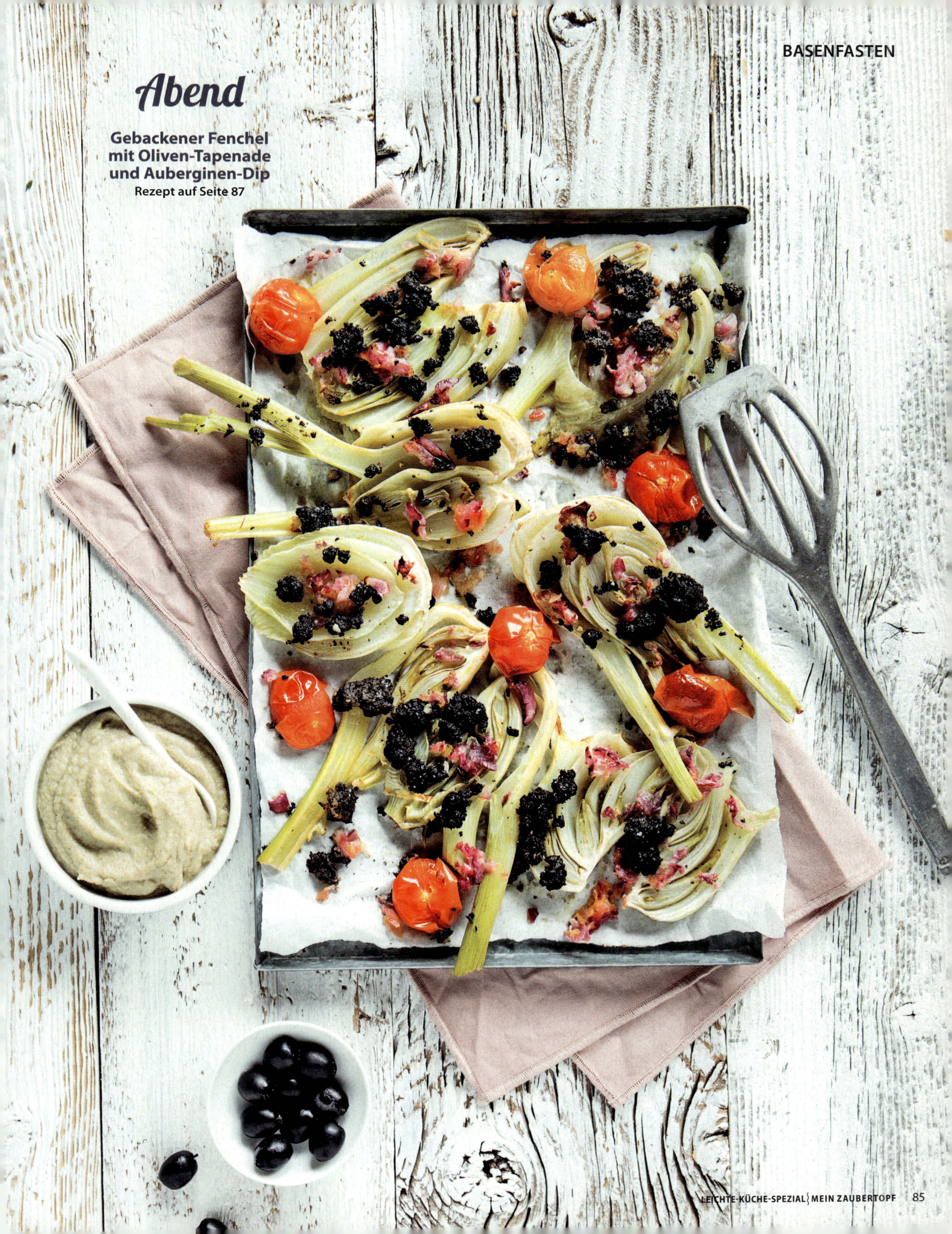

Mittwoch

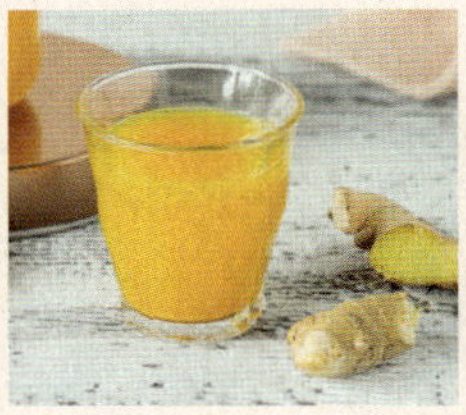

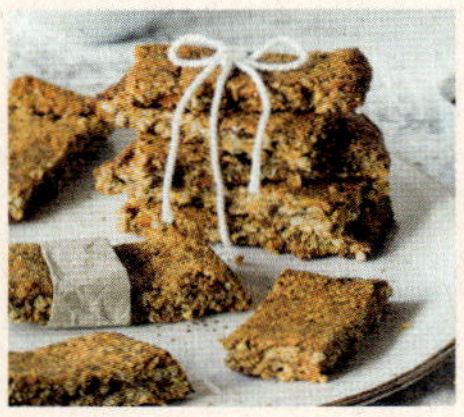

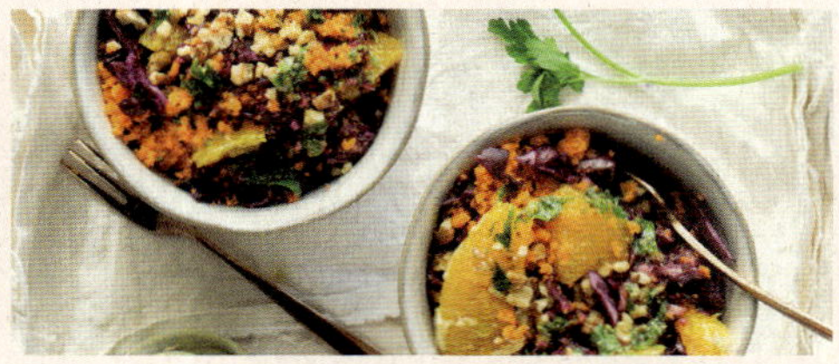

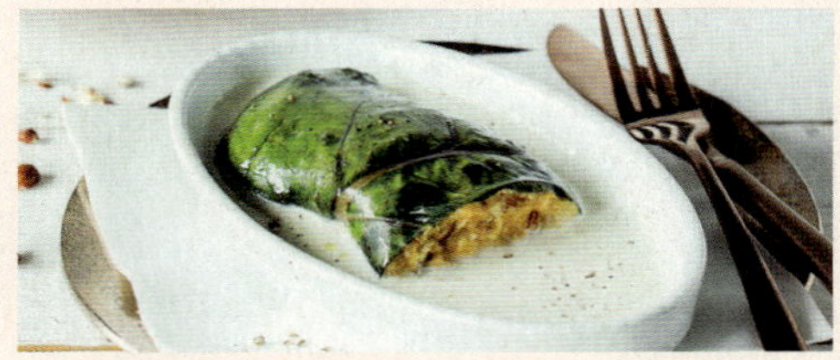

Power-Shot mit Ingwer und Kurkuma

00 10 std : min

ZUTATEN FÜR 2 Flaschen à 300 ml

- 20 g Ingwer
- 2 grüne Äpfel, geviertelt
- Saft von 4 großen Orangen
- Saft von 2 Zitronen
- 2 TL Kurkuma

Ingwer mit Äpfeln im [Mixtopf] für **10 Sek | Stufe 10** zerkleinern. Orangen- und Zitronensaft sowie Kurkuma zugeben, **8 Sek. | Stufe 4** vermengen. Ein Passiertuch über ein Gefäß hängen, Power-Shot durch das Tuch passieren und in Flaschen füllen. Kühl gelagert hält sich der Shot etwa 3–4 Tage.

PRO GLAS (50 ML): 24 KCAL | 0 G E | 0 G F | 5 G KH

Nussriegel

00 50 std : min

ZUTATEN FÜR 10 Stück

- 2 EL Chiasamen
- 90 g Wasser
- 8 getrocknete Feigen
- 20 g Kokosöl
- 150 g Mandelkerne
- 50 g Kokosraspel
- 80 g getrocknete Mangostreifen
- 50 g Haselnusskerne

1 Chiasamen in 80 g Wasser 10 Min. einweichen. Ofen auf 160 °C Umluft vorheizen. Feigen mit Kokosöl in einer Pfanne 5 Min. bei mittlerer Hitze erwärmen, bis sie weich sind.

2 100 g Mandeln, Kokosraspel und Mango im [Mixtopf] **8 Sek. | Stufe 8** hacken. Übrige Mandeln und Haselnüsse zufügen, **3 Sek. | Stufe 5** zerkleinern. Feigen, Chiasamen, 10 g Wasser (ggf. etwas mehr) zugeben, **20 Sek. | Stufe 7** pürieren.

3 Die Masse auf ein mit Backpapier belegtes Blech geben, glatt streichen. 30 Min. backen und leicht abgekühlt in 12 Riegel schneiden.

PRO STÜCK: 215 KCAL | 6 G E | 16 G F | 15 G KH

Basischer Rotkohl-Orangen-Salat

00 15 std : min

ZUTATEN FÜR 4 Personen

- 100 g Walnusskerne
- 700 g Rotkohl, in Stücken
- 300 g Karotten, in Stücken
- Blättchen von ½ Bund gemischter Kräuter (z. B. Petersilie, Oregano, Schnittlauch)
- 20 g Zitronensaft
- 80 g natives Olivenöl extra
- 4 TL Limettensaft
- 60 g Orangensaft
- 1 TL Agavendicksaft
- 1 TL Salz
- 1 Msp. Cayennepfeffer
- 2 Prisen Kümmelpulver
- 3 Orangen, filetiert

1 Die Walnüsse in den [Mixtopf] geben, **2 Sek. | Stufe 5** hacken und umfüllen. 350 g Rotkohl in den [Mixtopf] geben und **4 Sek. | Stufe 5** zerkleinern, in eine große Schüssel umfüllen. Mit den restlichen 350 g ebenso verfahren. Anschließend die Karotten **5 Sek. | Stufe 5** zerkleinern und zum Rotkohl geben.

2 Die Kräuter in den [Mixtopf] geben und **3 Sek. | Stufe 8** zerkleinern. Dann Zitronensaft, Öl, Limetten- und Orangensaft, Agavendicksaft, Salz, Pfeffer sowie Kümmel zufügen, **10 Sek. | Stufe 4** vermischen. Dressing über das Rotkohl-Karotten-Gemüse träufeln. Die Walnüsse mit den Orangenfilets zugeben und alles vermengen.

PRO PORTION: 541 KCAL | 10 G E | 38 G F | 44 G KH

Mangoldrollen mit Süßkartoffelfüllung

01 15 std : min

ZUTATEN FÜR 4 Personen

LOW FAT

- 8 große Mangoldblätter
- 1200 g Wasser
- Salz
- 100 g Haselnusskerne
- 700 g Süßkartoffeln, in Stücken
- 450 g Mandelmilch
- frisch gemahlener schwarzer Pfeffer
- 2 Prisen frisch geriebene Muskatnuss
- etwas Rapsöl zum Fetten
- 30 g Kartoffelmehl

1 Mangoldblätter im Varoma verteilen, 500 g Wasser mit 1 TL Salz in den [Mixtopf] füllen und den Varoma verschlossen aufsetzen. Mangoldblätter **10 Min. | Varoma | Stufe 2** dämpfen. Den Varoma beiseitestellen, die Mangoldblätter abschrecken und abtropfen lassen. Den [Mixtopf] spülen.

2 Backofen auf 200 °C Ober-/Unterhitze vorheizen. Haselnüsse im [Mixtopf] **5 Sek. | Stufe 6** zerkleinern, umfüllen. Den [Mixtopf] spülen. Die Süßkartoffeln, ½ TL Salz sowie übriges Wasser in den [Mixtopf] füllen und **15 Min. | 100 °C | [Sanftrührstufe]** ohne Messbecher garen. Süßkartoffeln durch den Garkorb abgießen. Süßkartoffeln, 100 g Mandelmilch, 3 Prisen Pfeffer und Muskat in den [Mixtopf] geben, **10 Sek. | Stufe 8** pürieren. Nüsse zufügen und **10 Sek. | Stufe 4** untermischen. Kartoffel-Nuss-Stampf etwas erkalten lassen.

3 Eine große Auflaufform mit Öl fetten. Je zwei der Mangoldblätter nebeneinander legen, sodass sie sich überlappen. Süßkartoffelfüllung auf je zwei Mangoldblätter verteilen, die Seiten einklappen und aufrollen. Mit der Nahtseite nach unten in die Auflaufform legen. Die restliche Mandelmilch mit Kartoffelmehl, ½ TL Salz sowie 2 Prisen Pfeffer im [Mixtopf] **5 Min. | 100 °C | Stufe 3,5** aufkochen und über die Röllchen gießen. Im Ofen 25–30 Min. backen.

PRO PORTION: 469 KCAL | 10 G E | 19 G F | 68 G KH

Donnerstag

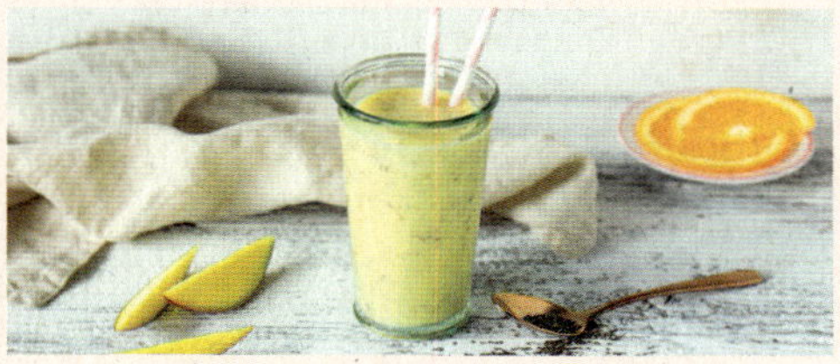

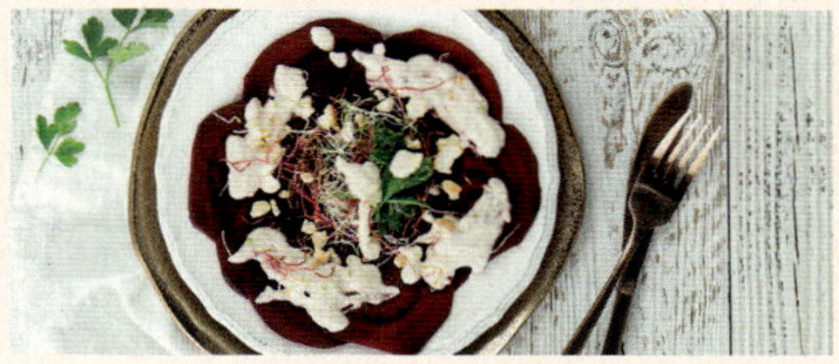

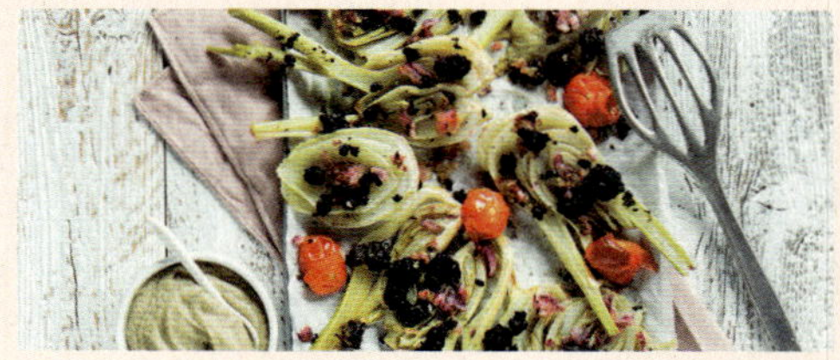

Mango-Orangen-Shake mit Chiasamen

00 05 std : min

ZUTATEN FÜR 4 Personen

- **Fruchtfleisch von 2 Mangos**
- **Saft von 4 Orangen**
- **400 g Kokosdrink**
- **10 g Chiasamen zzgl. etwas mehr zum Garnieren**

Alle Zutaten in den geben und **45 Sek. | Stufe 8** pürieren. Shake in Gläser füllen und mit etwas Chiasamen garniert servieren.

PRO PORTION: 127 KCAL | 2 G E | 2 G F | 26 G KH

Getränke

Neben gehaltvollen und vitaminreichen Smoothies solltet ihr beim Basenfasten viel Flüssigkeiten zu euch nehmen. **2–3 Liter Wasser** und verdünnter Kräutertee sind empfohlen. Schwarzer und grüner Tee sind, genau wie Kaffee und alkoholische Getränke, nicht erlaubt.

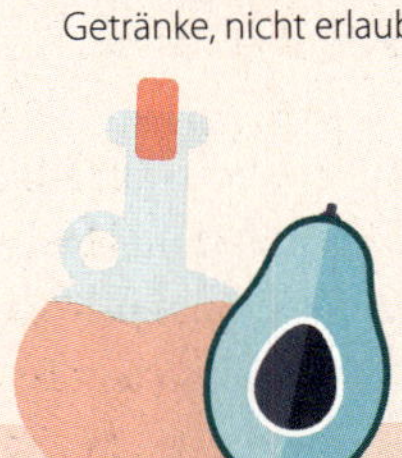

Rote-Bete-Salat mit Cashew-Dressing

00 50 std : min

ZUTATEN FÜR 4 Personen

LOW FAT

- **600 g Wasser**
- **700 g Rote Bete**
- **Blättchen von 2 Stielen Petersilie**
- **100 g Cashewkerne**
- **20 g Zitronensaft**
- **½ TL Salz**
- **2 Prisen frisch gemahlener schwarzer Pfeffer**
- **40 g gemischte Sprossen**

1 500 g Wasser in den füllen und den Garkorb einhängen. Die Rote Bete hineingeben und **40 Min. | Varoma | Stufe 2** garen. Den Garkorb mit dem herausnehmen, die Rote Bete kalt abschrecken und abkühlen lassen. Den spülen.

2 Die Petersilie im **3 Sek. | Stufe 8** zerkleinern und umfüllen. Cashewkerne im **2 Sek. | Stufe 5** hacken und 3 EL davon abnehmen. Die übrigen Kerne weitere **5 Sek. | Stufe 8** zerkleinern und mit dem nach unten schieben. Zitronensaft, 50 g Wasser, Salz sowie Pfeffer zugeben und **30 Sek. | Stufe 8** pürieren.

3 Beiseitegestellte Cashewkerne in einer Pfanne ohne Fettzugabe anrösten. Die Rote Bete mit Handschuhen schälen, halbieren und in dünne Scheiben schneiden. Auf Teller verteilen, mit dem Dressing beträufeln und mit gehackten Nüssen, Sprossen sowie Petersilie garnieren und servieren.

PRO PORTION: 216 KCAL | 8 G E | 12 G F | 27 G KH

Gebackener Fenchel mit Oliven-Tapenade und Auberginen-Dip

01 30 std : min

ZUTATEN FÜR 4 Personen

- **600 g Aubergine**
- **1 rote Zwiebel, halbiert**
- **200 g Kalamata-Oliven, entsteint**
- **Salz**
- **80 g natives Olivenöl extra**
- **1000 g Fenchel, in Scheiben**
- **250 g Kirschtomaten**
- **40 g Tahin**
- **Fruchtfleisch von ½ Avocado, in Stücken**
- **2 TL Zitronensaft**
- **2 Prisen frisch gemahlener schwarzer Pfeffer**

1 Ofen auf 240 °C Ober-/Unterhitze vorheizen. Die Auberginen rundum mit einer Gabel einstechen, 45 Min. auf einem Rost ohne Backpapier backen. Nach 20 Min. wenden. Zwiebel im **4 Sek. | Stufe 7** hacken, umfüllen. Oliven, ½ TL Salz und Öl in den geben, **10 Sek. | Stufe 8** zerkleinern. Mit dem nach unten schieben und alles **4 Sek. | Stufe 6** vermengen.

2 Blech mit Backpapier auslegen, Fenchelscheiben darauflegen, mit Oliven-Tapenade einpinseln. Tomaten und Zwiebel dazugeben. Auberginen aus Ofen nehmen, abgedeckt in Schüssel abkühlen lassen. Ofen auf 200 °C herunterstellen. Blech mit Gemüse hineingeben, 35–40 Min. backen. reinigen. Auberginenschalen mit den Fingern abziehen.

3 Auberginen in Stücken in geben. Tahin, Avocado, Zitronensaft, ½ TL Salz sowie Pfeffer zufügen und **10 Sek. | Stufe 8** zerkleinern. Mit dem nach unten schieben, Vorgang wiederholen. Das fertige Fenchel-Gemüse mit dem Auberginen-Dip servieren.

PRO PORTION: 433 KCAL | 8 G E | 34 G F | 28 G KH

Basenkur

Eine Basenkur ist keine dauerhafte Ernährungsform. Sie wird nur für eine bestimmte Zeit, meist **ein bis zwei Wochen**, durchgeführt und besteht ausschließlich aus Basenbildnern. Eine Ernährungsform, die zu 70–80 Prozent Basenbildner enthält, gilt als „basenreich" und ist die alltagstauglichere Variante.

Das ist auch die Ernährungsweise, die der schwedische Chemiker Ragnar Berg (1873–1956) im Jahre 1911 entwickelt hat.

Er empfahl, mit der täglichen Nahrung **fünfmal mehr** Basenbildner als Säurebildner zu sich zu nehmen. Das entspricht einem Anteil von ca. 80 Prozent Basenbildner und nur etwa 20 Prozent Säurebildner. Daher hört und liest man in diesem Zusammenhang oft von der „80:20-Regel"

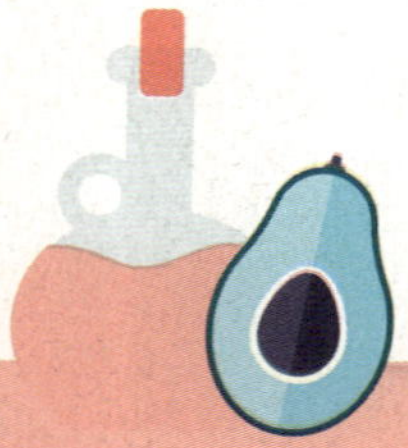

Die goldenen Puffer mit cremiger Avocado stehen schon in einer halben Stunde auf dem Tisch!

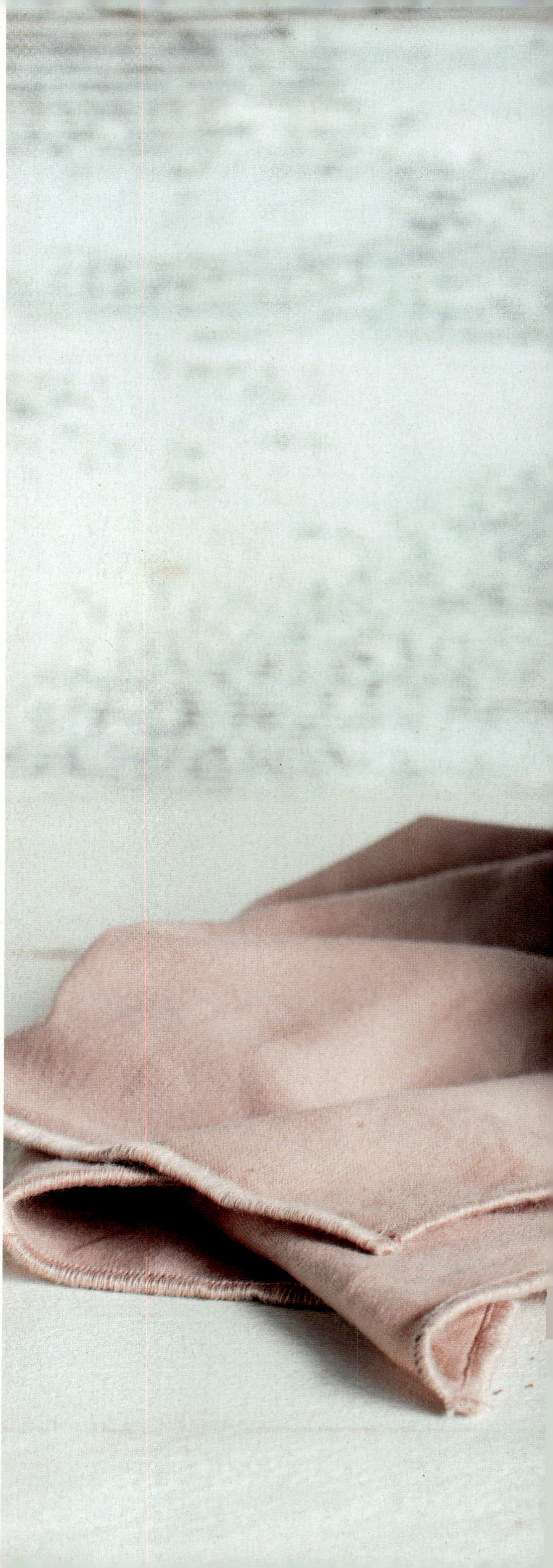

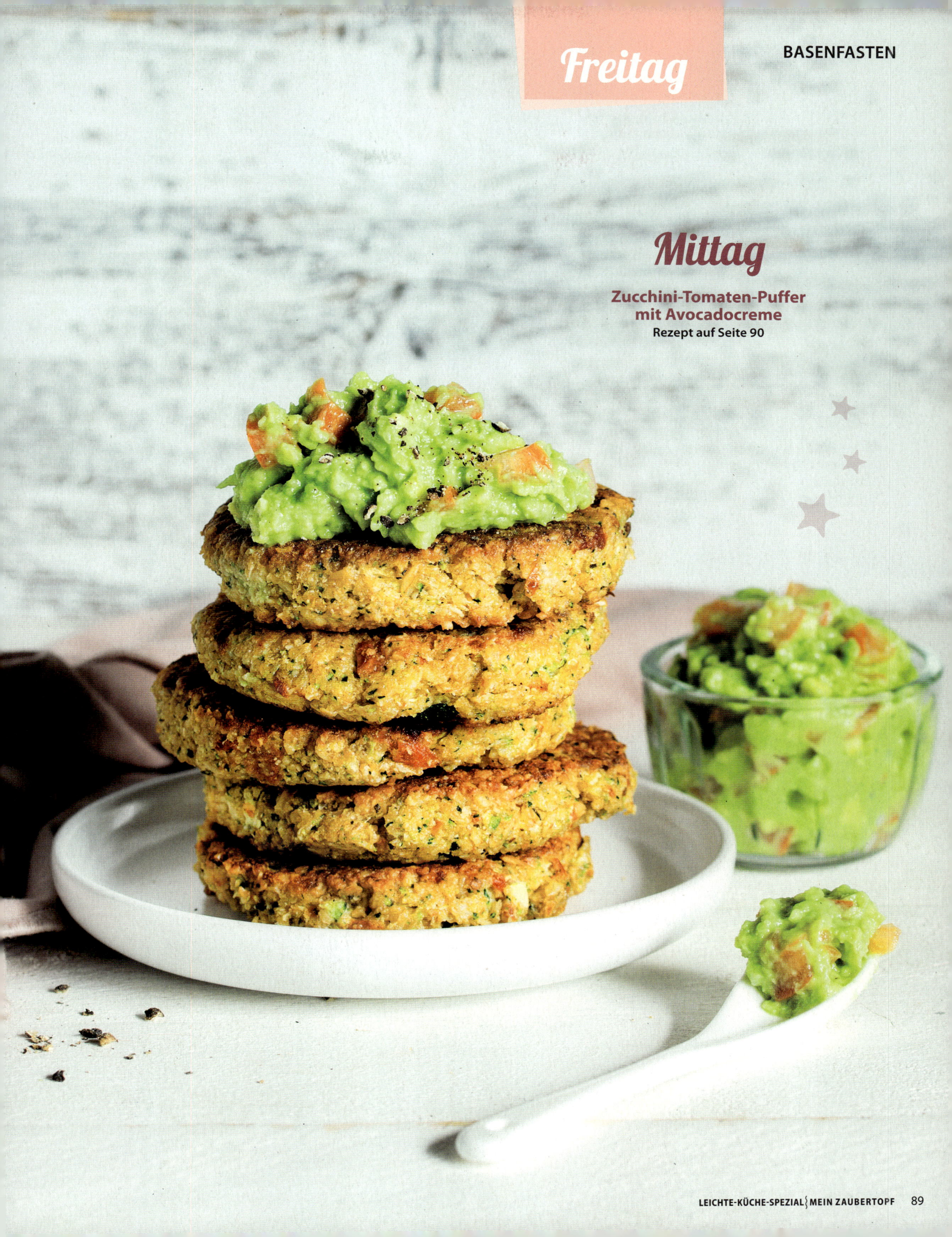

Mittag

Zucchini-Tomaten-Puffer mit Avocadocreme

Rezept auf Seite 90

Freitag

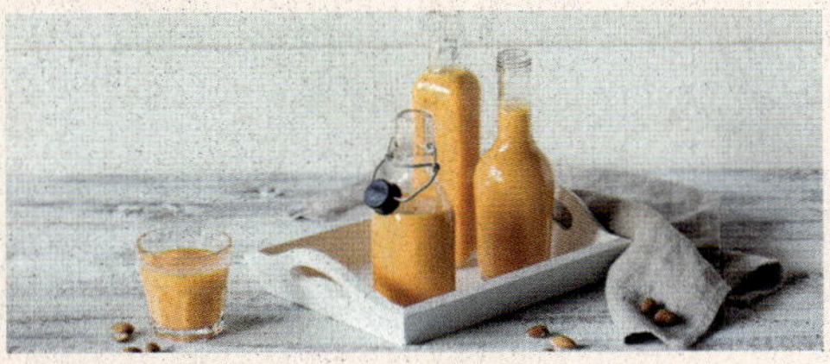

Apfel-Karotten-Saft mit Mandeln

00 | 10 std : min

ZUTATEN FÜR 4 Gläser à 200 ml

- 700 g Äpfel, geviertelt
- 400 g Karotten, in Stücken
- Saft von 1 Zitrone
- 100 g Mandelkerne
- 100 g Wasser
- 20 g Agavendicksaft

Alle Zutaten in den geben und **30 Sek. | Stufe 7** zerkleinern. Den Garkorb mit einem feinen Tuch auslegen. Das Mus portionsweise hineingeben und über einer großen Schüssel abtropfen lassen, dabei gut ausdrücken. In Flaschen füllen und gekühlt lagern oder direkt servieren.

PRO GLAS: 238 KCAL | 5 G E | 8 G F | 39 G KH

Bitte Bio-Ware

Nicht nur bei der Zubereitung von Saft gilt: Greift gern zu Obst und Gemüse aus biologischem Anbau – so könnt ihr sie mit der **Schale verarbeiten**. Der Saft enthält damit auch die Vitamine, die sich in der Schale befinden.

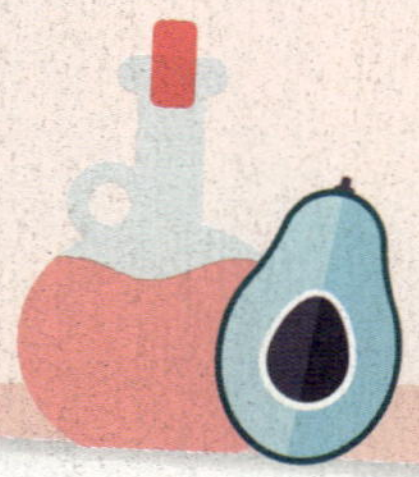

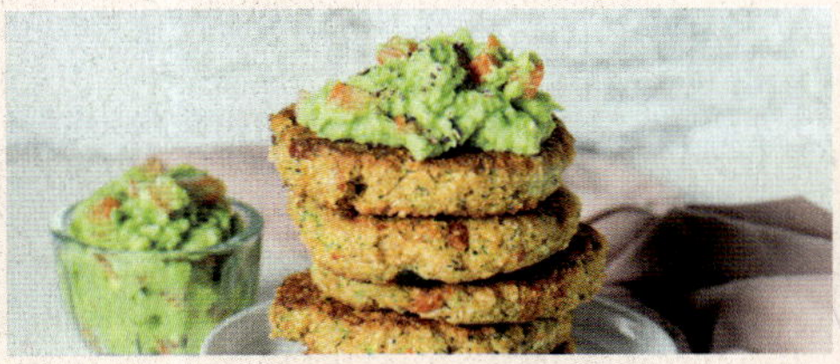

Zucchini-Tomaten-Puffer mit Avocadocreme

00 | 30 std : min

ZUTATEN FÜR 4 Personen

- 1 kleine Zwiebel, halbiert
- 2 TL Zitronensaft
- Fruchtfleisch von 2 reifen Avocados
- Salz
- frisch gemahlener schwarzer Pfeffer
- 100 g Tomaten, fein gewürfelt
- 200 g gekeimte Haferflocken
- 6 getrocknete Tomaten in Öl, abgetropft
- 2 große Zucchini, in Stücken
- 2 Prisen frisch geriebene Muskatnuss
- 50 g Kartoffelmehl
- 20 g Wasser
- 30 g natives Olivenöl extra

1 Zwiebel in den geben und **4 Sek. | Stufe 6** zerkleinern. Mit dem nach unten schieben. Zitronensaft, Avocado, 4 Prisen Salz sowie 2 Prisen Pfeffer zugeben und **6 Sek. | Stufe 6** vermengen. Die Tomaten zufügen und mit dem unterheben. Avocadocreme umfüllen und kalt stellen. Den spülen.

2 Haferflocken in den geben, **2 Sek. | Stufe 8** zerkleinern und umfüllen. Getrocknete Tomaten im **4 Sek. | Stufe 7** zerkleinern und umfüllen. Die Zucchini in den geben und **5 Sek. | Stufe 6** zerkleinern. In ein feines Sieb geben und mithilfe von Küchenpapier das Wasser gründlich ausdrücken.

3 Zucchini, getrocknete Tomaten sowie Haferflocken zurück in den geben. Mit ½ TL Salz, 3 Prisen Pfeffer sowie Muskat würzen, Kartoffelmehl und Wasser zufügen. Die Masse **8 Sek. | | Stufe 3** vermengen, noch mal mit dem vermengen und 2–3 Min. quellen lassen. Daraus etwa 2 cm dicke, handtellergroße Taler formen. Das Olivenöl in einer Pfanne erhitzen und die Puffer von beiden Seiten goldbraun backen. Mit der Avocadocreme servieren.

PRO PORTION: 395 KCAL | 12 G E | 20 G F | 47 G KH

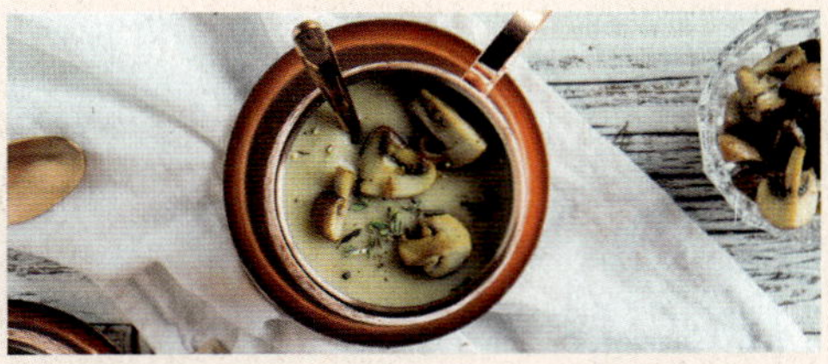

Maronencremesuppe mit Pilztopping

01 | 00 std : min

ZUTATEN FÜR 4 Personen

- 300 g Maronen (Esskastanien)
- Blättchen von 3 Stielen Thymian
- Nadeln von 2 Stielen Rosmarin
- 1 kleine Zwiebel, halbiert
- 70 g natives Olivenöl extra
- 400 g Kartoffeln, geschält, in Stücken
- 120 g Knollensellerie, in Stücken
- 950 g Wasser
- 2 TL Gemüse-Gewürzpaste
- 1 TL Salz
- ¼ TL frisch gemahlener schwarzer Pfeffer
- 2 Prisen frisch geriebene Muskatnuss
- 4 Gewürznelken
- 150 g braune Champignons, geviertelt

1 Backofen auf 200 °C Ober-/Unterhitze vorheizen. Ein Blech mit Backpapier auslegen. Maronen kreuzweise mit einem scharfen Messer einritzen, auf dem Backblech verteilen und im vorgeheizten Backofen ca. 15 Min. rösten. Herausnehmen, etwas abkühlen lassen und so pellen, dass die Innenhaut mit entfernt wird.

2 Kräuter im **3 Sek. | Stufe 8** zerkleinern und umfüllen. Zwiebel in den geben und **6 Sek. | Stufe 7** zerkleinern. Mit dem nach unten schieben. 50 g Öl zugeben und **3 Min. | 120 °C** [TM31 bitte Varoma] | **Stufe 2** andünsten.

3 Nun Maronen, Kartoffeln, Sellerie, Wasser, Gewürzpaste, Salz, Pfeffer, Muskat, Nelken sowie zwei Drittel der Kräuter zugeben und **25 Min. | 100 °C | Stufe 1** garen. Anschließend **20 Sek. | Stufe 4–6–8** aufsteigend pürieren.

4 Währenddessen das restliche Öl in einer Pfanne erhitzen und die Pilze darin anbraten. Suppe auf Teller verteilen und mit Pilzen sowie den restlichen Kräutern garniert servieren.

PRO PORTION: 409 KCAL | 6 G E | 19 G F | 57 G KH

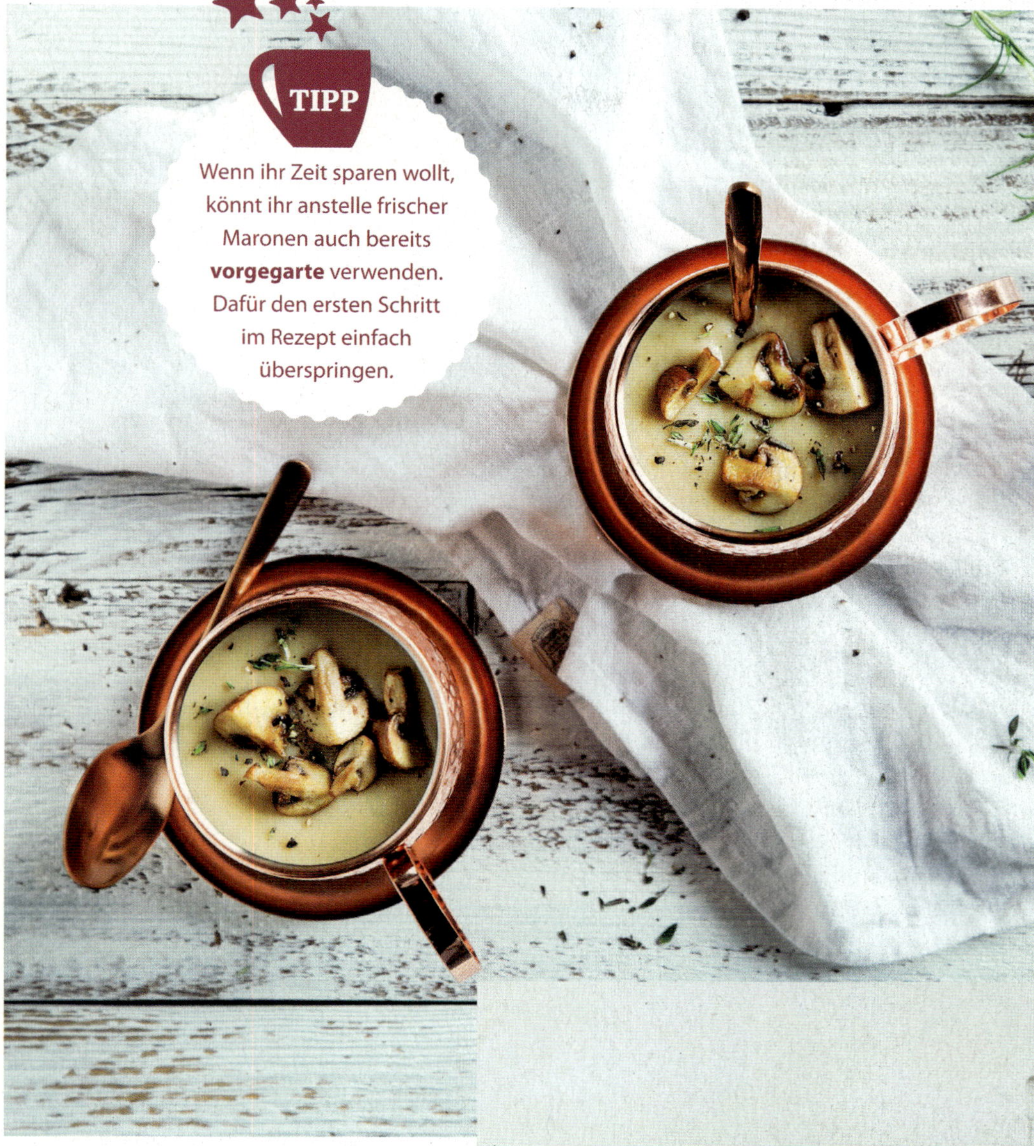

TIPP

Wenn ihr Zeit sparen wollt, könnt ihr anstelle frischer Maronen auch bereits **vorgegarte** verwenden. Dafür den ersten Schritt im Rezept einfach überspringen.

Pilze

Einige Pilze wie Champignons werden häufig roh im Salat serviert, sind jedoch **gekocht** etwas leichter verdaulich. Sie haben eine relativ feste Zellstruktur. Erst durch das Garen werden die wertvollen Nährstoffe freigesetzt und können vom Körper aufgenommen werden.

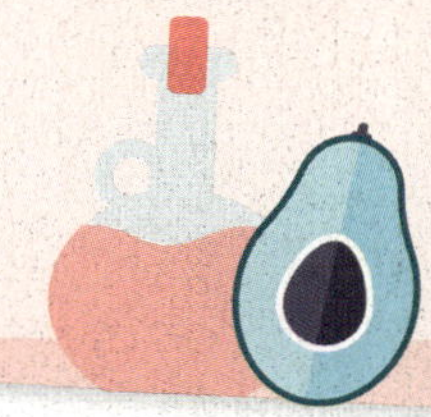

Abend

Maronencremesuppe mit Pilztopping

Rezept siehe linke Seite

Frühstück

Apfel-Karotten-Saft mit Mandeln

Rezept siehe linke Seite

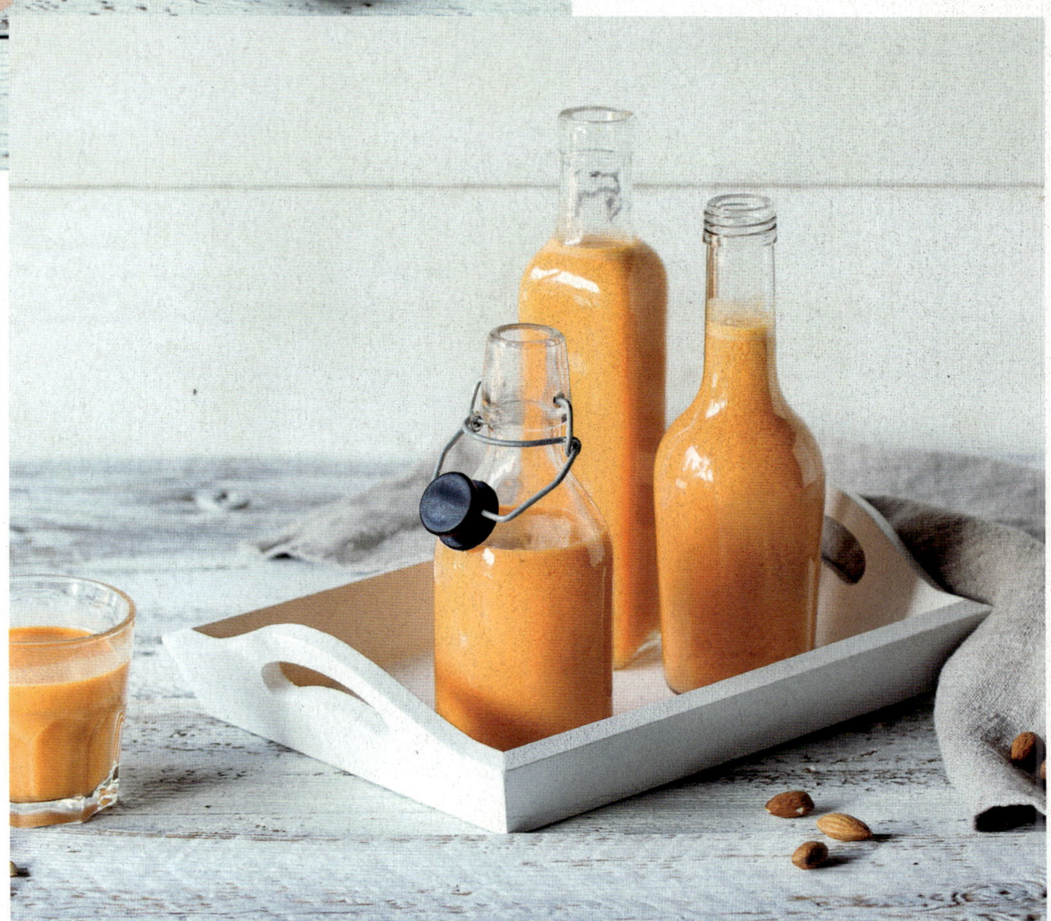

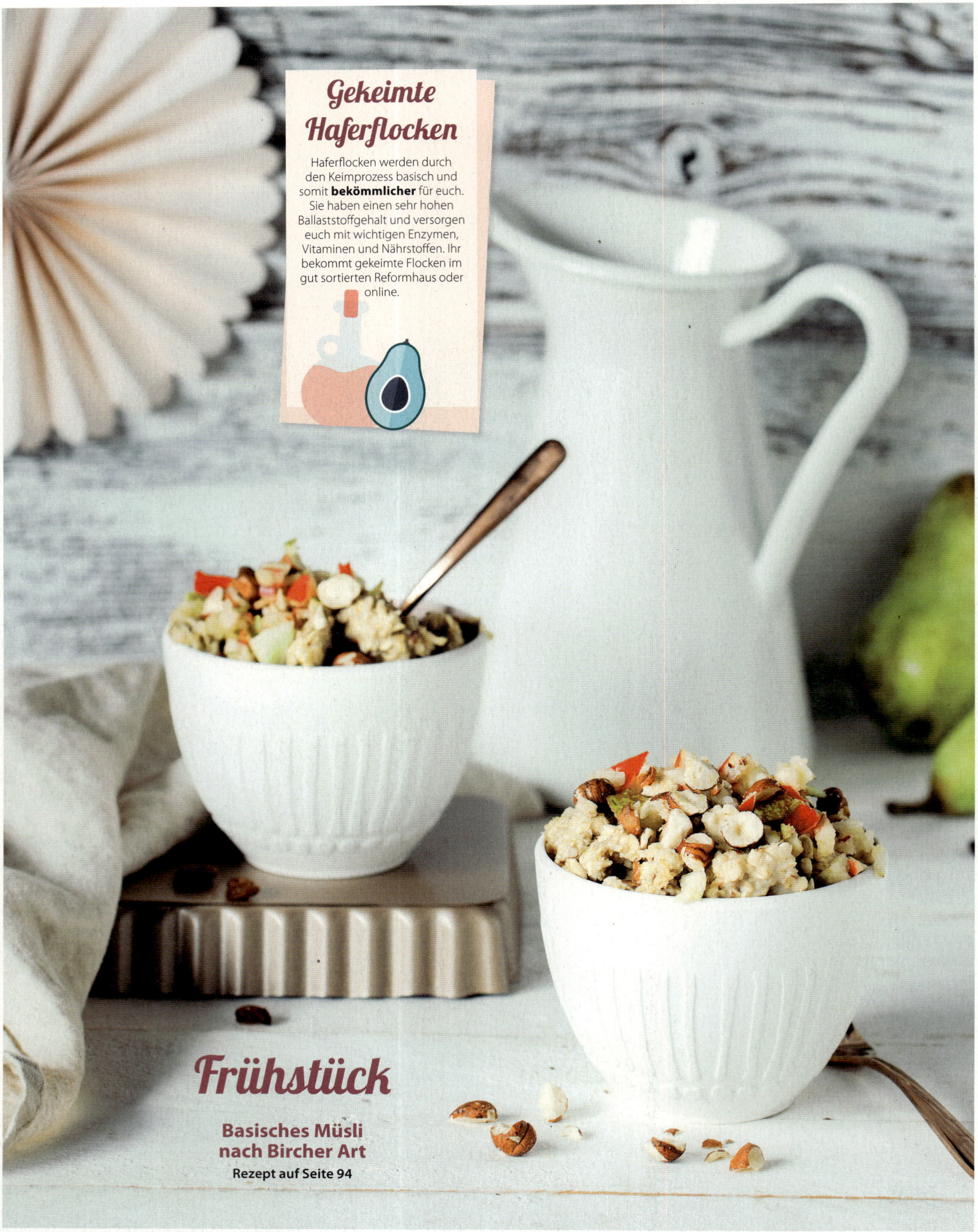

Gekeimte Haferflocken

Haferflocken werden durch den Keimprozess basisch und somit **bekömmlicher** für euch. Sie haben einen sehr hohen Ballaststoffgehalt und versorgen euch mit wichtigen Enzymen, Vitaminen und Nährstoffen. Ihr bekommt gekeimte Flocken im gut sortierten Reformhaus oder online.

Frühstück

Basisches Müsli nach Bircher Art

Rezept auf Seite 94

Samstag

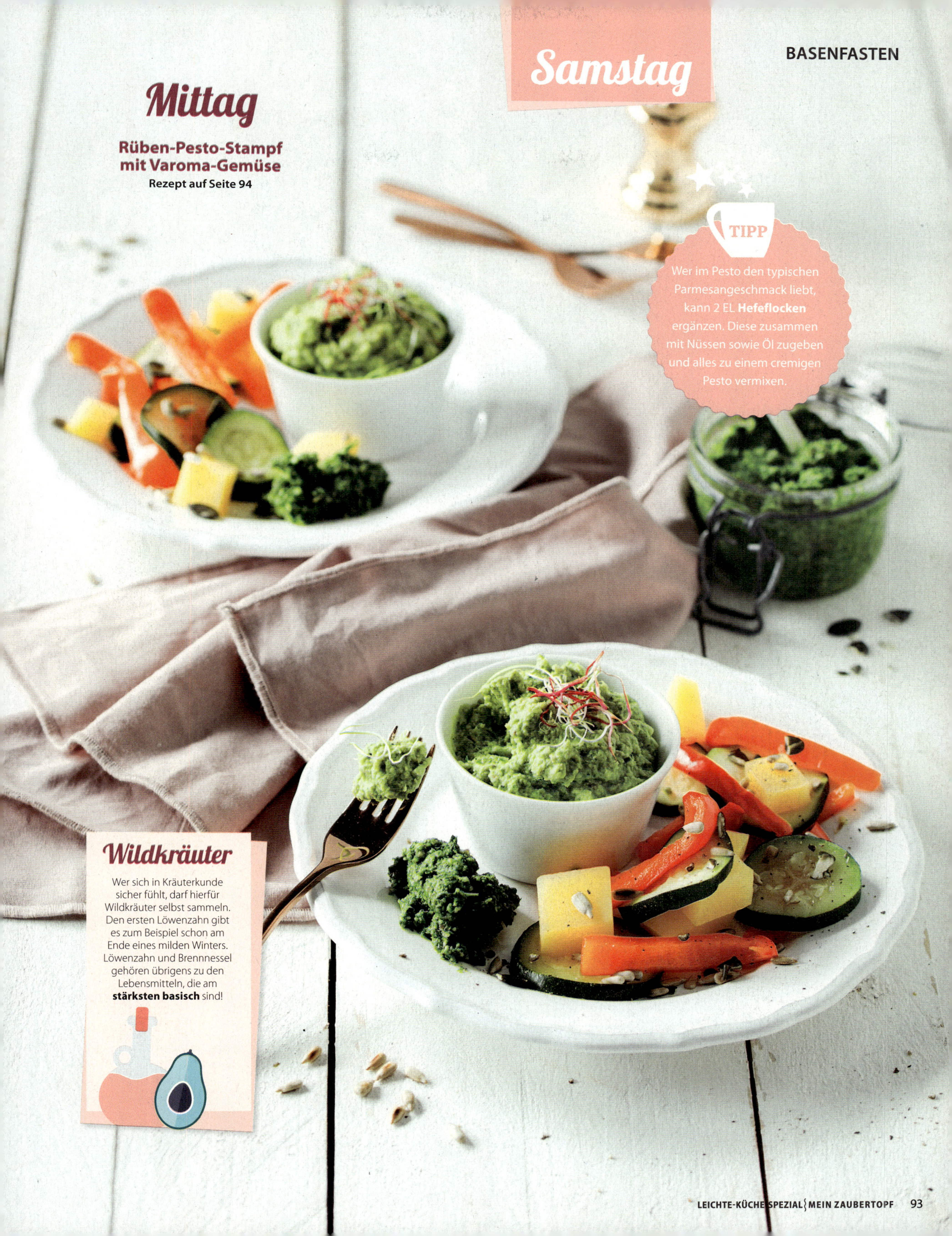

Mittag

Rüben-Pesto-Stampf mit Varoma-Gemüse

Rezept auf Seite 94

TIPP

Wer im Pesto den typischen Parmesangeschmack liebt, kann 2 EL **Hefeflocken** ergänzen. Diese zusammen mit Nüssen sowie Öl zugeben und alles zu einem cremigen Pesto vermixen.

Wildkräuter

Wer sich in Kräuterkunde sicher fühlt, darf hierfür Wildkräuter selbst sammeln. Den ersten Löwenzahn gibt es zum Beispiel schon am Ende eines milden Winters. Löwenzahn und Brennnessel gehören übrigens zu den Lebensmitteln, die am **stärksten basisch** sind!

Samstag

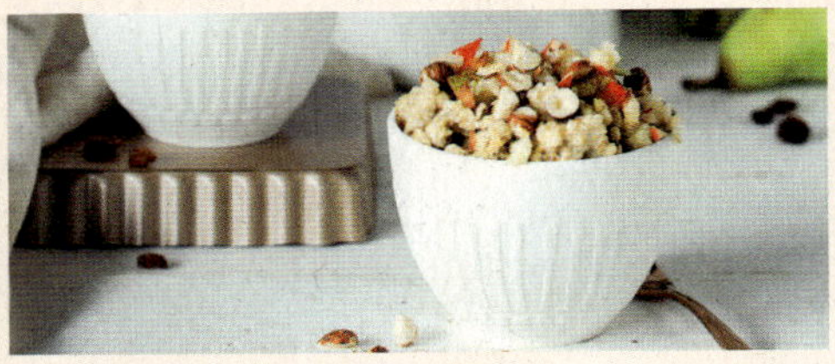

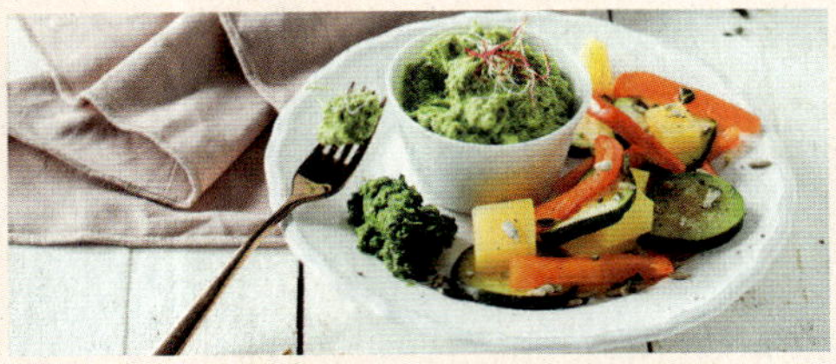

Basisches Müsli nach Bircher Art

00 15 std : min

ZUTATEN FÜR 4 Personen

- **60 g Haselnusskerne**
- **1 Apfel, geviertelt**
- **1 Birne, geviertelt**
- **10 g Zitronensaft**
- **etwa 400 g Mandelmilch**
- **40 g Rosinen**
- **180 g gekeimte Haferflocken**

1 | Haselnusskerne im Mixtopf **3 Sek. | Stufe 5** grob hacken und umfüllen. Apfel, Birne sowie Zitronensaft in den Mixtopf geben und **4 Sek. | Stufe 4,5** zerkleinern, ebenfalls umfüllen. Die Mandelmilch mit den Rosinen im Mixtopf **5 Min. | 100 °C | Stufe 2** erwärmen.

2 | Die gekeimten Haferflocken hinzugeben und **2 Min. | Linkslauf | Stufe 2** einrühren. Mit dem Obst in Gläser schichten, mit den Haselnusskernen bestreuen und servieren.

PRO PORTION: 358 KCAL | 8 G E | 14 G F | 54 G KH

TIPP | Das Müsli kann auch am Vorabend zubereitet werden und über Nacht im Kühlschrank ziehen – so wird es noch bekömmlicher!

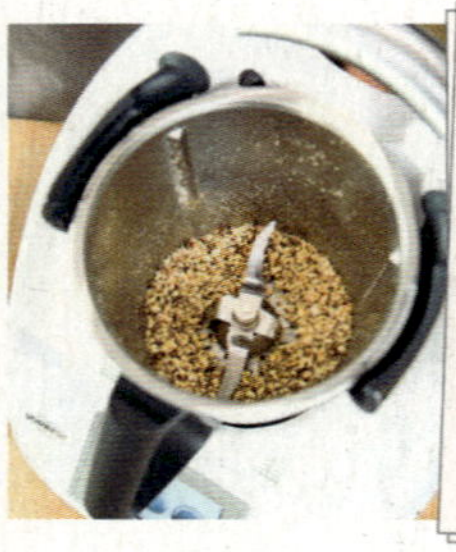

Zerkleinerte Haselnüsse sorgen für den gewissen Biss im Müsli. Sie werden im Thermomix® in nur 3 Sekunden fein gehackt!

Rüben-Pesto-Stampf mit Varoma-Gemüse

00 50 std : min

ZUTATEN FÜR 4 Personen

- **Blättchen von 1 Bund Wildkräutern (z. B. Sauerampfer, Spitzwegerich, Löwenzahn, Brennnessel)**
- **60 g Rucola**
- **100 g Walnusskerne**
- **55 g Walnussöl**
- **60 g natives Olivenöl extra**
- **Salz**
- **frisch gemahlener schwarzer Pfeffer**
- **500 g Wasser**
- **600 g Steckrüben, in kleinen Stücken**
- **1 rote Paprikaschote, in Streifen**
- **1 kleine Zucchini, in Scheiben**
- **50 g Sonnenblumenkerne**
- **30 g Kürbiskerne**
- **50 g gemischte Sprossen**

1 | Kräuter mit Rucola in den Mixtopf geben und **3 Sek. | Stufe 8** zerkleinern. Mit dem Spatel nach unten schieben. Walnüsse, beide Ölsorten, 1 TL Salz sowie 2 Prisen Pfeffer zufügen, **10 Sek. | Stufe 7** pürieren. Mit dem Spatel nach unten schieben und Vorgang wiederholen. Dann das Pesto umfüllen und den Mixtopf reinigen.

2 | Wasser mit 1 TL Salz in Mixtopf füllen. Den Garkorb einhängen und 400 g Steckrüben einwiegen. Paprika und Zucchini im Varoma verteilen, mit etwas Salz und Pfeffer würzen. Die restlichen Steckrüben auf den Einlegeboden geben. Den Varoma verschlossen aufsetzen und das Gemüse **30 Min. | Varoma | Stufe 2** garen.

3 | Varoma abnehmen, Paprika und Zucchini warm halten, den Garkorb herausnehmen. Wasser abgießen, die 400 g Steckrüben und die Hälfte des Pestos in den Mixtopf geben, **10 Sek. | Stufe 7** pürieren. Rüben-Pesto-Stampf mit dem Gemüse sowie restlichem Pesto anrichten. Mit Kernen sowie Sprossen garniert servieren.

PRO PORTION: 644 KCAL | 16 G E | 54 G F | 30 G KH

Mariniertes Varoma-Gemüse

00 35 std : min

ZUTATEN FÜR 4 Personen

- **Blättchen von ½ Bund gemischte Kräuter**
- **50 g Walnussöl**
- **10 g Sojasoße**
- **Saft von ½ Zitrone**
- **4 Prisen Salz**
- **2 Prisen frisch gemahlener schwarzer Pfeffer**
- **30 g helle und dunkle Sesamsaat**
- **500 g Wasser**
- **2 TL Gemüse-Gewürzpaste**
- **400 g Kartoffeln, geschält und gewürfelt**
- **150 g Erbsen (TK)**
- **400 g Karotten, in feinen Streifen**
- **1 rote Paprikaschote, in feinen Streifen**
- **200 g Brokkoli, in Röschen**

1 | Kräuter in den Mixtopf geben, **3 Sek. | Stufe 8** zerkleinern. Öl, Sojasoße, Zitronensaft, Salz und Pfeffer zufügen, **10 Sek. | Stufe 8** vermengen. Sesamsaat zugeben, mit dem Spatel verrühren und umfüllen. Dressing kalt stellen. Mixtopf spülen.

2 | Wasser und Gewürzpaste in den Mixtopf füllen, den Garkorb einhängen und die Kartoffeln einwiegen. Gemüse im Varoma verteilen. Varoma geschlossen aufsetzen und alles **25 Min. | Varoma | Stufe 2** garen. Kartoffeln und Gemüse abtropfen lassen, in eine große Schüssel füllen, mit dem Dressing vermengen und servieren.

PRO PORTION: 341 KCAL | 10 G E | 17 G F | 41 G KH

Sanft gegart

Am Abend freut sich der Körper über schonend dampfgegartes Gemüse. Dieses kann er leicht verwerten, außerdem bleiben die vielen Vitaminen gut erhalten. Ihr könnt in dem Rezept Gemüse nach Belieben verwenden – beim Basenfasten ist fast alles erlaubt. **Ausnahmen** sind Spargel, Rosenkohl und Artischocken.

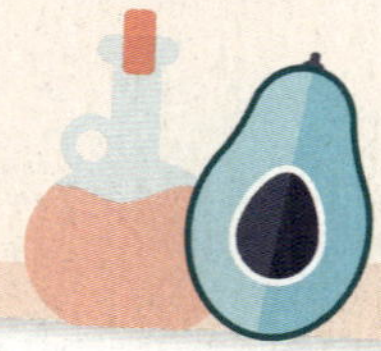

Abend

Mariniertes Varoma-Gemüse

Rezept siehe linke Seite

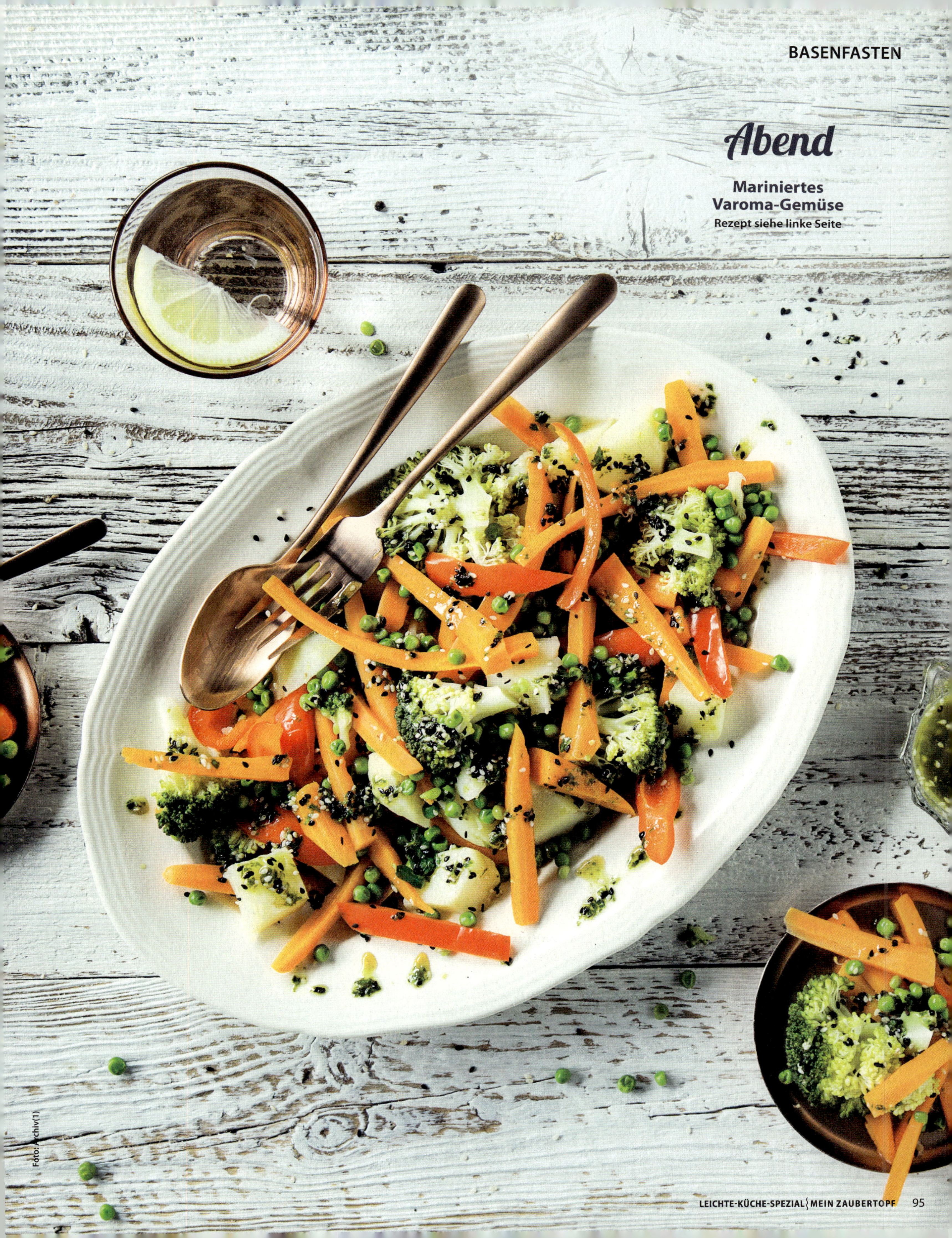

Foto: Archiv(1)

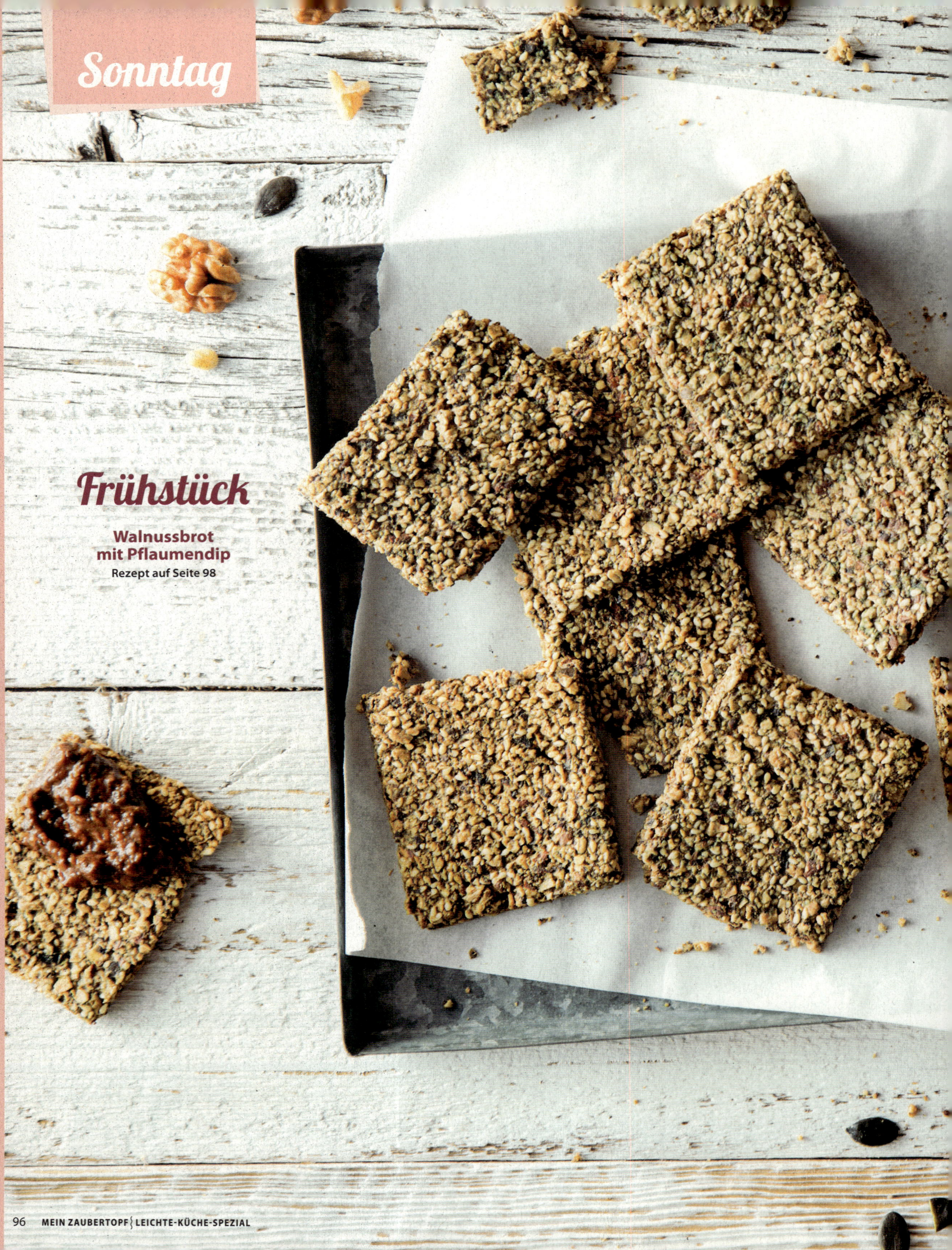

Frühstück

Walnussbrot mit Pflaumendip

Rezept auf Seite 98

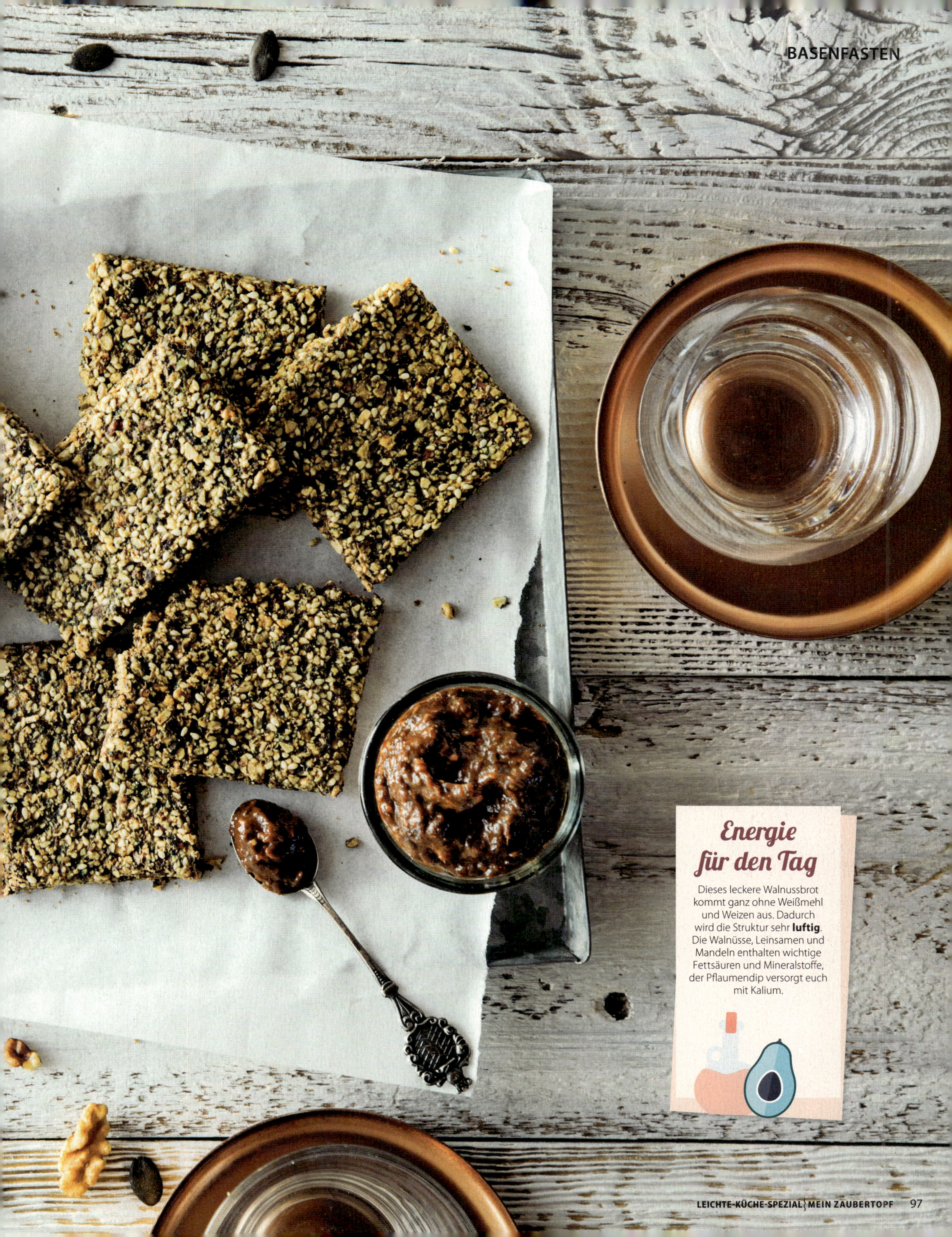

Energie für den Tag

Dieses leckere Walnussbrot kommt ganz ohne Weißmehl und Weizen aus. Dadurch wird die Struktur sehr **luftig**. Die Walnüsse, Leinsamen und Mandeln enthalten wichtige Fettsäuren und Mineralstoffe, der Pflaumendip versorgt euch mit Kalium.

Sonntag

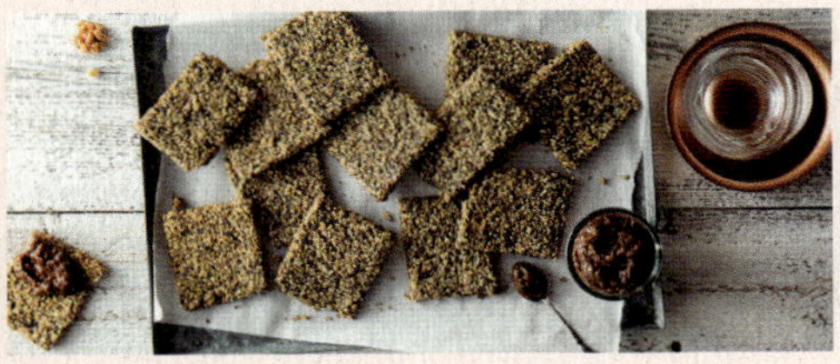

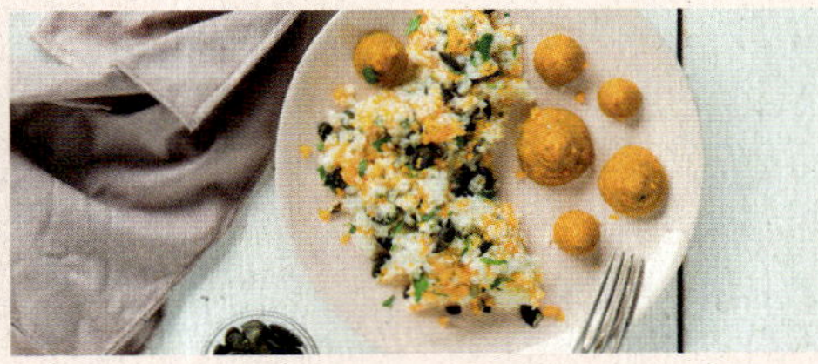

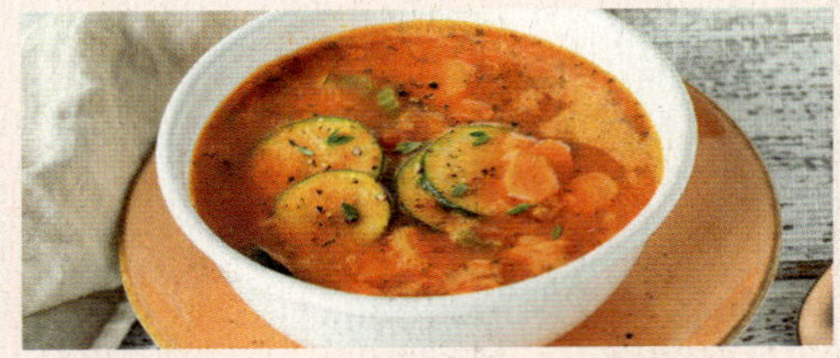

Walnussbrot mit Pflaumendip

01 | 20 std : min

ZUTATEN FÜR 6 Personen

* 100 g getrocknete Pflaumen
* 650 g Wasser, ggf. etwas mehr
* 60 g Leinsamen
* 150 g Mandelkerne
* 150 g Sonnenblumenkerne
* 80 g Sesamsaat
* 60 g Walnusskerne
* 50 g Kürbiskerne
* 1 TL Salz
* 1 TL Natron
* 20 g natives Olivenöl extra
* ½ TL Ingwerpulver
* 1 TL Zimtpulver
* 10 g gemahlene Mandelkerne
* 5 g Zitronensaft

1 | Backofen auf 160 °C Umluft vorheizen. Zwei Bleche mit Backpapier auslegen. Pflaumen mit etwa 300 g kochendem Wasser übergießen und ziehen lassen. 10 g Leinsamen in den Mixtopf geben, **10 Sek. | Stufe 10** mahlen. 350 g Wasser, übrige Saaten und Kerne, Salz, Natron sowie Olivenöl zugeben, alles **20 Sek. | Stufe 5** vermengen.

2 | Den Teig auf den vorbereiten Blechen dünn verstreichen. Im Ofen 15 Min. backen, dann den Teig mit einem Pizzaschneider in kleine Vierecke schneiden und weitere 30 Min. backen. Die Vierecke auseinanderteilen, umdrehen und noch mal 10–15 Min. backen. Probeweise ein Stück herausnehmen. Wenn es nicht knusprig, sondern noch etwas feucht von innen ist, weitere 5–10 Min. backen. Den Mixtopf spülen.

3 | Für den Dip die Pflaumen abgießen, dabei 60 g Einweichwasser auffangen. Dann im Mixtopf **8 Sek. | Stufe 8** zerkleinern und mit dem Spatel nach unten schieben. Vorgang wiederholen. Pflaumenwasser, Ingwer, Zimt, Mandelkerne sowie Zitronensaft zugeben und **30 Sek. | Stufe 3** vermengen. Das Walnussbrot mit dem Dip servieren.

PRO PORTION: 618 KCAL | 23 G E | 47 G F | 36 G KH

Blumenkohl-„Couscous" mit zweierlei Kürbis

00 | 35 std : min

ZUTATEN FÜR 4 Personen

LOW CARB · LOW FAT

* 800 g Blumenkohl
* Blättchen von 4 Stielen Petersilie
* 500 g Wasser
* Salz
* 700 g Hokkaidokürbis, in Stücken
* 50 g Kürbiskerne
* Saft von 1 Zitrone
* 10 g Dattelsirup
* frisch gemahlener schwarzer Pfeffer
* 40 g Kürbiskernöl
* 1 Prise frisch geriebene Muskatnuss
* ¼ TL Cayennepfeffer

1 | Blumenkohl in den Mixtopf geben, mithilfe des Spatels **6 Sek. | Stufe 5** zerkleinern und im Varoma verteilen. Petersilie **3 Sek. | Stufe 8** hacken und in eine große Schüssel umfüllen. Anschließend das Wasser mit 1 TL Salz in den Mixtopf geben, Garkorb einsetzen und 600 g Kürbis einwiegen. Alles **16 Min. | Varoma | Stufe 2** garen. In der Zwischenzeit die Kürbiskerne in einer Pfanne ohne Fettzugabe anrösten.

2 | Varoma abnehmen und beiseitestellen. Den Garkorb herausnehmen und den Mixtopf leeren. Übrigen Kürbis im Mixtopf **6 Sek. | Stufe 6** zerkleinern, zusammen mit Zitronensaft, Dattelsirup, 1 TL Salz, Pfeffer sowie ¾ der Kürbiskerne in der großen Schüssel vermengen. Den Blumenkohl unterheben. Gegarten Kürbis, 20 g Öl, ½ TL Salz, Muskatnuss sowie Cayennepfeffer in den Mixtopf geben und **20 Sek. | Stufe 6** pürieren. Ggf. mit dem Spatel nach unten schieben und den Vorgang wiederholen. Püree in einen Spritzbeutel füllen.

3 | Blumenkohlsalat auf Tellern verteilen, mit dem Spritzbeutel einige Tupfen Kürbispüree danebensetzen, mit etwas Kürbiskernöl sowie den übrigen Kernen garniert servieren.

PRO PORTION: 282 KCAL | 12 G E | 17 G F | 24 G KH

Gemüse-Minestrone

00 | 35 std : min

ZUTATEN FÜR 4 Personen

LOW CARB · LOW FAT

* 1 kleine Zwiebel, halbiert
* 20 g natives Olivenöl extra
* 200 g Karotten, in Scheiben
* 150 g Zucchini, in Scheiben
* 400 g Gemüsefond
* 500 g Tomaten, in Stücken
* 50 g Staudensellerie, in Ringen
* 3 TL getrocknete italienische Kräuter
* 1 Lorbeerblatt
* 3 Stiele Thymian
* 1 TL Salz
* ¼ TL frisch gemahlener schwarzer Pfeffer

1 | Die Zwiebel in den Mixtopf geben und **5 Sek. | Stufe 6** zerkleinern, mit dem Spatel nach unten schieben. Das Öl zufügen und **3 Min. | 120 °C** [TM31 bitte Varoma] **| Stufe 2** andünsten. Die Karotten mit den Zucchini zugeben und weitere **6 Min. | 120 °C** [TM31 bitte Varoma] **| Linkslauf | Stufe 1** dünsten.

2 | Restliche Zutaten zufügen und **24 Min. | 90 °C | Linkslauf | Sanftrührstufe** ohne Messbecher kochen lassen. Dann nach Belieben mit Salz sowie Pfeffer abschmecken und servieren.

PRO PORTION: 124 KCAL | 3 G E | 7 G F | 13 G KH

TIPP | Beim TM31 die Flüssigkeitsmenge ggf. etwas verringern.

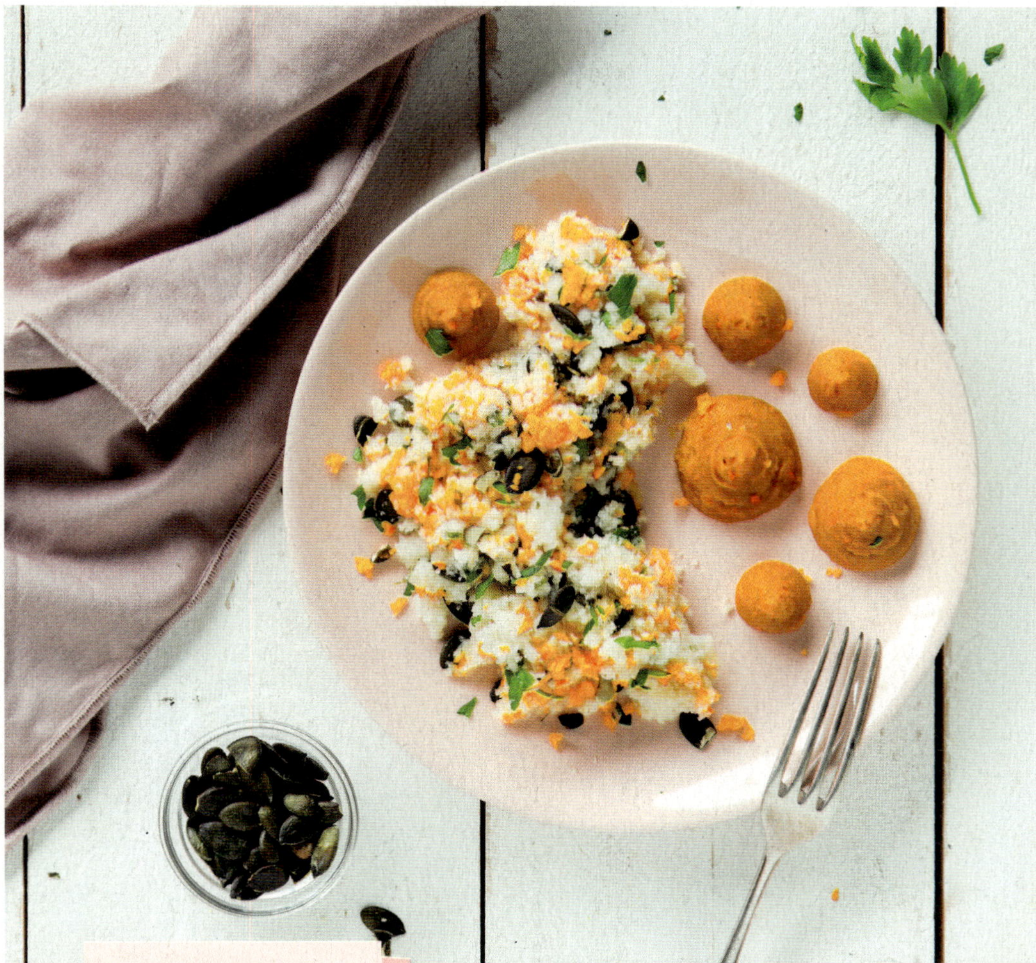

Mittag

Blumenkohl-„Couscous“ mit zweierlei Kürbis

Rezept siehe linke Seite

Low Carb

Wir ersetzen in unserer Mittagsmahlzeit Couscous durch **Blumenkohl und Kürbis**. Eine tolle basische sowie Low-Carb-Variante! Wenn ihr dieses Gericht abends essen wollt, dann könnt ihr das Gemüse in etwas Olivenöl bei niedriger Hitze mit 50 ml Gemüsebrühe dünsten. So ist der Kohl bekömmlicher.

Abend

Gemüse-Minestrone

Rezept siehe linke Seite

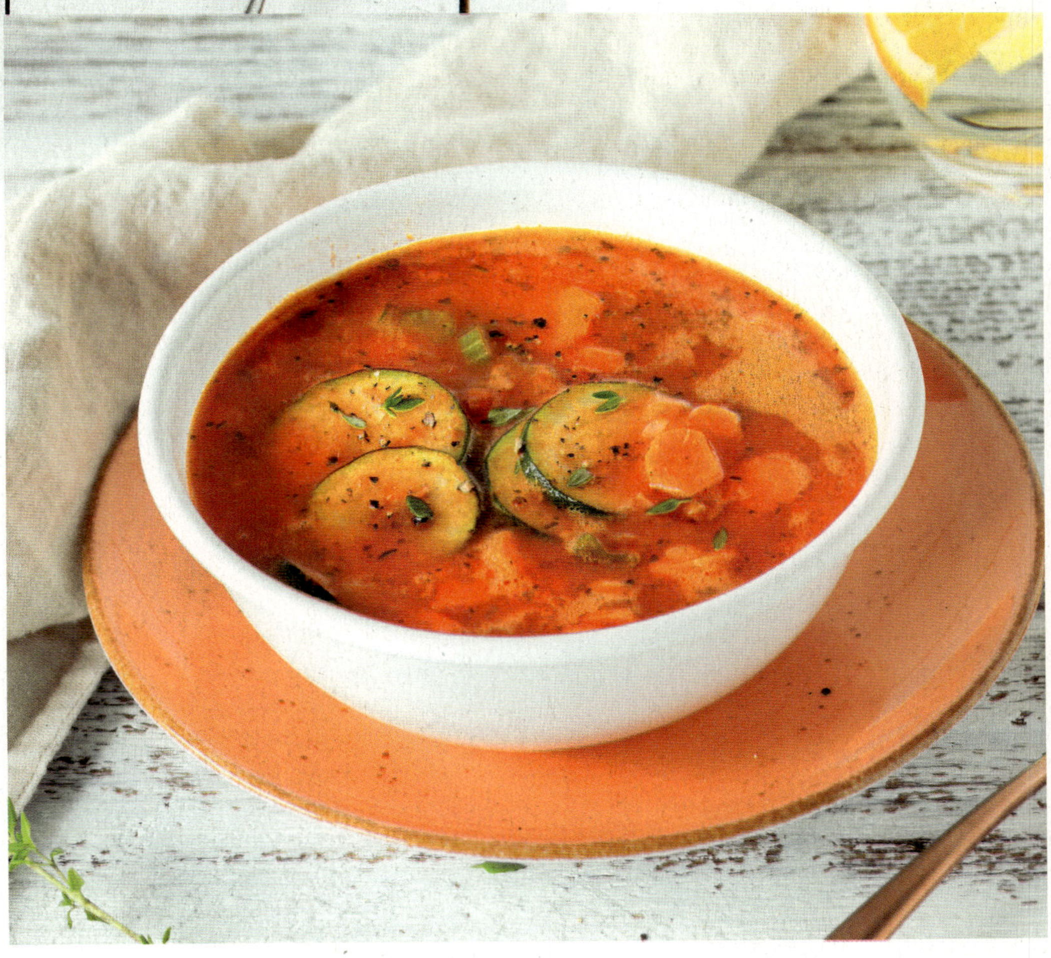

Das Geheimnis
HINTER BASENFASTEN

Sabine Wacker entwickelte die Methode des Basenfastens vor über 20 Jahren. Heute ist die Wacker-Methode® eine der beliebtesten Fastenarten. Die Ernährungsexpertin verrät uns, wie basische Ernährung auf unseren Körper wirkt und warum uns Obst und Gemüse so guttun

Interview: Hannah Hold

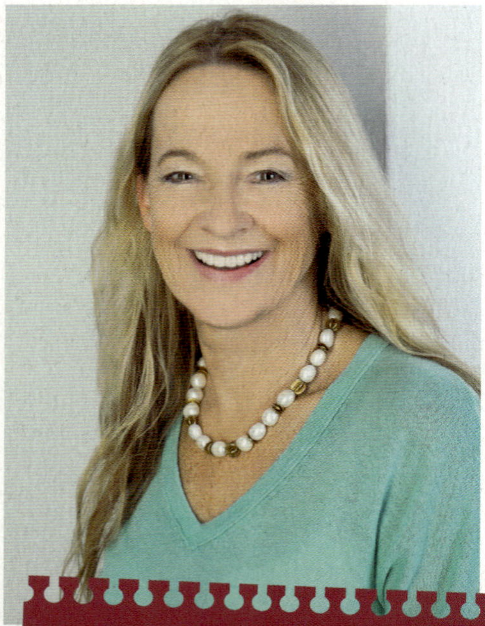

Sabine Wacker ist Heilpraktikerin mit Medizinstudium, Basenfasten-Entwicklerin und hat zahlreiche Bücher rund um basische Ernährung geschrieben. Sie und ihre Familie sind die führenden Experten zu den Themen Basenfasten und basische Ernährung in Deutschland.
Seit 2014 baut Familie Wacker die Zusammenarbeit mit Hotels im deutschsprachigen Raum stetig aus. Aktuell bieten 40 Wellness-Hotels Urlaub mit Basenfasten nach der Wacker-Methode® an. Informationen zum Konzept, alle Hotels sowie einen Onlineshop findet ihr unter **www.basenfasten.de**

Basenfasten gibt es nun schon seit mehr als 20 Jahren. Wie sind Sie denn damals auf das Konzept gekommen?

1994 habe ich meine Praxis als Heilpraktikerin eröffnet und Heilfasten-Kurse geleitet. Während des Heilfastens nimmt man ja gar keine feste Nahrung zu sich. Ich habe festgestellt, dass die Menschen danach wenig motiviert sind, ihre Ernährung grundlegend zu ändern. Ich wollte, dass während einer Fastenwoche bereits richtig viel passiert – auf dem Teller und auch im Kopf. Dafür braucht man ein Geschmackserlebnis. Da habe ich gedacht, es muss ja nicht gleich richtiges Fasten sein. Es würde vielleicht reichen, wenn ein Mensch wenigstens ein paar ganz schlimme Lebensmittel weglässt. Das war der Grundgedanke.

Was meinen Sie mit schlimmen Lebensmitteln?

Süßigkeiten, Limonade, Kaffee, Alkohol, Milchprodukte, Fleisch, Fisch sowie Getreide – das ist oftmals zu viel und schwer verdaulich. Beim Basenfasten ernähre ich mich hauptsächlich von Gemüse und Obst.

Ist jedes Gemüse und Obst basisch?

Es gibt kleine Ausnahmen wie Artischocke, Rosenkohl und Spargel. Diese Gemüse haben eine etwas höhere Säurekonzentration. Nüsse sind teilweise auch basisch, zum Beispiel Mandeln, frische Walnüsse, Pistazien, Macadamianüsse, Paranüsse und Zedernkerne. Sie enthalten viele B-Vitamine, Mineralstoffe, Eiweiß sowie gute Fette und sind deshalb wertvolle Lebensmittel.

Was passiert im Körper während des Fastens?

Es gibt keine wissenschaftlichen Belege. Durch Forschung wurde jedoch Folgendes festgestellt: Wenn man sich überwiegend von Säurebildnern ernährt, bedeutet das für die Nieren eine erhöhte Belastung. Basenfasten ist eine Entlastung für den Körper. Dadurch, dass ich ein oder zwei Wochen alles mit erhöhter Säurelast weglasse, laufen die Ausscheidungsvorgänge von Niere, Darm und Haut wieder einfacher.

Woran merkt man, dass es funktioniert?

Das merkt man daran, dass man keinen Mund- oder Schweißgeruch mehr hat oder der Urin klarer wird. Ein weiterer Nebeneffekt ist das Abnehmen – bei einer Fastenkur verliert man etwa ein bis vier Kilogramm, je nach Alter und je nach Geschlecht. Jeder Dritte meiner Kunden sagt, dass sein Hautbild schöner wird.

Ist Basenfasten für jeden geeignet?

Grundsätzlich ja! Es gibt natürlich Zeiten im Leben, in denen man es nicht tun sollte. Zum Beispiel während einer Schwangerschaft und in der Stillzeit. Ich würde es keinem Menschen mit Essstörungen empfehlen. Man sollte auch nicht basenfasten, wenn man eine schwere Erkrankung im Endstadium hat. Auch Kinder sollten eine Fastenkur nur unter ganz bestimmten Umständen machen, zum Beispiel wenn Übergewicht zu einem gesundheitlichen Problem wird. Anfängern empfehle ich, sich einen ein- bis zweiwöchigen Plan zurechtzulegen. In meinen Büchern gibt es zum Beispiel Wochenpläne.

Buchtipps

Wie oft sollte ich eine Basenkur machen?
Immer, wenn ich das Gefühl habe, ich müsse mal etwas für mich tun. Wenn ich meinen Körper entlasten, vielleicht auch ein bisschen Speck loswerden und mich wieder fitter und beweglicher fühlen möchte.

Woran erkenne ich, dass mein Körper eine Basenfastenkur braucht?
Das merke ich an vielen Kleinigkeiten, von denen jede für sich nicht dramatisch ist. Müdigkeit und nicht aus den Puschen kommen, sich immer schlapp fühlen, schnell Kopfweh kriegen, nicht mehr so stressresistent sein. Unreine Haut, eine schlechtere Verdauung, übel riechender Schweiß. Ich merke es auch daran, dass die Beweglichkeit der Gelenke zurückgeht und ich Schmerzen habe. Das alles können Hinweise darauf sein, dass diese Regulationsvorgänge im Körper aus dem Lot geraten sind – und dazu gehört eben der Säure-Basen-Haushalt. Erstaunlich ist, dass bei genau diesen „Symptömchen“ nach einer, maximal zwei Wochen Basenfasten bei den meisten Menschen eine deutliche Besserung zu sehen ist.

Welche Erfolgsgeschichte hat Sie berührt?
Ich habe eine Geschichte von einem unserer Hotels gehört. Eine Familie hatte die Oma dabei, die war weit über 80 Jahre alt. Sie ist mit dem Rollator gekommen und hat nach fünf Tagen Basenfasten den Rollator im Zimmer „vergessen“, weil sie wieder laufen konnte. Besonders im Bezug auf die Gelenke ist Basenfasten sehr gut.

Was muss ich beim Basenfasten beachten?
Beim Basenfasten sollte ich nicht einfach wild Obst und Gemüse durcheinanderessen. Wir von Wacker haben die Kur so gestaltet, dass der Obstanteil etwa 20 Prozent betragen soll. Obst gärt mehr durch den höheren Zuckergehalt. Täglich nimmt man drei feste Mahlzeiten im Abstand von mindestens vier Stunden zu sich. Zur Fastenkur gehört auch tägliche Bewegung, zum Beispiel Laufen, Radfahren oder Tanzen. Ich sollte auch darauf achten, genug Schlaf zu bekommen, um die Balance von Aktivität und Ruhephasen einzuhalten. In der Ruhe regeneriert der Körper enorm. Zudem sind Basenbäder oder basische Körperpeelings vor dem Zubettgehen sinnvoll, sie fördern Ausscheidung über die Haut.

Wann sollte die letzte Mahlzeit gegessen werden?
Um 18 Uhr, weswegen wir eine relativ lange Pause in der Nacht haben. Das tut dem Organismus gut!

Wie würde so ein kulinarischer Tagesplan nach der Wacker-Methode® aussehen?
Morgens ein basisches Müsli aus Erdmandelflocken oder „Wacker gekeimtes Müsli“ mit Obst der Saison. Alternativ ein Porridge für alle, die warm essen möchten. Mittags würde ich dann einen Salat essen. Rohkost sollte man nur bis 14 Uhr zu sich nehmen. Abends gibt es eine Suppe oder ein Gemüse-Gericht. Dazu gehört, dass ich 2,5 bis 3 Liter trinke. Wasser, heiß oder kalt, sowie verdünnte Kräutertees. Morgens auch mal ein Ingwerwasser, um den Kreislauf in Schwung zu bringen.

Wie verhindere ich, dass ich während des Fastens Lust auf Süßigkeiten bekomme?
Jeder hat die Angst, dass das passiert! Der Witz ist, dass es so gut wie nie eintrifft. Man hat ja süß in Form von Karotten oder Müsli. Außerdem gehe ich rein in die Woche und sage mir: Jetzt tue ich meinem Körper etwas Gutes! Deshalb verändert Basenfasten auch meine innere Haltung. Süßigkeitenlust habe ich selten von Menschen gehört, eher Lust auf ein Vollkornbrot mit Butter am Ende der ersten oder zweiten Woche. Wenn trotzdem jemand Lust auf etwas Süßes hat, kann er zwischendurch eine Dattel oder Ähnliches essen. Es gibt auch tolle Rezepte für basische Süßspeisen in meinen Büchern.

Gönnen Sie Ihrem Körper regelmäßige Basenfastenkuren?
Ja natürlich! Ich lege immer wieder solche basischen Tage ein. Auf Reisen esse ich in meinen Hotels zwei oder drei Tage basisch. Zu Hause esse ich vormittags immer mein basisches Müsli und abends auch mal nur ein paar Oliven oder Avocado. Tage, an denen ich fast nichts basisches bekomme, machen mich wahnsinnig. Irgendwann verlangt der Körper danach. Deshalb habe ich immer basische Vorräte zu Hause – und wenn es nur ein Glas Oliven ist!

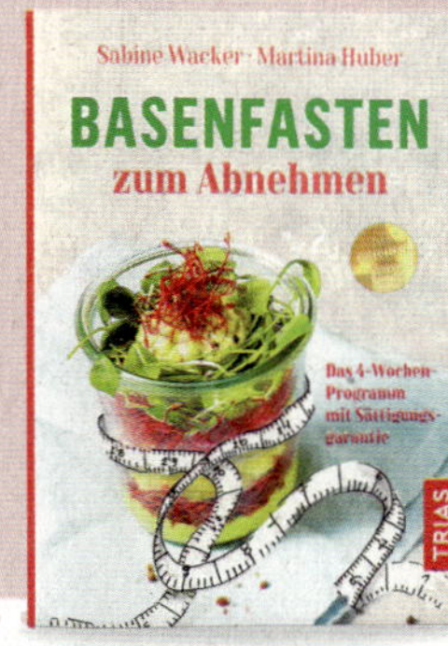

Für die schlanke Linie

Mit Basenfasten abnehmen? Geht ganz leicht! Das neueste Buch von Sabine Wacker führt durch ein raffiniertes 4-Wochen-Programm, mit dem ganz schnell und rundum gesund überflüssige Pfunde schmelzen. Sättigungsgarantie inklusive! „Basenfasten zum Abnehmen“, **16,99 Euro, Trias**

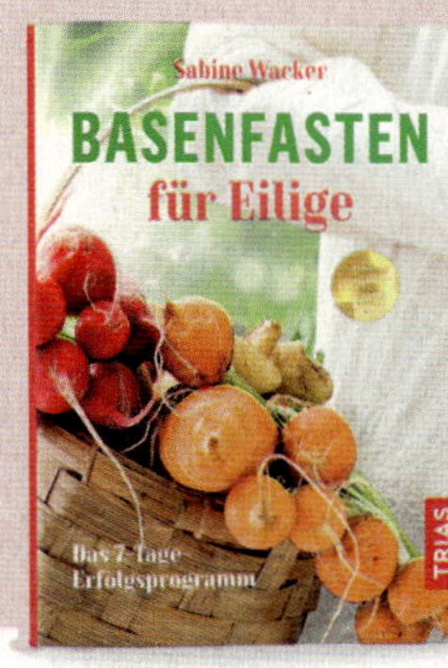

Für Eilige

Ideal für alle, die ihrem Körper etwas Gutes tun wollen, aber eigentlich keine Zeit haben. Aufwendig einkaufen oder Kalorien zählen gibt es hier nicht. Alle 33 Rezepte sind in spätestens 15 Minuten auf dem Tisch. „Basenfasten für Eilige“, **14,99 Euro, Trias**

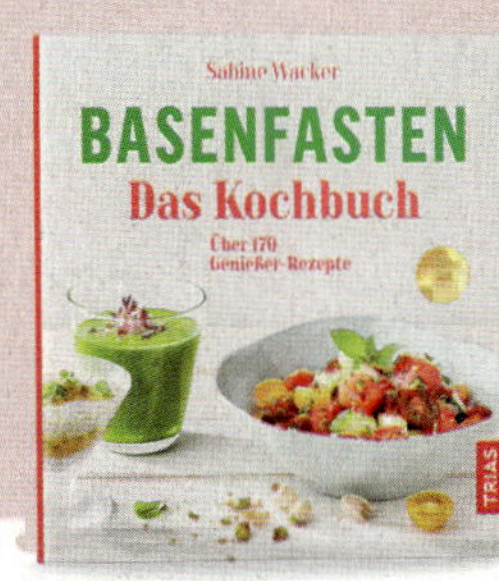

Für Genießer

In diesem Kochbuch findet ihr 170 basische Genießer-Rezepte, darunter auch ein paar für den Thermomix®. Neben fruchtigen Obstsalaten, frischen Gemüse-Gerichten, Smoothies und wärmenden Suppen gibt es die wichtigsten Basics zur Säure-Basen-Balance und viele praktische Tipps. „Basenfasten – Das Kochbuch“, **19,99 Euro, Trias**

Fotos: Sabine Wacker (1); PR (3) | Illustration: shutterstock.com/ Marish (1)

Kur(ieren) – aber richtig!

Regelmäßige Fastenkuren reinigen den Körper und **stärken das Immunsystem**. Wir verraten euch, wie Fasten überhaupt funktioniert und für wen es geeignet ist

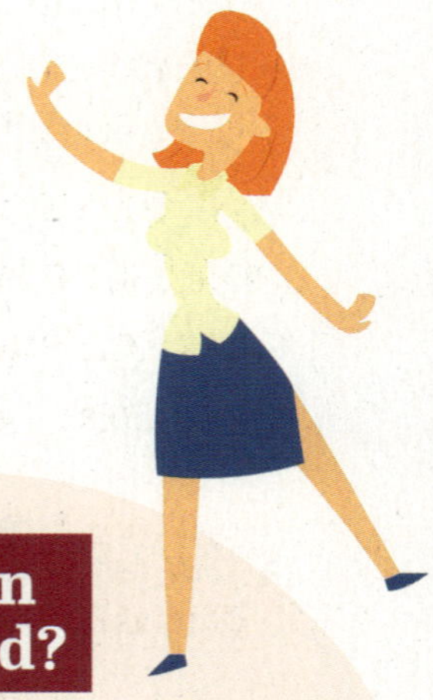

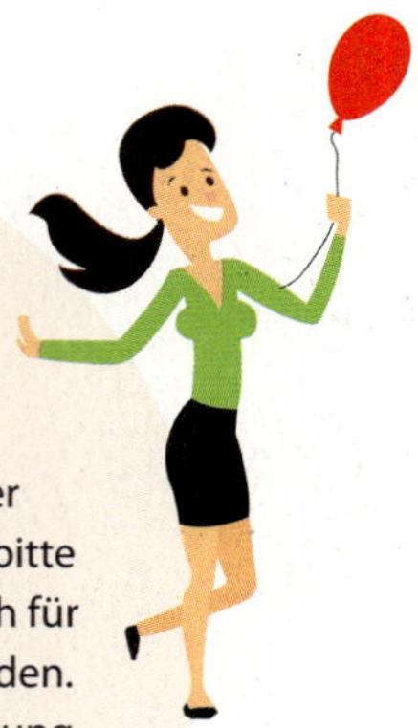

Wer sollte nicht fasten?

Schwangere, Stillende, Kinder oder Menschen mit Essstörungen sollten bitte nicht fasten. Das gilt in der Regel auch für Personen mit chronischen Beschwerden. Das Fasten kann Einfluss auf die Wirkung von Medikamenten nehmen. Generell ist es ratsam, eine Fastenkur zuvor mit dem **Hausarzt** abzusprechen.

Warum ist Fasten eigentlich gesund?

Wenn wir zu viel, zu oft, zu süß, zu salzig essen, schlägt das nicht nur auf die Hüfte – es kann den gesamten Organismus belasten. Dann fühlen wir uns matt und leiden unter Verdauungsproblemen, schlechter Haut oder Kopf- und Gliederschmerzen. Bei einer Fastenkur essen wir nur bestimmte Produkte, zu bestimmten Zeiten oder verzichten tageweise auf feste Nahrung. **Das hilft unserem Körper**, Giftstoffe auszuscheiden und sich zu regenerieren. Das Ergebnis: Wir fühlen uns fitter und wieder wohler in unserer Haut!

Fastenbrechen

Nach der Kur reagiert der Körper viel sensibler auf Düfte und Aromen, aber auch auf Wirkstoffe wie Koffein. Diese Aufbauphase ist eigentlich der **wichtigste Teil der Kur**. Sie ist ideal dafür geeignet, die eigenen Ernährungsgewohnheiten langfristig umzustellen.

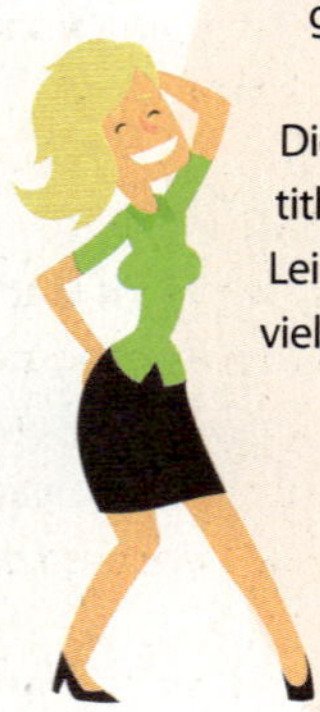

Die **erste Mahlzeit** beim Fastenbrechen ist garantiert die seit Langem appetitlichste. Macht den Anfang zum Beispiel mit einem natürlichen Joghurt mit Leinsamen. Esst viele kleinere Portionen mit reichlich Ballaststoffen und trinkt viel, aber bitte keinen Kaffee und keinen Alkohol. Gutes Kauen ist sehr wichtig!

Während des Fastens hat der Körper die Produktion von Verdauungssäften eingestellt. Nun beginnt er wieder, sie zu produzieren – stufenweise. Erst **nach etwa einer Woche** ist die volle Verdauungskraft wiederhergestellt. Vorher wäre der Magen nicht in der Lage, eine normale Portion richtig zu verdauen.

Fasten 5-mal anders

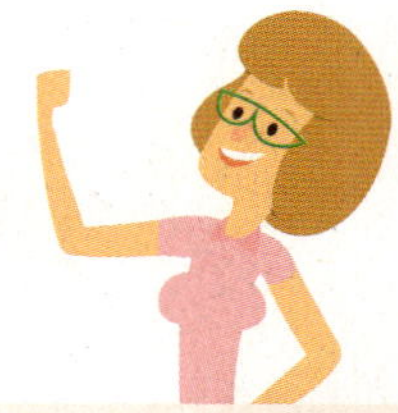

Es gibt verschiedenste Wege zu fasten: Mancher verzichtet stunden- oder tageweise auf feste Nahrung, andere nehmen derweil nur bestimmte Lebensmittel zu sich. Für alle gibt es ein Ziel: sich wieder wohler und gesünder zu fühlen! Wir stellen euch fünf der gängigsten Fastenarten vor

1 Früchtefasten

SO GEHT'S:
Pro Tag werden bis zu fünfmal ausschließlich frisches Obst oder leichtes Gemüse, beispielsweise Brokkoli oder Paprika, gegessen.

DAS PASSIERT IM KÖRPER:
Die Früchte liefern wichtige Vitamine und Mineralstoffe. Sie helfen dabei, den Körper zu entgiften, machen satt und reinigen den Darm.

GEEIGNET FÜR:
Einsteiger, da durch die fünf Mahlzeiten der gewohnte Tagesrhythmus beim Essen beibehalten wird.

2 Intervallfasten

SO GEHT'S:
Es gibt unterschiedliche Formen des Intervallfastens. Bei manchen wird an zwei von sieben Wochentagen sehr wenig verzehrt oder generell auf eine Mahlzeit pro Tag verzichtet. Auf dem Speiseplan stehen viele Früchte, Gemüse, Vollkornprodukte und Proteine. Die Intervallfasten-Methoden können als dauerhafte Ernährungsformen angewendet werden.

DAS PASSIERT IM KÖRPER:
Während der Fastenphasen verbrennt der Körper vorhandene Fettreserven.

GEEIGNET FÜR:
Grundsätzlich jeden, bis auf Typ-1-Diabetiker.

3 Molkefasten

SO GEHT'S:
Beim Molkefasten werden die täglichen Mahlzeiten durch mindestens drei Liter Flüssigkeit ersetzt – davon etwa ein Liter Molke, Kräuter- und Früchtetees sowie stilles Mineralwasser.

DAS PASSIERT IM KÖRPER:
Der Milchzucker und die -säure in der Molke wirken sich positiv auf den Darm aus und fördern die Entwässerung des Körpers.

GEEIGNET FÜR:
Grundsätzlich jeden, der nicht an einer Laktose-Intoleranz leidet.

4 Hildegardfasten

SO GEHT'S:
Zwischen den Entlastungs- und Aufbautagen nimmt man keine feste Nahrung zu sich. Getrunken werden Dinkelkaffee, Fenchel- und Kräutertee. Die Mahlzeiten bestehen aus Suppen wie Dinkel- oder klaren Gemüsesuppen.

DAS PASSIERT IM KÖRPER:
Durch das Fasten wird der Körper gereinigt und entschlackt. Alle entgiftenden Maßnahmen nach Hildegard sind während der Fastenkur erlaubt, zum Beispiel Sauna, Bäder, Schröpfen und Massagen.

GEEIGNET FÜR:
Gesunde Menschen.

5 Heilfasten nach Buchinger

SO GEHT'S:
Während dieser Kur werden pro Tag ausschließlich rund drei Liter Flüssigkeit getrunken: Kräutertee mit Honig, Gemüsebrühe und Obstsäfte. Begonnen wird das Heilfasten mit Entlastungstagen, an denen je eine leichte Mahlzeit gegessen wird.

DAS PASSIERT IM KÖRPER:
Durch die geringe Kalorienzufuhr greift der Körper auf seine eigenen Energiereserven zurück und Giftstoffe werden ausgeschieden.

GEEIGNET FÜR:
Menschen mit Fettleibigkeit und dabei im Zusammenhang stehenden Erkrankungen sowie rheumatischen Erkrankungen und Bluthochdruck. Natürlich können auch gesunde Menschen diese Fastenart versuchen.

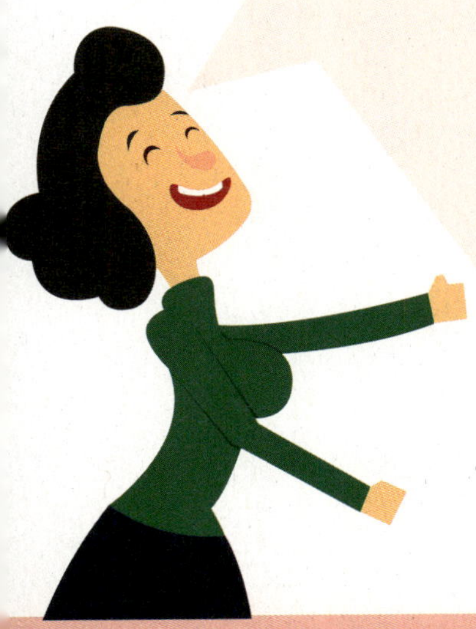

Illustrationen: Archiv (1)

Glutenfrei

Was Gluten eigentlich ist, warum manch einer es nicht verträgt und wie man es **köstlich ersetzen** kann, erfahrt ihr hier. Anschließend findet ihr 21 Rezeptideen, die mit vollwertigen Alternativen eine glutenfreie Woche zum Genuss machen

Beim Einkaufen stolpern wir häufiger über ein Symbol mit einer durchgestrichenen Ähre oder Produkte mit dem Hinweis „glutenfrei". Offenbar ist die Nachfrage nach diesen Lebensmitteln gestiegen. Aber was ist eigentlich Gluten und wieso ist es für manchen so problematisch?

Gluten in Teigwaren

Gluten ist ein Klebereiweiß, das in gängigen Getreidearten wie Weizen, Roggen und Dinkel natürlicherweise enthalten ist. Diese Getreidesorten werden für die meisten auf Mehlbasis hergestellten Lebensmittel eingesetzt. Denn: Gluten gibt Teigen Elastizität und hält sie zusammen. Fehlt Gluten, braucht man beim Backen Ersatz. Hier kann man auf fertige glutenfreie Mehle zurückgreifen oder sich seine eigene Mischung aus Nüssen, Mais, Reis, Buchweizen und Stärke herstellen (siehe rechte Seite).

Zöliakie – was passiert im Körper?

Manche Menschen vertragen Gluten nicht. Eine solche Unverträglichkeit nennt man Zöliakie. Zu den klassischen Symptomen gehören vor allem Bauchschmerzen, Völlegefühl, Durchfall, Leistungsschwäche, Blutarmut durch Eisenmangel oder Gelenkschmerzen. Zöliakie ist eine Autoimmunerkrankung , die zu 90 % genetisch veranlagt ist. Menschen mit einer Glutenunverträglichkeit müssen ihr Leben lang auf glutenhaltige Lebensmittel verzichten. Das bedeutet aber nicht, dass auch das Geschmacksvergnügen auf der Strecke bleiben muss.

Glutenfrei im Alltag?

Auch ohne die Unverträglichkeit kann man nach einem Weißbrot einen aufgeblähten Bauch haben und sich träge fühlen. Das ist jedoch nicht schlimm. Dennoch kann jeder für sich selbst testen, ob ihm eine Ernährung ohne glutenhaltige Lebensmittel wie Weizen- oder Roggenmehl guttut. Probehalber kann man für ein paar Tage auf einige Getreidesorten und Erzeugnisse, die aus diesen gewonnen werden, verzichten.

Chefredakteurin Vivien Koitka im Interview

Warum findet man in mein ZauberTopf auch glutenfreie Rezepte?

Jeden Tag erreichen uns in der **mein ZauberTopf**-Redaktion Leserfragen, die uns eindeutig zu verstehen geben: Viele von euch haben den Thermomix® daheim, weil sie für sich oder ein Familienmitglied eine bestimmte Kost zubereiten müssen. Der Thermomix® unterstützt euch dabei, den etwas anderen Alltag trotz allem so entspannt wie möglich zu gestalten. Ich sehe es daher als unsere Aufgabe an, zu zeigen, wie jeder – bei welchen Einschränkungen auch immer – mit einfachen Mitteln in den Genuss köstlicher, selbst gemachter Gerichte und Leckerbissen kommt.

Ernährst du dich glutenfrei?

Ich habe das Glück, in meiner täglichen Ernährung nicht auf Gluten verzichten zu müssen. Ich liebe es zu backen und genieße auch jede Art von Gebäck. Daher experimentiere ich ausgesprochen gern mit Alternativen zu herkömmlichen Zutaten und entdecke dabei immer wieder neue Kombinationsmöglichkeiten. Die Welt der glutenfreien Backzutaten bereichert dabei meine Vorratskammer.

Für Menschen mit einer Glutenunverträglichkeit oder einer Zöliakie sieht das natürlich ganz anders aus. Da muss jedes Rezept ohne glutenhaltige Lebensmittel auskommen. Der Wunsch nach einer wirklich köstlichen Alternative ist groß. Die gute Nachricht ist, dass alle klassischen Gerichte und Gebäcke, die üblicherweise mit glutenhaltigen Zutaten zubereitet werden, sich auch glutenfrei herstellen lassen – und das ist wirklich keine Zauberei!

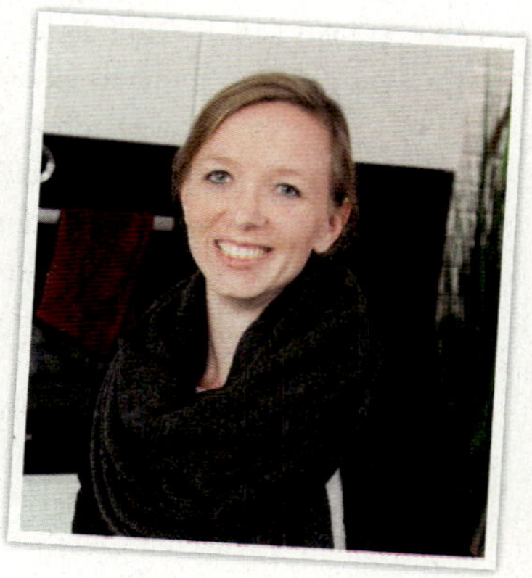

Wie kommt der Thermomix® dabei ins Spiel?

Der Thermomix® verschafft große Erleichterung bei der Herstellung eigener Mehle. Diese setzen wir beim Kochen und Backen ein; wir benötigen sie für Brote und Kuchen, Pizza- oder Pastateig – also alles, was wir im Alltag gern und oft essen.

Was begeistert dich besonders an der glutenfreien Küche?

Pudriges, feines Reismehl schafft eine faszinierend softe Konsistenz in Gebäck. Einen einfachen Zitronenkuchen hebt man damit auf ein ganz neues Level. Am besten wird er dann im Varoma gegart – das erhält seine Feuchtigkeit.

Was sind die Herausforderungen und Schwierigkeiten im Alltag?

Beim Einkaufen ist es oft ziemlich mühsam festzustellen, ob speziell Fertigprodukte glutenfrei sind, wenn es nicht explizit und groß auf der Verpackung steht. Ist die Schokolade, das Müsli, die Pizza, der Blätterteig, der Tortenguss, das Bier glutenfrei? Fragen, die man sich mit einer Zöliakie bei jedem Produkt stellen muss. Auf der Website der Deutschen Zöliakie Gesellschaft e. V. – www.dzg-online.de – findet ihr eine Liste von Lebens mittelherstellern, die sich verpflichtet haben, Standards einzuhalten, die eine Glutenfreiheit bei der Herstellung gewährleisten. Wer nur aus Interesse glutenfreie Gerichte ausprobiert, der sollte diese auch komplett selbst zubereiten. Unsere 21 Rezepte für Frühstück, Mittag- und Abendessen zeigen viele Möglichkeiten, wie das sehr gut gelingt.

Wie passt eine glutenfreie Ernährung in den Alltag?
Wer nicht auf Gluten verzichten MUSS, kann seine Vorratskammer und damit auch seine Speisekarte um viele wundervolle Zutaten erweitern, die er sonst vielleicht gar nicht auf dem Radar hatte. Wer mag, kann dafür ausgewiesene glutenfreie Zutaten kaufen. In den meisten Supermärkten gibt es inzwischen ein Regal mit entsprechenden Produkten. Auch online findet man einige gut sortierte Shops wie beispielsweise werz.bio, die eine Glutenfreiheit bei der Herstellung gewährleisten.

Ist es teuer, sich glutenfrei zu ernähren?
Das kommt darauf an, wie man sich ernährt. Wer gern Teige, Brote, Gebäck und Ähnliches verarbeitet und isst, der muss mit teils höheren Preisen für die Grundzutaten rechnen. Herkömmliche Getreide bzw. Mehle sind aufgrund der höheren Mengen, die im Handel verkauft werden, im Verhältnis günstiger. Es ist aber auch möglich, die meisten Gerichte am Tag ohne glutenhaltige Zutaten zuzubereiten – siehe auch unsere (S)Low-Carb- und Zuckerfrei-Rezepte ab Seite 12. Hier wird schnell klar: Viele Speisen enthalten ohnehin kein Gluten. Wer nur einmal pro Woche backt oder Speisen auf Teigbasis verzehrt, der benötigt auch nur wenige der höherpreisigen Grundzutaten im Schrank.

Bekommt man die Zutaten für eine glutenfreie Woche überall?
Wer sich eine Woche oder länger glutenfrei ernähren möchte, der braucht nur eine Handvoll Zutaten wie zum Beispiel Buchweizenkörner für Mehl, Flohsamenschalen und Johannisbrotkernmehl, die für Bindung in Teigen sorgen, genau wie Kartoffel- oder Maisstärke. Alternativ ist es praktisch, ein fertiges glutenfreies Mehl zu haben. Diese Produkte sind inzwischen in nahezu jedem gut sortierten Supermarkt und nicht selten sogar beim Discounter zu finden. Zu empfehlen ist, zunächst keine riesigen Mengen der einzelnen Zutaten zu kaufen, um erst mal zu testen, was einem gut gefällt und schmeckt.

Basis REZEPTE

MEHLMISCHUNG

100 g Maiskörner in den geben und **2 Min. | Stufe 10** mahlen, umfüllen. Diesen Vorgang mit 300 g Reis, 50 g Kichererbsen und 100 g Buchweizenkörnern wiederholen. Alle Mehlsorten in den füllen und 120 g Kartoffelstärke zufügen. Die Mehlmischung **10 Sek. | Stufe 3** vermengen. In verschließbaren Dosen hält sich die glutenfreie Mehlmischung etwa 14 Tage.
PRO 100 G: 313 KCAL | 6 G E | 2 G F | 67 G KH

MÜRBETEIG

100 g Vollkornreis im **1 Min. | Stufe 10** mahlen. 100 g Zucker, 1 TL Salz, 100 g Maismehl, 90 g Stärke, 1 EL Johannisbrotkernmehl, 1 gehäufter EL gemahlene Flohsamenschalen, 1 TL glutenfreies Backpulver, 1 Ei, 170 g weiche Butter sowie 30 g kaltes Wasser zugeben und alles **20 Sek. | Stufe 4** vermengen. Teig erneut per Hand gut durchkneten und in Frischhaltefolie gewickelt 1 Std. kalt stellen. Den Teig könnt ihr dünn ausrollen und für Tartes und Kleingebäck verwenden.
PRO 100 G: 403 KCAL | 3 G E | 25 G F | 42 G KH

PIZZA

Für 4 Personen 20 g frische Hefe mit 1 TL Zucker in 200 g Wasser im **3 Min. | 37 °C | Stufe 2** erwärmen. 125 g Reismehl, 125 g Kartoffelmehl, 10 g Flohsamenschalenpulver, 1 TL Salz, 20 g natives Olivenöl extra sowie 1 TL Zitronensaft zugeben und alles **4 Min. |** zu einem glatten Teig verkneten. Dünn auf Backpapier ausrollen und mit einem Küchenhandtuch bedeckt etwa 30 Min. gehen lassen. Den Backofen auf 220 °C Ober-/Unterhitze vorheizen. Den Pizzaboden nach Belieben belegen und im Ofen etwa 15–20 Min. knusprig backen.
PRO PORTION: 296 KCAL | 5 G E | 6 G F | 58 G KH

WAFFELTEIG

Für 8 belgische Waffeln 200 g Milch, 50 g weiche Butter, 80 g braunen Zucker, 10 g selbst gemachten Vanillezucker, 3 Eier, je 100 g Reis- und Maismehl, 100 g Stärke, 2 TL Flohsamenschalenpulver, 2 TL Backpulver und 1 Prise Salz in den geben und **1 Min. | Stufe 8** verrühren. Den Teig etwa 15 Min. ruhen lassen. Dann nach Belieben 50 g Hagelzucker unterheben und den Teig portionsweise in einem vorgeheizten und ggf. gefetteten Waffeleisen ausbacken.
PRO STÜCK: 276 KCAL | 6 G E | 9 G F | 43 G KH

Glutenfrei vs. glutenhaltig

- ✓ Amarant
- ✓ Buchweizen
- ✓ Mais
- ✓ Chiasamen
- ✓ Hirse
- ✓ Hülsenfrüchte
- ✓ Kokos
- ✓ Quinoa
- ✓ Tapioka
- ✓ Nüsse

- × Dinkel
- × Roggen
- × Grünkern
- × Weizen
- × Tempura
- × Graupen
- × Gerste

*Achtet bei diesen Sorten auf die Verpackungsangabe, sie können je nach Verarbeitungsbetrieb glutenfrei sein oder Gluten enthalten!

- × Haferflocken*
- × Couscous*
- × Cornflakes*
- × Polenta*

Fotos: Archiv(1)

Los geht's

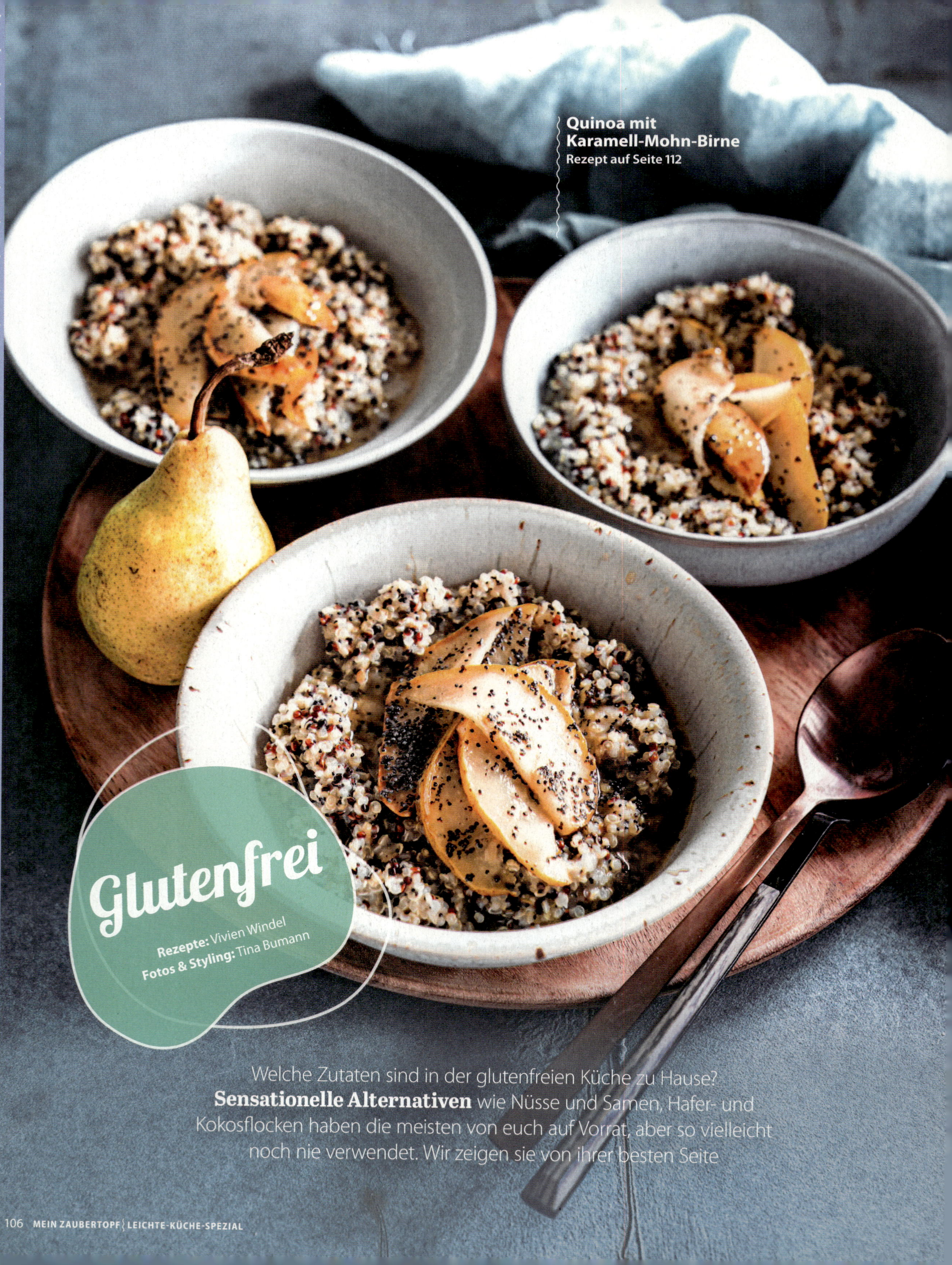

Quinoa mit Karamell-Mohn-Birne
Rezept auf Seite 112

Glutenfrei

Rezepte: Vivien Windel
Fotos & Styling: Tina Bumann

Welche Zutaten sind in der glutenfreien Küche zu Hause? **Sensationelle Alternativen** wie Nüsse und Samen, Hafer- und Kokosflocken haben die meisten von euch auf Vorrat, aber so vielleicht noch nie verwendet. Wir zeigen sie von ihrer besten Seite

7 Ideen für glutenfreies Frühstück

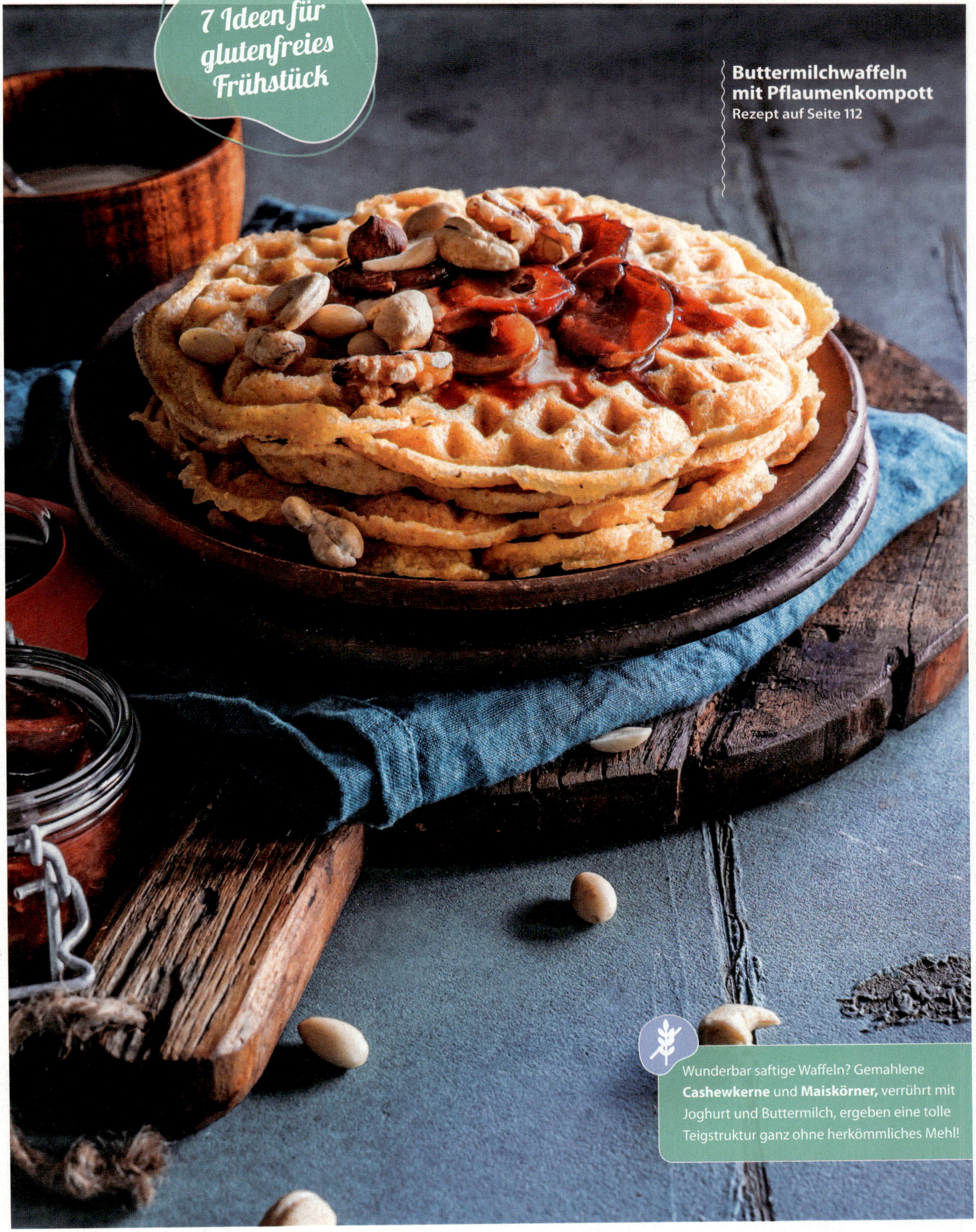

Buttermilchwaffeln mit Pflaumenkompott
Rezept auf Seite 112

Wunderbar saftige Waffeln? Gemahlene **Cashewkerne** und **Maiskörner,** verrührt mit Joghurt und Buttermilch, ergeben eine tolle Teigstruktur ganz ohne herkömmliches Mehl!

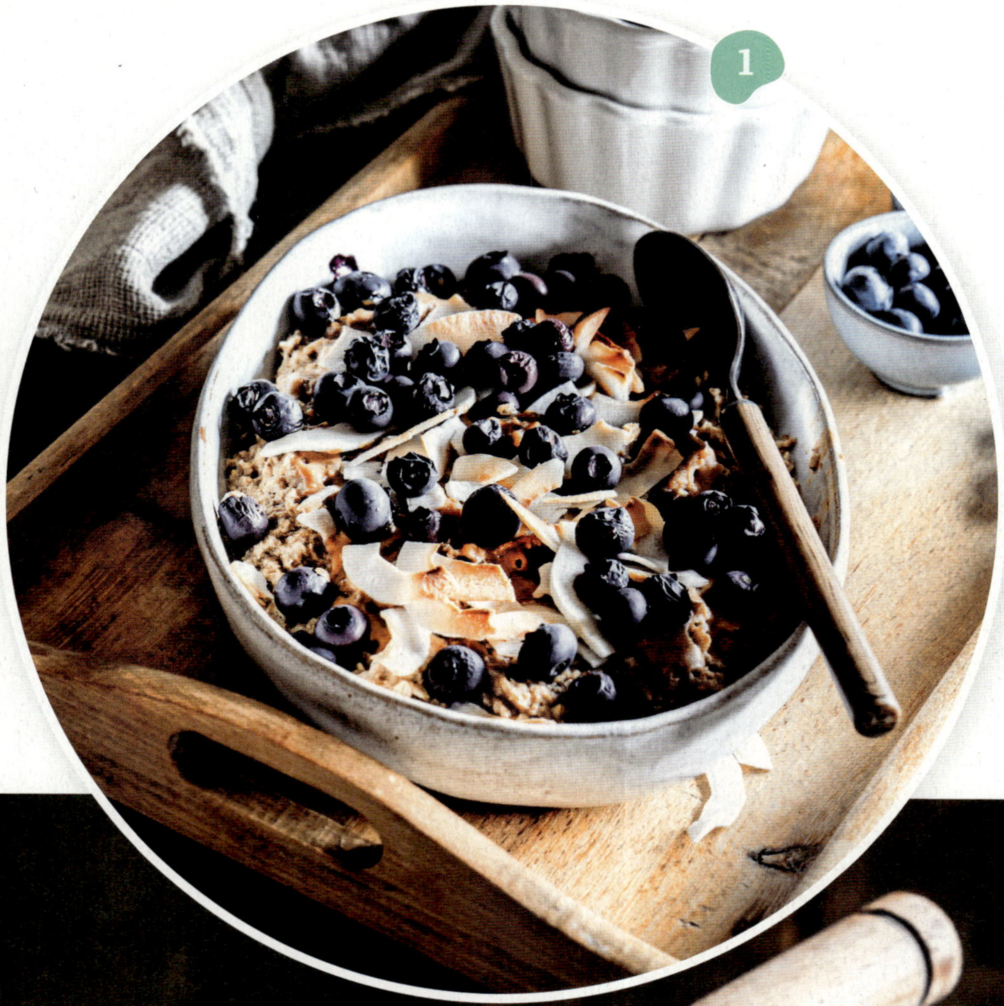

Hier treffen **Erdnusskerne, Haferflocken** und **Kokosflocken** aufeinander. Braucht es noch mehr für ein perfektes Frühstück? Ach ja: fruchtige Beeren! Alles ohne Gluten!

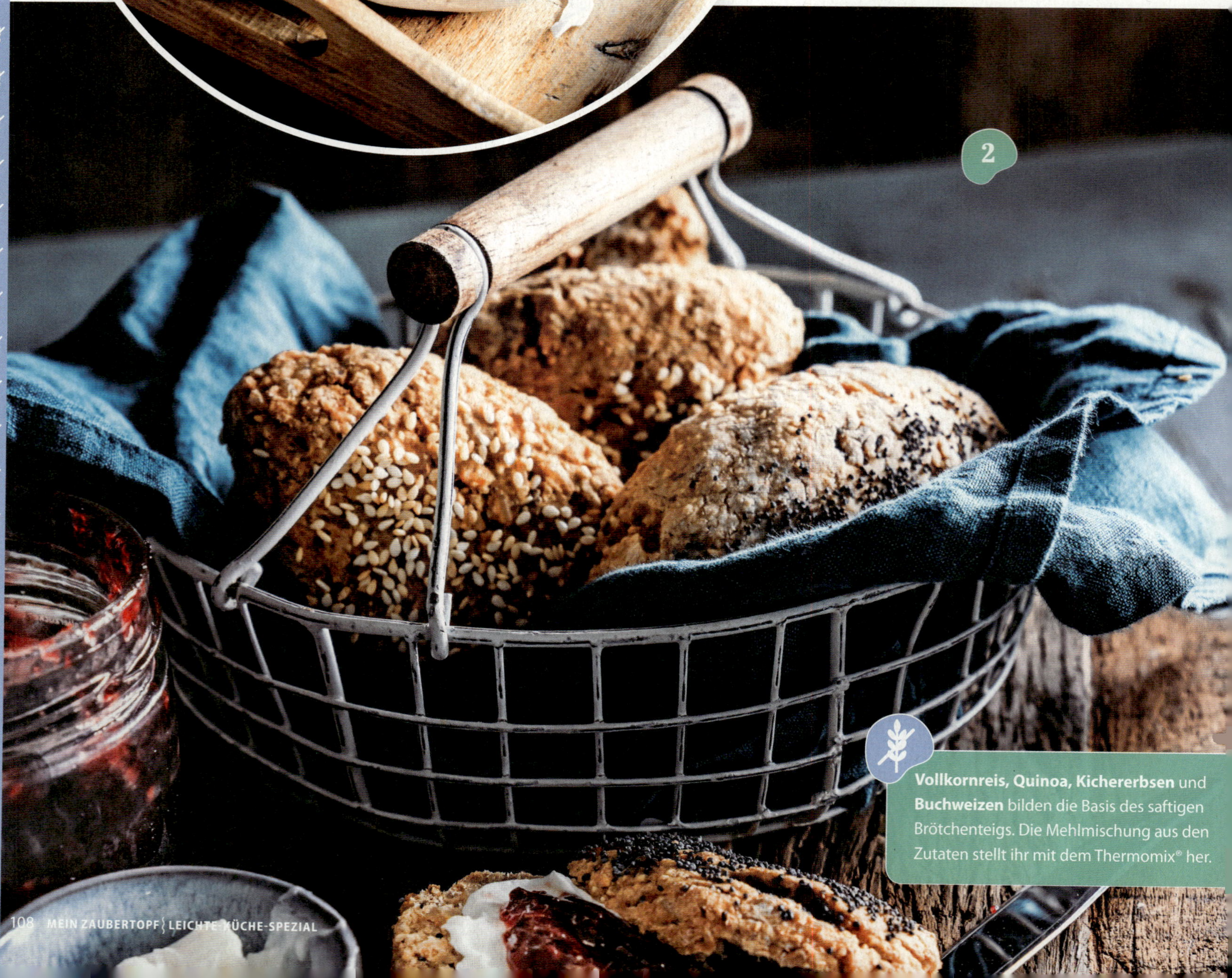

Vollkornreis, Quinoa, Kichererbsen und **Buchweizen** bilden die Basis des saftigen Brötchenteigs. Die Mehlmischung aus den Zutaten stellt ihr mit dem Thermomix® her.

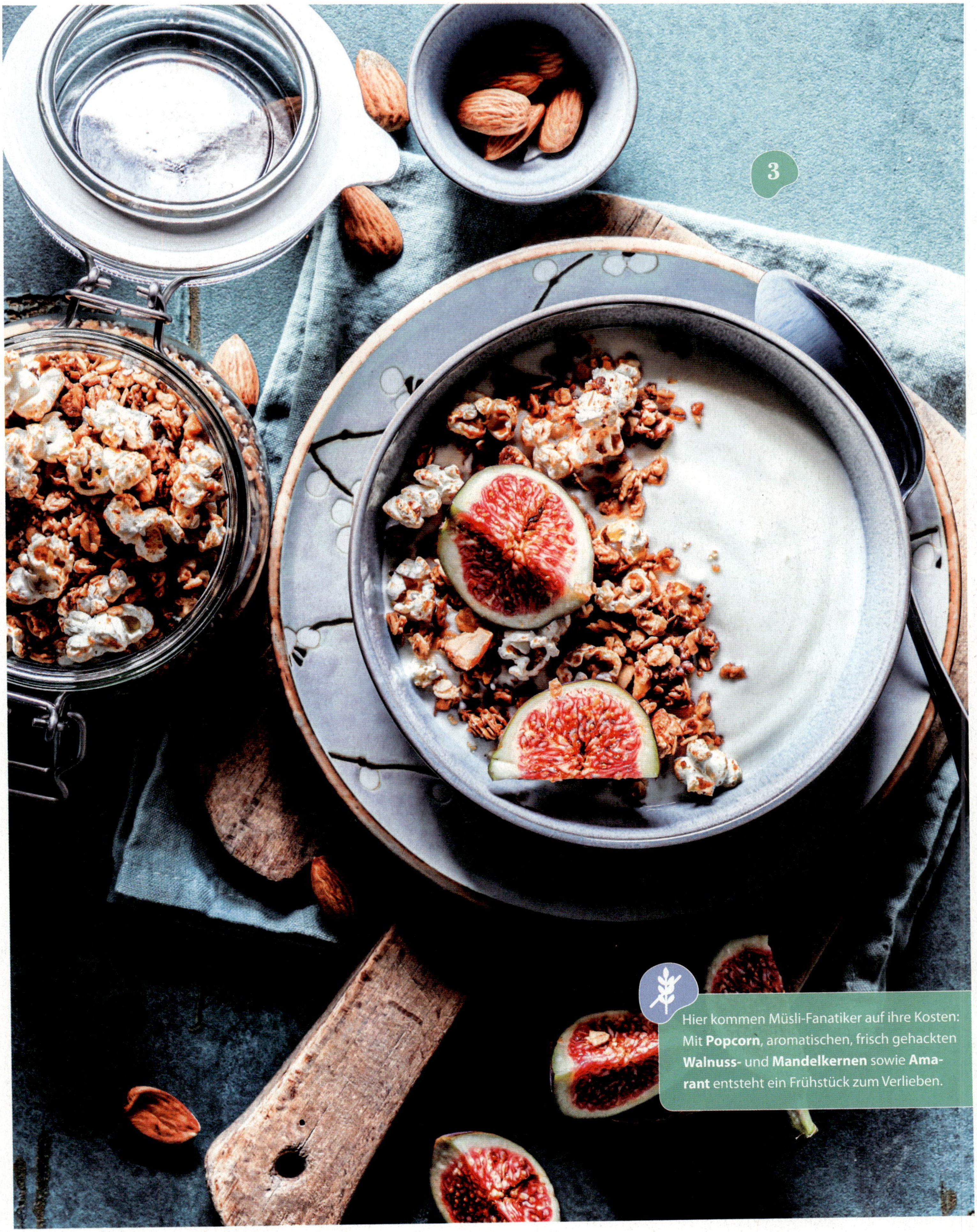

Hier kommen Müsli-Fanatiker auf ihre Kosten: Mit **Popcorn**, aromatischen, frisch gehackten **Walnuss-** und **Mandelkernen** sowie **Amarant** entsteht ein Frühstück zum Verlieben.

Tomaten-Basilikum-Omelett im Glas

00 40 std : min

ZUTATEN FÜR 6 Portionen LOW CARB LOW FAT

- **Blättchen von 4 Stielen Basilikum**
- **4 getrocknete Tomaten in Öl, abgetropft**
- **12 Eier**
- **2 Prisen Meersalz**
- **1 Prise frisch gemahlener schwarzer Pfeffer**
- **100 g Feta, zerbröselt**
- **500 g Wasser**

1 Das Basilikum in den geben und **2 Sek. | Turbo** zerkleinern. Mit dem nach unten schieben. Getrocknete Tomaten zufügen und **5 Sek. | Stufe 7** zerkleinern. Ebenfalls mit dem nach unten schieben.

2 Restliche Zutaten, bis auf Feta und Wasser, zufügen und **10 Sek. | Stufe 2,5** vermischen. Den Feta dazubröseln und mithilfe des untermischen. Die Eimasse in 6 kleine Einmachgläser (à 160 ml) füllen und in den Varoma stellen. Den spülen. Das Wasser in den füllen, den Varoma verschlossen aufsetzen und die Omeletts **25 Min. | Varoma | Stufe 2** dämpfen. Dabei zwischendurch den Deckel anheben. Heiß oder kalt servieren.

PRO PORTION: 217 KCAL | 17 G E | 15 G F | 2 G KH

Frühstück ohne glutenhaltige Zutaten? Wie wäre es mit dem Klassiker – dem **Omelett**! Es kommt standardmäßig ohne Getreide aus und kann zudem im Varoma gegart werden.

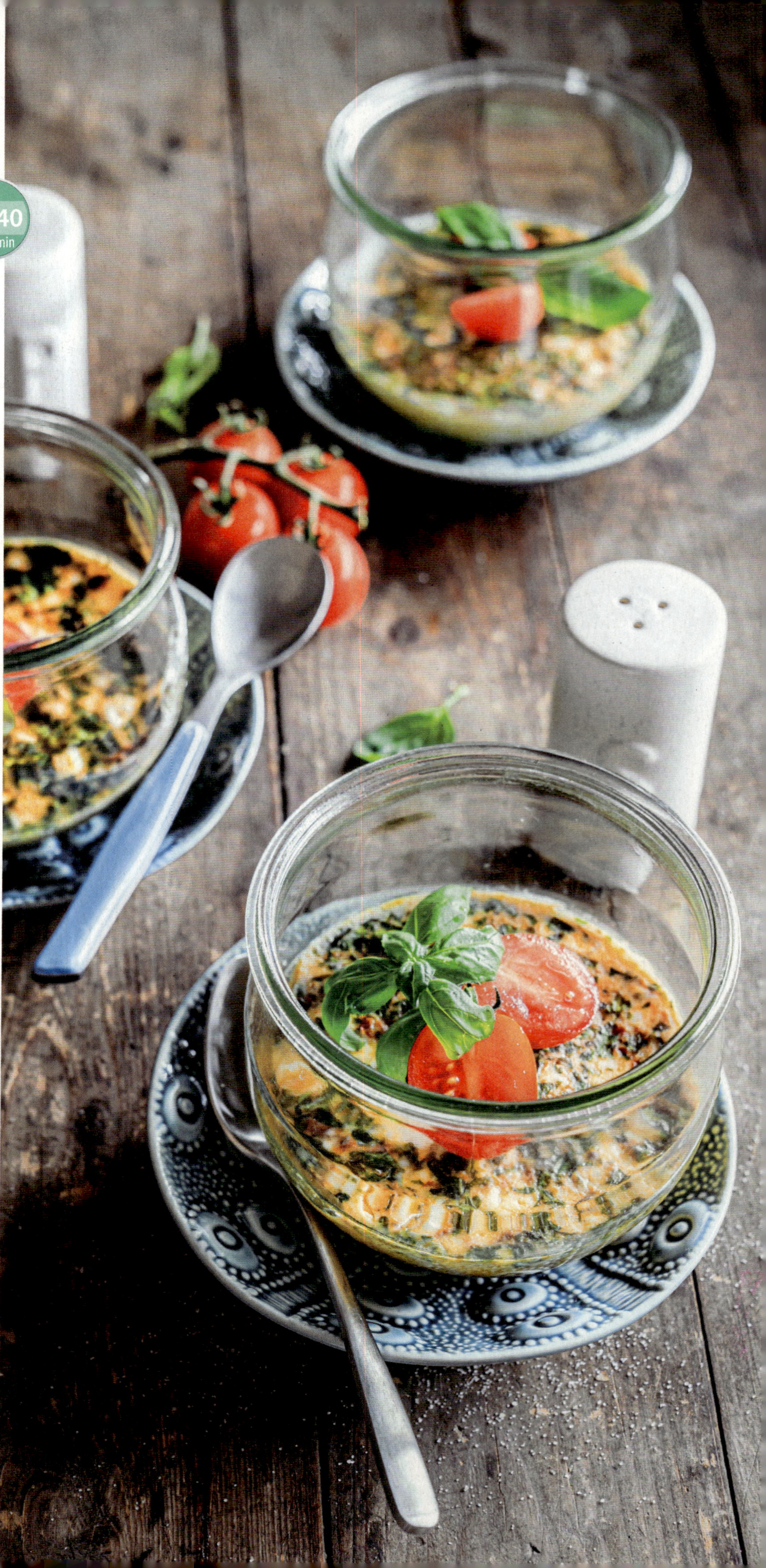

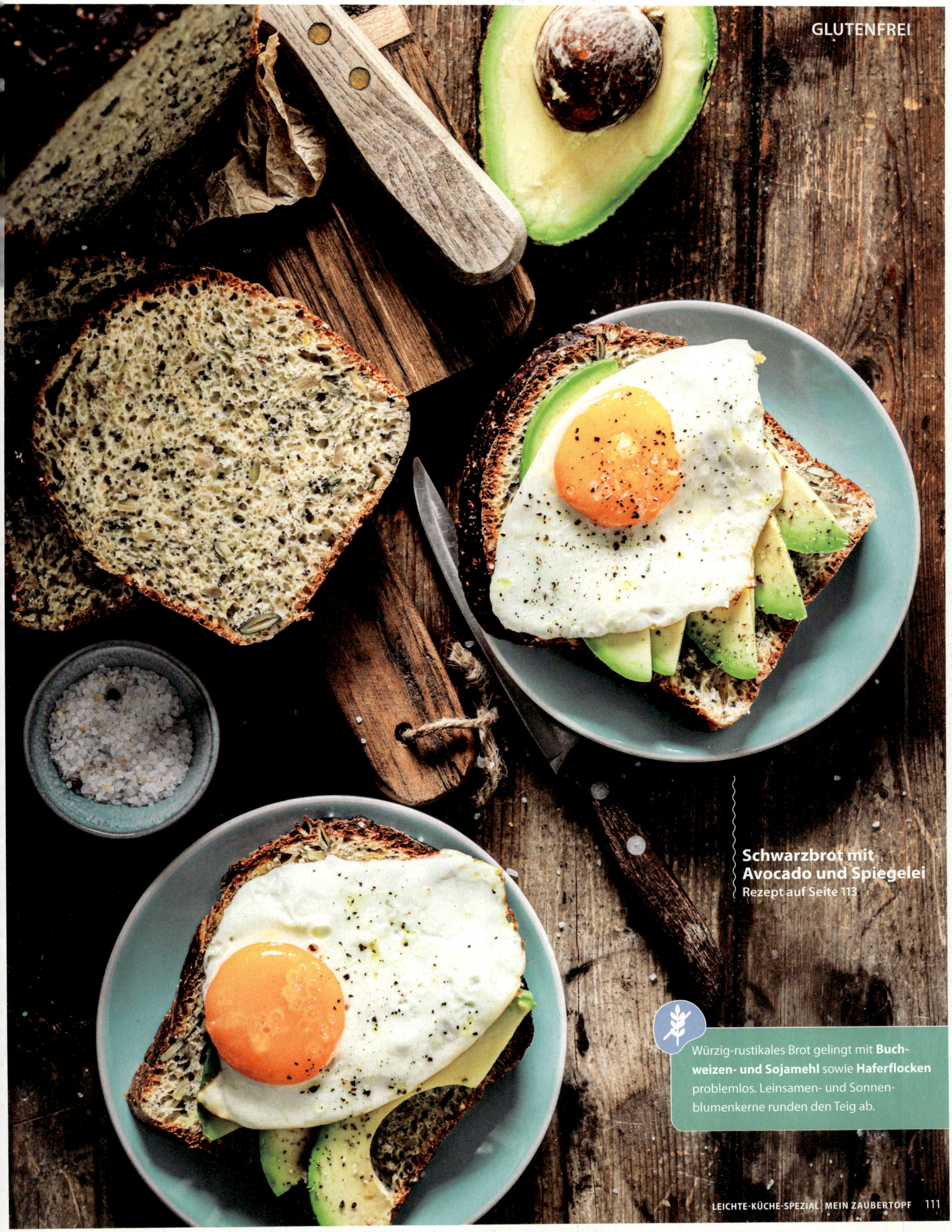

Schwarzbrot mit Avocado und Spiegelei
Rezept auf Seite 113

Würzig-rustikales Brot gelingt mit **Buchweizen- und Sojamehl** sowie **Haferflocken** problemlos. Leinsamen- und Sonnenblumenkerne runden den Teig ab.

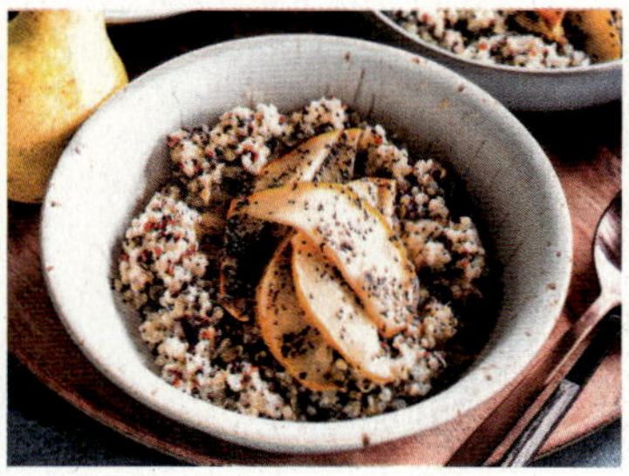

Quinoa mit Karamell-Mohn-Birne

00 25 std : min

ZUTATEN FÜR 4 Personen

- **2 Birnen**
- **200 g Quinoa**
- **200 g Milch**
- **200 g Wasser**
- **2 TL Ahornsirup**
- **2 EL Mohnsaat**
- **1 EL Kokosfett**
- **2 EL Honig**

1 | Eine Birne entkernen und in Stücke schneiden. Dann im **8 Sek. | Stufe 6** pürieren und umfüllen.

2 | Quinoa in einem Sieb so lange mit kaltem Wasser abspülen, bis das Wasser klar ist. Milch, 200 g Wasser sowie Quinoa in den geben und **15 Min. | 100 °C | |** kochen. Birnenpüree, Ahornsirup sowie 1 EL Mohn zufügen und mit dem untermischen.

3 | Die zweite Birne in feine Scheiben schneiden und in einer beschichteten Pfanne das Kokosfett erhitzen. Birnenscheiben hineingeben und mit Honig beträufeln. Birnenscheiben karamellisieren und dann mit Rest Mohn vermischen. Quinoa auf 4 Schalen verteilen und mit den karamellisierten Birnenscheiben garnieren.

PRO PORTION: 309 KCAL | 9 G E | 9 G F | 49 G KH

Quinoa und **Mohn** verleihen der Müslimischung Biss. Das Getreide und die Samen erschaffen zusammen das Mundgefühl, das herkömmliche Knuspermüslis bieten.

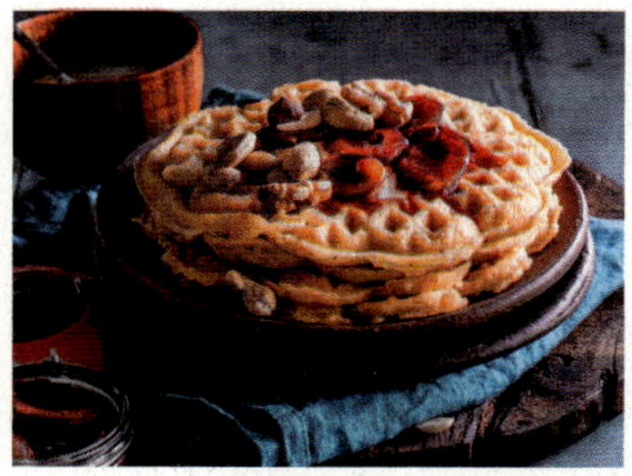

Buttermilchwaffeln mit Pflaumenkompott

00 40 std : min

ZUTATEN FÜR 10 Waffeln

- **300 g Pflaumen, halbiert**
- **50 g roter Traubensaft**
- **75 g Zucker**
- **2 TL selbst gemachter Vanillezucker**
- **2 Prisen Zimtpulver**
- **1 EL Mandellikör**
- **10 g Stärke**
- **140 g getrocknete Maiskörner**
- **50 g Cashewkerne**
- **4 Eier**
- **60 g Maisstärke**
- **2 TL glutenfreies Backpulver**
- **150 g weiche Butter, in Stücken, zzgl. etwas mehr zum Fetten**
- **200 g Buttermilch**
- **200 g griechischer Joghurt**
- **50 g Nussmischung**

1 | Pflaumen, Traubensaft, 25 g Zucker, 1 TL Vanillezucker, Zimt und Mandellikör in den geben, **10 Min. | 100 °C | | Stufe 2** aufkochen. Stärke mit 20 g Wasser anrühren und zufügen. Pflaumenkompott für weitere **5 Min. | 100 °C | | Stufe 2** kochen. In eine Schüssel umfüllen und abkühlen lassen. Den reinigen.

2 | Die Maiskörner in den geben, **1 Min. | Stufe 10** mahlen und umfüllen. Die Cashewkerne in den einwiegen, **10 Sek. | Stufe 10** mahlen und ebenfalls umfüllen.

3 | Den Rühraufsatz einsetzen und Eier sowie 50 g Zucker in den geben, **1 Min. | Stufe 3** aufschlagen. Den Rühraufsatz entfernen. Gemahlenen Mais, gemahlene Cashewkerne, Maisstärke, Backpulver, Butter sowie Buttermilch zufügen und **2 Min. | Stufe 3** vermengen.

4 | Ein Waffeleisen ggf. mit etwas Butter fetten, aus dem Teig portionsweise Waffeln goldgelb ausbacken. Mit Pflaumenkompott, Joghurt und Nüssen garniert servieren.

PRO PORTION: 366 KCAL | 7 G E | 23 G F | 32 G KH

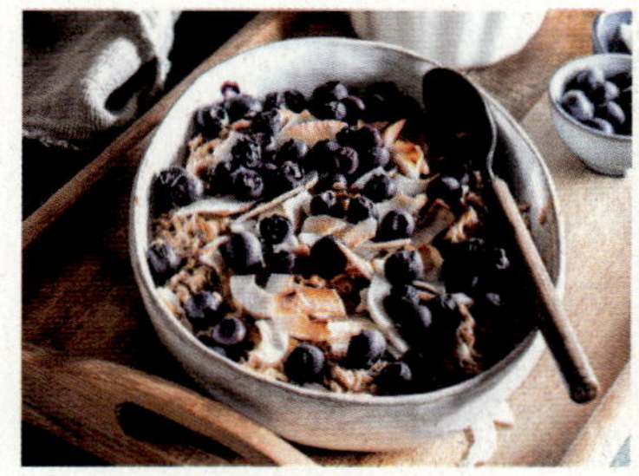

Gebackener Porridge mit Blaubeeren

00 30 std : min

ZUTATEN FÜR 4 Personen

- **200 g ungesalzene Erdnusskerne**
- **2 Prisen Meersalz**
- **2 EL Rapsöl**
- **150 g feine Haferflocken (glutenfrei)**
- **150 g kernige Haferflocken (glutenfrei)**
- **400 g Reis-Kokos-Drink**
- **2 TL Zimtpulver**
- **2 TL Ahornsirup**
- **25 g Kokosflocken**
- **200 g Blaubeeren**

1 | Backofen auf 180 °C Ober-/Unterhitze vorheizen. Die Erdnusskerne in den geben und **20 Sek. | Stufe 8** mahlen. Mit dem nach unten schieben und den Vorgang wiederholen. Salz sowie Öl zufügen und **3 Min. | Stufe 4** cremig rühren. Das Erdnussmus umfüllen und den reinigen.

2 | Haferflocken, Reis-Kokos-Drink, Zimt sowie Ahornsirup in den geben und **3 Min. | 100 °C | | Stufe 2** aufkochen. Den Porridge in eine Auflaufform füllen, Erdnussmus darübergeben und mit Kokosflocken sowie Blaubeeren garnieren. Porridge-Auflauf 15–20 Min. backen.

TIPP | Der Porridge lässt sich prima am Vorabend vorbereiten, kann im Kühlschrank gelagert und dann frisch am nächsten Morgen gebacken werden.

PRO PORTION: 701 KCAL | 25 G E | 37 G F | 72 G KH

Frühstück

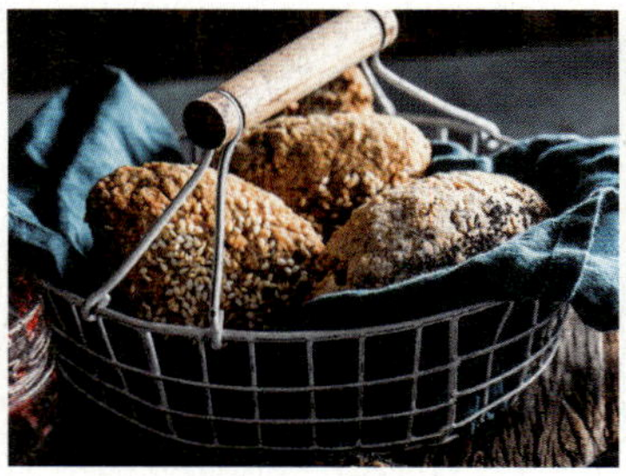

Vollkorn-Frühstücksbrötchen

00 50 std : min

ZUTATEN FÜR 16 Stück

zzgl. 2 Std. Gehzeit

- 240 g Quinoa
- 150 g Vollkornreis
- 120 g Kichererbsen
- 70 g Buchweizen
- 1 Pck. Trockenhefe
- 1 TL glutenfreies Backpulver
- ½ TL Zucker
- ½ TL Kreuzkümmelpulver
- 1½ TL Salz
- 15 g Flohsamenschalenpulver
- 350 g Mineralwasser mit Kohlensäure
- 10 g Apfelessig
- nach Belieben einige Kerne und Samen (Mohn- und Sesamsaat, Sonnenblumen-, Kürbiskerne) zum Bestreuen

1 | Quinoa in einem feinen Sieb waschen, sehr gut abtropfen lassen. Mit Reis, Kichererbsen und Buchweizen im Mixtopf **1 Min. | Stufe 10** fein mahlen. 50 g der Mehlmischung abnehmen und für die Bearbeitung beiseitestellen.

2 | Hefe, Backpulver, Zucker, Kreuzkümmel, Salz und Flohsamenschalen in den Mixtopf geben, mit dem Spatel vermengen. **3 Min. | Teigstufe** einstellen, dabei Mineralwasser und Essig durch die Deckelöffnung zugießen. Je nach Konsistenz des Teigs noch etwas Wasser oder Mehlmischung zugeben. Teig umfüllen, 1 Std. an einem warmen Ort gehen lassen. Blech mit Backpapier auslegen.

3 | Auf einer gut bemehlten Arbeitsfläche den Teig mithilfe des Spatels in 4 Teile teilen. Rundherum gut bemehlen und die Teile wiederum in 4 Portionen teilen und vorsichtig zu Brötchen formen. Auf das Blech legen, 1 Std. gehen lassen.

4 | Backofen auf 220 °C Ober-/Unterhitze vorheizen, eine ofenfeste Schüssel mit Wasser auf den Boden stellen. Brötchen mit etwas Wasser bestreichen, mit Sesam, Mohn und anderen Saaten bestreuen. Etwa 25 Min. backen. Herausnehmen, auf einem Gitter auskühlen lassen.

PRO STÜCK: 129 KCAL | 4 G E | 2 G F | 24 G KH

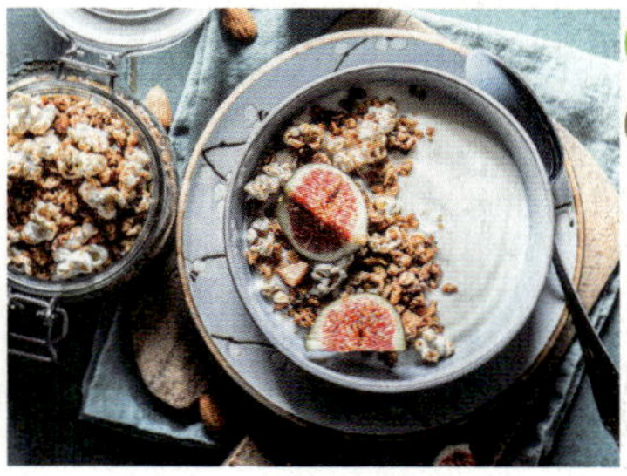

Popcorn-Knuspermüsli mit Amarant

00 40 std : min

ZUTATEN FÜR 6 Personen

- 50 g Popcornmais
- 90 g Rapsöl
- 40 g Walnusskerne
- 40 g Mandelkerne
- 80 g Ahornsirup
- ½ TL Zimtpulver
- 1 Prise Salz
- 300 g grobe und zarte Flocken (z.B. glutenfreien Hafer oder Buchweizen)
- 25 g gepuffter Amarant
- 800 g Joghurt

1 | Popcornmais und 30 g Öl in einen Topf geben und mit einem Deckel verschließen. Öl auf mittlerer Stufe erhitzen und warten, bis der Mais poppt. Abkühlen lassen.

2 | Währenddessen den Backofen auf 175 °C Ober-/Unterhitze vorheizen. Walnuss- sowie Mandelkerne in den Mixtopf geben und **2 Sek. | Stufe 5** zerkleinern, dann umfüllen.

3 | Ahornsirup, 60 g Öl, Zimt sowie Salz in den Mixtopf geben und **6 Sek. | Stufe 4** mischen. Dann **3 Min. 30 Sek. | 100 °C | Stufe 2** köcheln lassen. Sämtliche Kerne mit den Flocken sowie dem Popcorn dazugeben und **30 Sek. | Linkslauf | Stufe 2** mischen.

4 | Die Masse auf ein mit Backpapier ausgelegtes Blech geben und unter mehrmaligem Wenden etwa 20 Min. goldbraun backen. Anschließend das Blech aus dem Ofen nehmen und das Müsli auf dem Blech erkalten lassen. Amarant dazugeben und vermischen. Joghurt auf Schüsseln verteilen, mit der Müslimischung vermengen und servieren.

TIPP | Ihr könnt auch die doppelte Menge des Müslis zubereiten und in Vorratsgläser füllen. Fest verschlossen hält es sich etwa 4 Wochen.

PRO PORTION: 582 KCAL | 16 G E | 32 G F | 60 G KH

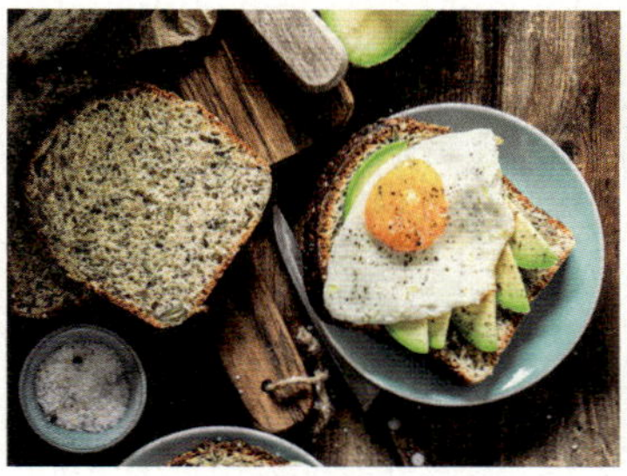

Schwarzbrot mit Avocado und Spiegelei

01 30 std : min

ZUTATEN FÜR 1 Brot à 10 Scheiben

zzgl. 2 Std. Gehzeit

- 600 g Wasser
- 10 g frische Hefe
- 150 g Sonnenblumenkerne
- 30 g Leinsamen
- 50 g Zuckerrübensirup
- 1 TL Brotgewürz
- 1 TL Salz
- 50 g glutenfreie Haferflocken zzgl. etwas mehr zum Bestreuen
- 60 g Sojamehl
- 160 g Buchweizenmehl
- 25 g Flohsamenschalen
- etwas Butter zum Fetten der Form
- 4 Eier
- etwas Pflanzenfett zum Braten
- 1 reife Avocado, in Scheiben

1 | Alle Zutaten, bis auf Butter, Avocado, Ei und Öl, in den Mixtopf geben und **3 Min. | Teigstufe** zu einem lockeren Teig verkneten. Eine Kastenform (25 cm) mit Butter fetten, mit etwas Haferflocken auskleiden und den Teig hineingeben. Den Teig abgedeckt etwa 2 Std. gehen lassen.

2 | Backofen auf 175 °C Ober-/Unterhitze vorheizen. Den Teig im vorgeheizten Ofen 1 Std. 15 Min. backen. Vor dem Verzehr gut auskühlen lassen. Anschließend die Eier in einer Pfanne mit etwas Öl zu Spiegeleiern ausbacken. Das Brot anschneiden und mit Avocadoscheiben belegen. Jeweils ein Spiegelei daraufgeben und servieren.

PRO SCHEIBE MIT AVOCADO UND EI: 367 KCAL | 18 G E | 18 G F | 31 G KH

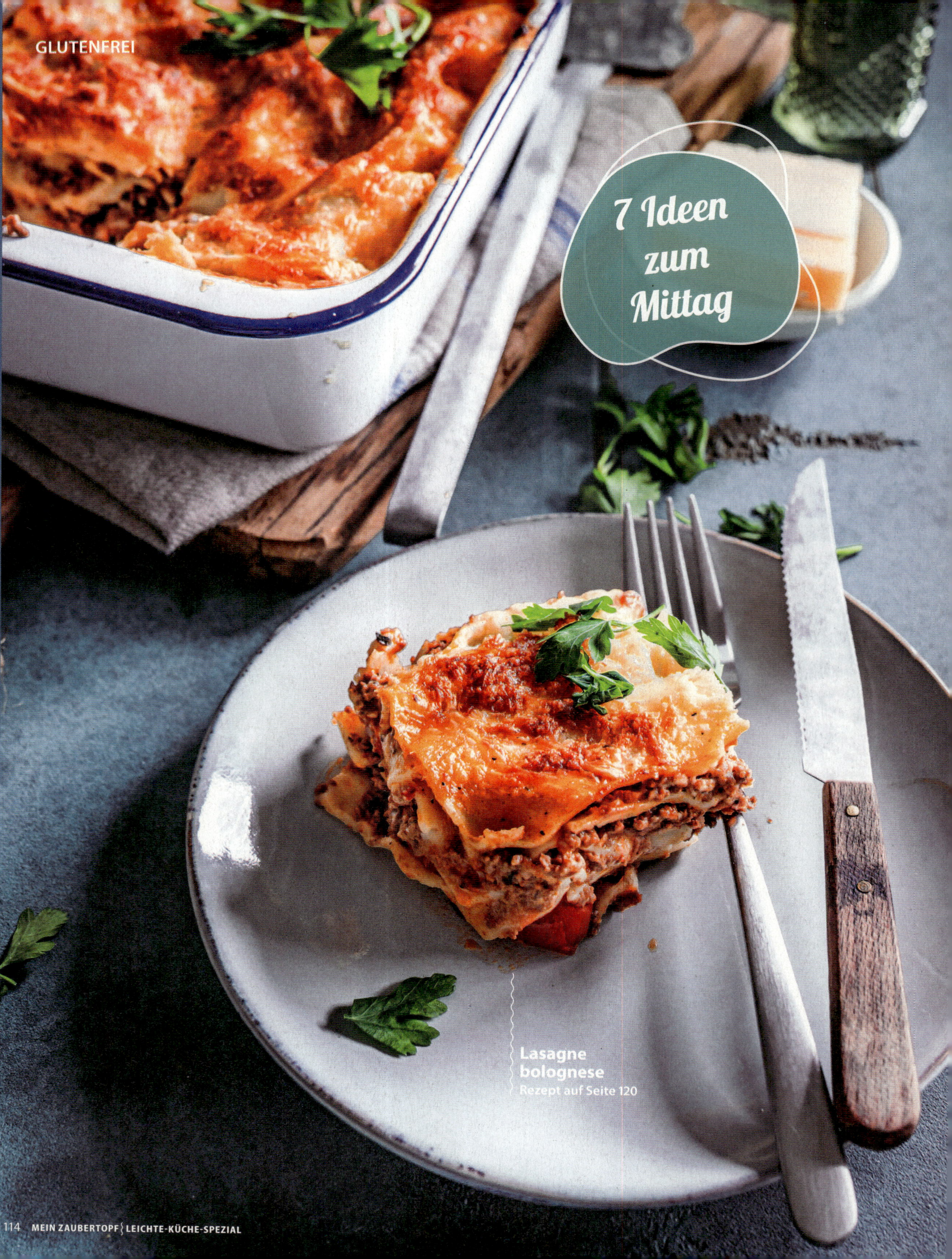

Lasagne bolognese
Rezept auf Seite 120

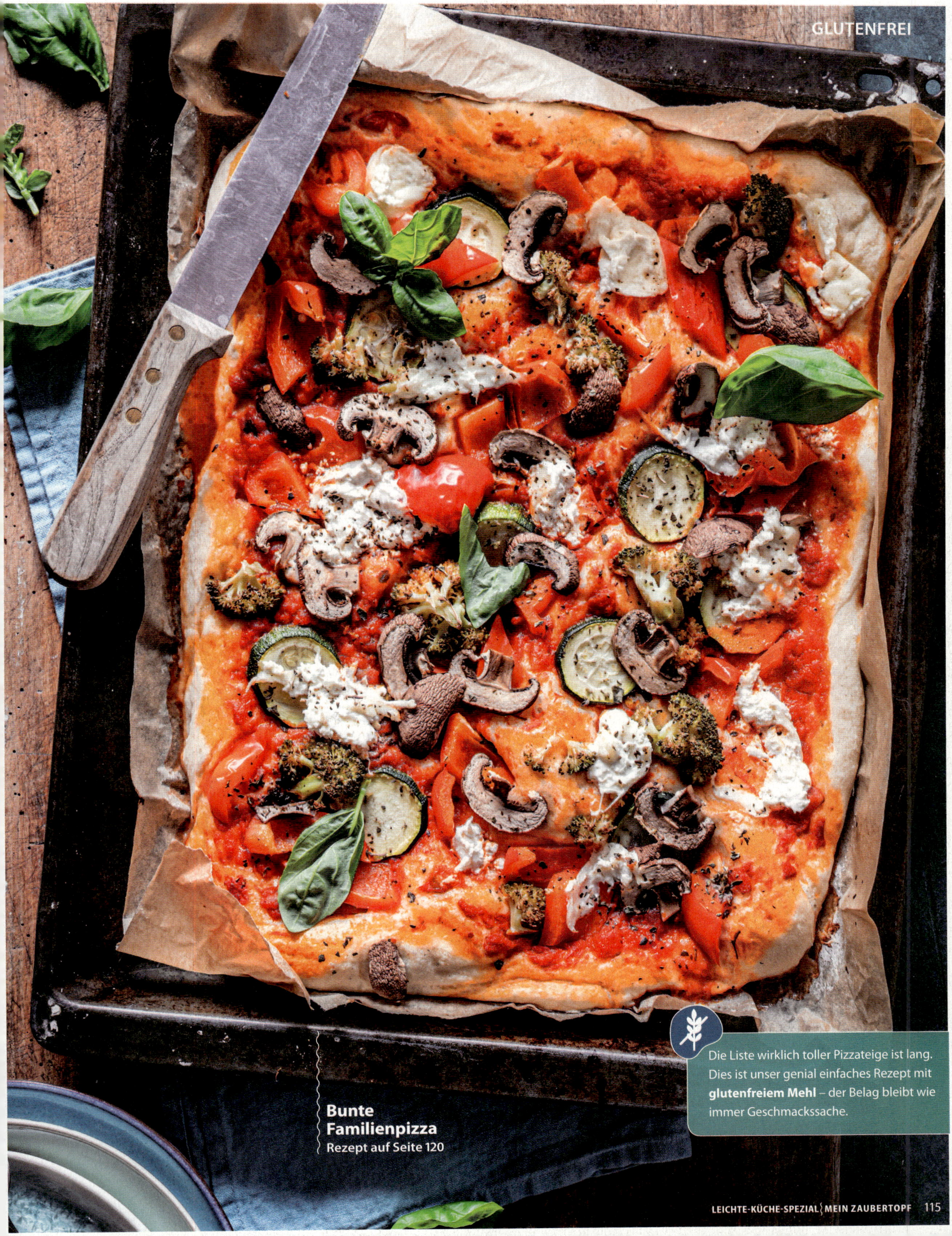

Bunte Familienpizza
Rezept auf Seite 120

Die Liste wirklich toller Pizzateige ist lang. Dies ist unser genial einfaches Rezept mit **glutenfreiem Mehl** – der Belag bleibt wie immer Geschmackssache.

Mais-Pancakes mit Gemüsefüllung

00 30 std : min

ZUTATEN FÜR 4 Personen

- 4 frische Maiskolben
- 160 g Maismehl
- 9 Eier
- Salz
- 120 g kohlensäurehaltiges Mineralwasser
- etwas Rapsöl zum Ausbacken
- 3 Frühlingszwiebeln, in groben Stücken
- 1 rote Paprikaschote, geviertelt
- 150 g Champignons, geviertelt
- 150 g Kidneybohnen
- 120 g Babyspinat
- 1 Msp. Cayennepfeffer
- Saft von ½ Zitrone
- 100 g Kirschtomaten, geviertelt
- 150 g Crème fraîche

1 Mit einem Messer die Maiskörner vom Strunk schneiden. Zusammen mit Maismehl, Eiern sowie ½ TL Salz in den geben und **40 Sek. | Stufe 8** pürieren. Das Mineralwasser zufügen, **10 Sek. | Stufe 4** unterrühren. Den Teig portionsweise in einer leicht gefetteten Pfanne zu 4 Pancakes ausbacken, dann im Ofen warm halten. Den spülen.

2 Für die Füllung die Frühlingszwiebeln mit der Paprika **4 Sek. | Stufe 5** im zerkleinern. In einer Pfanne etwas Öl erhitzen, darin zunächst die Pilze anbraten, Frühlingszwiebeln und Paprika zugeben, kurz mitdünsten. Bohnen und Spinat zufügen und Letzteren kurz zusammenfallen lassen, beides erhitzen. Mit ½ TL Salz, Cayennepfeffer und Zitronensaft nach Belieben abschmecken.

3 Die Pancakes je mit etwas gedünstetem Gemüse sowie Tomaten belegen. Mit Crème fraîche garniert servieren.

PRO PORTION: 568 KCAL | 28 G E | 26 G F | 59 G KH

Maiskörner und **Maismehl** verleihen dem Pancaketeig eine kernige Konsistenz, die sehr gut zur herzhaften Füllung passt. Die Eier machen den Teig fluffig.

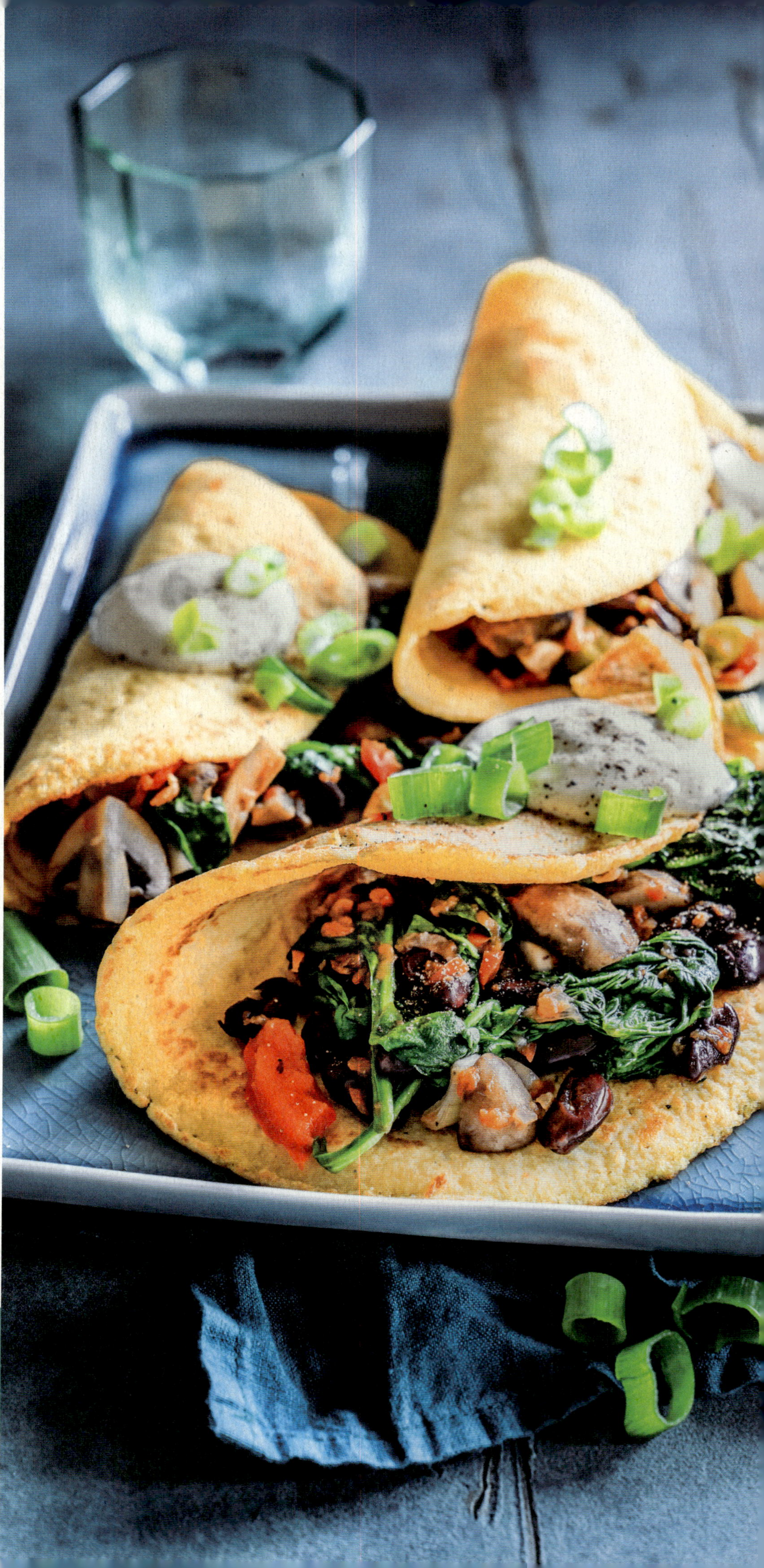

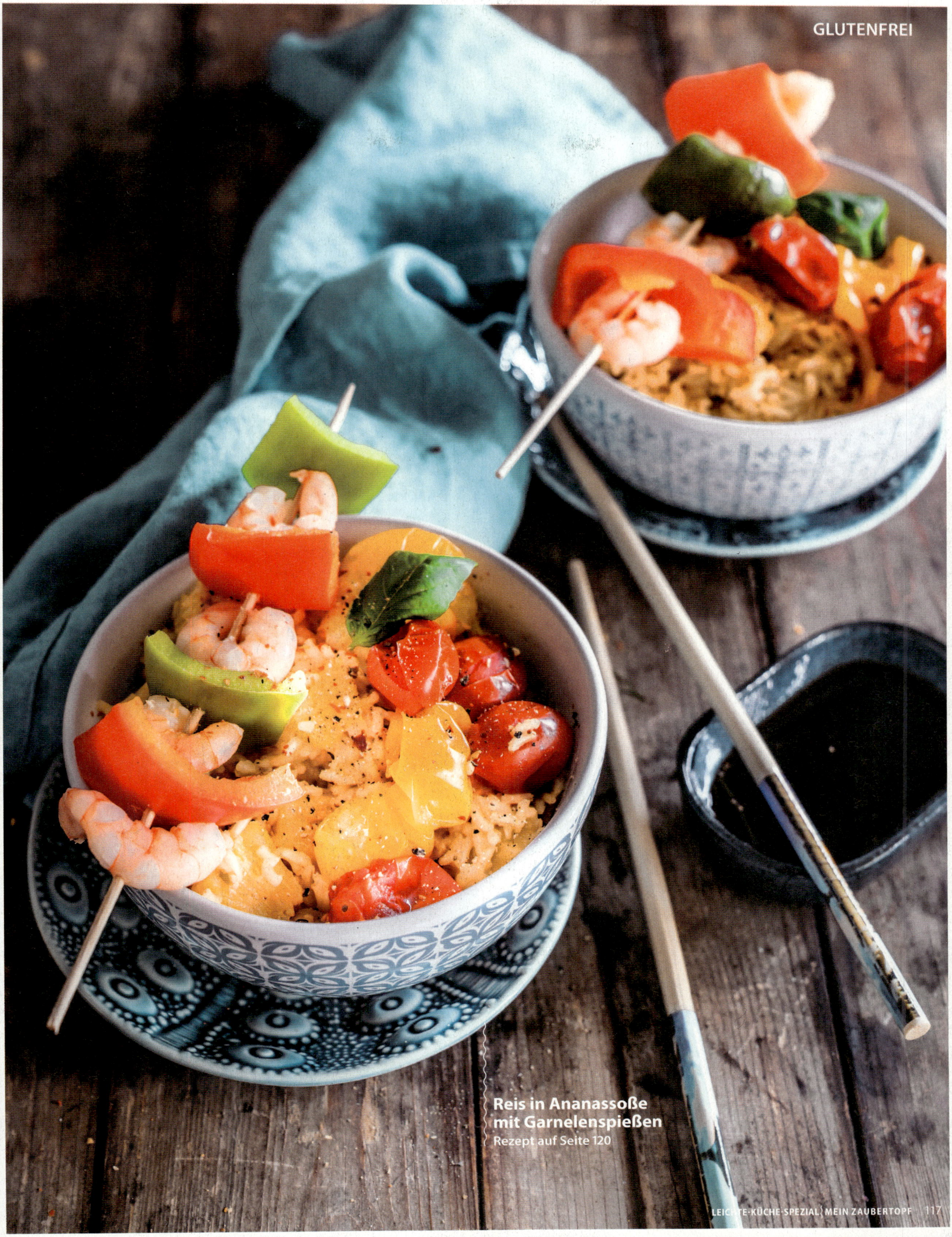

Reis in Ananassoße mit Garnelenspießen
Rezept auf Seite 120

1| Süßkartoffelpuffer mit Lachs-Topping

2| Spätzle mit Paprika-Rinder-Geschnetzeltem

3| Bunte Wurzelquiche

Alle Rezepte auf Seite 121

Üblicherweise werden Spätzle aus Weizenmehl hergestellt. Diese hier haben wir mit **glutenfreiem Mehl** aus dem Handel zubereitet. Das Ergebnis überzeugt!

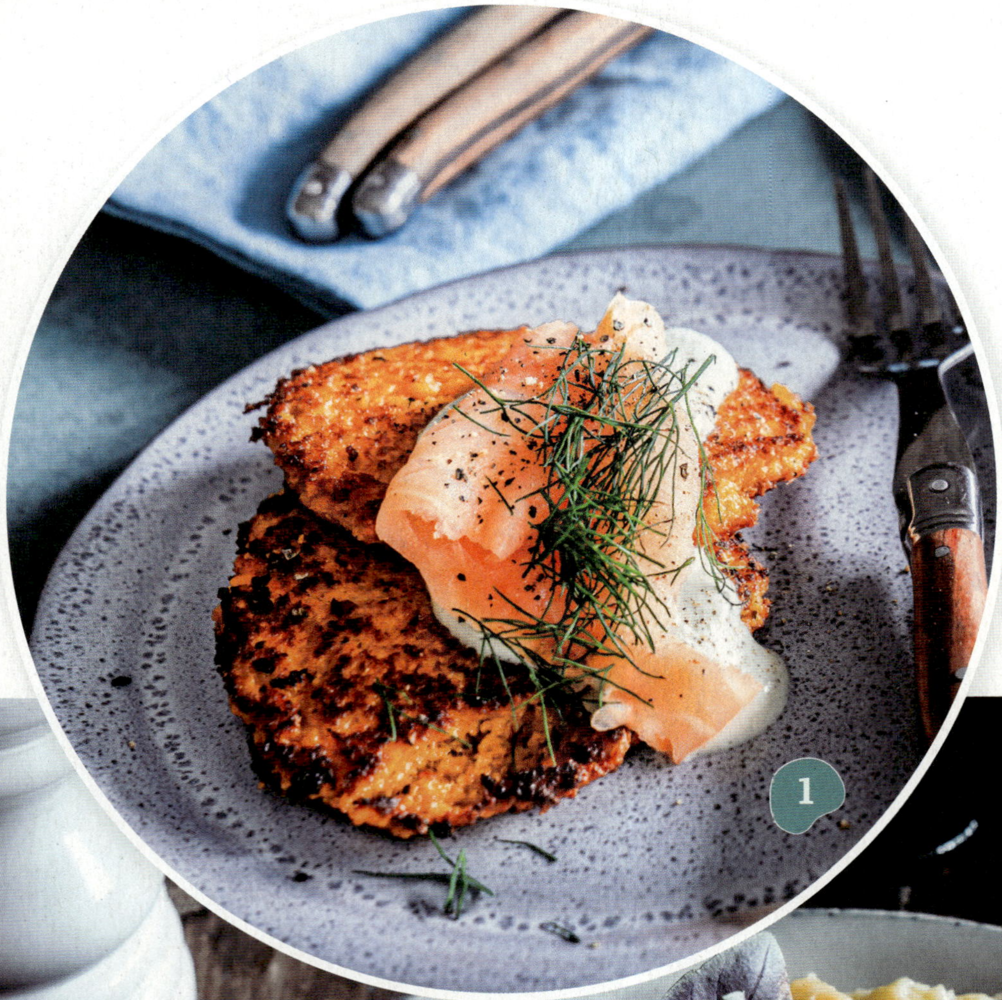

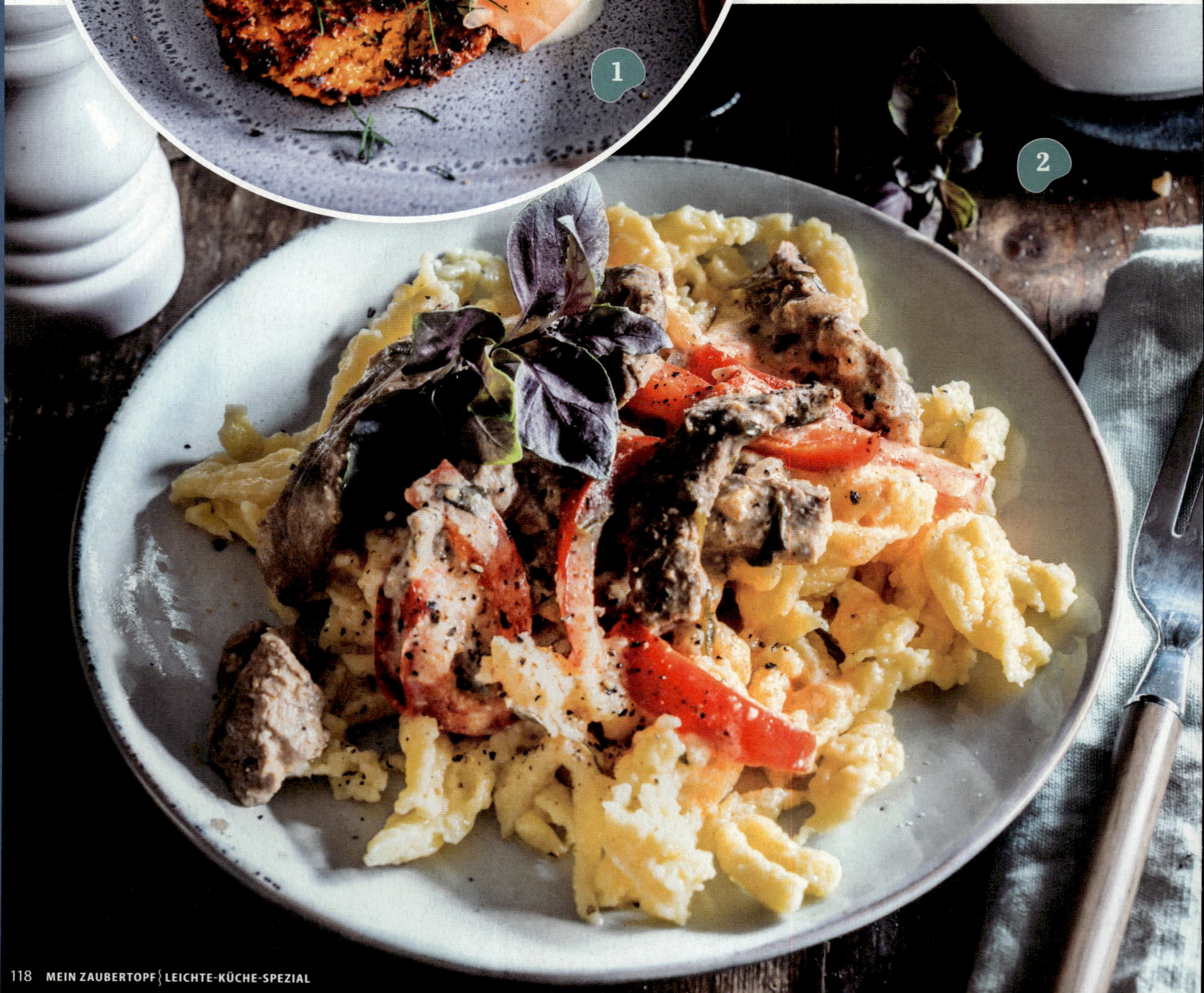

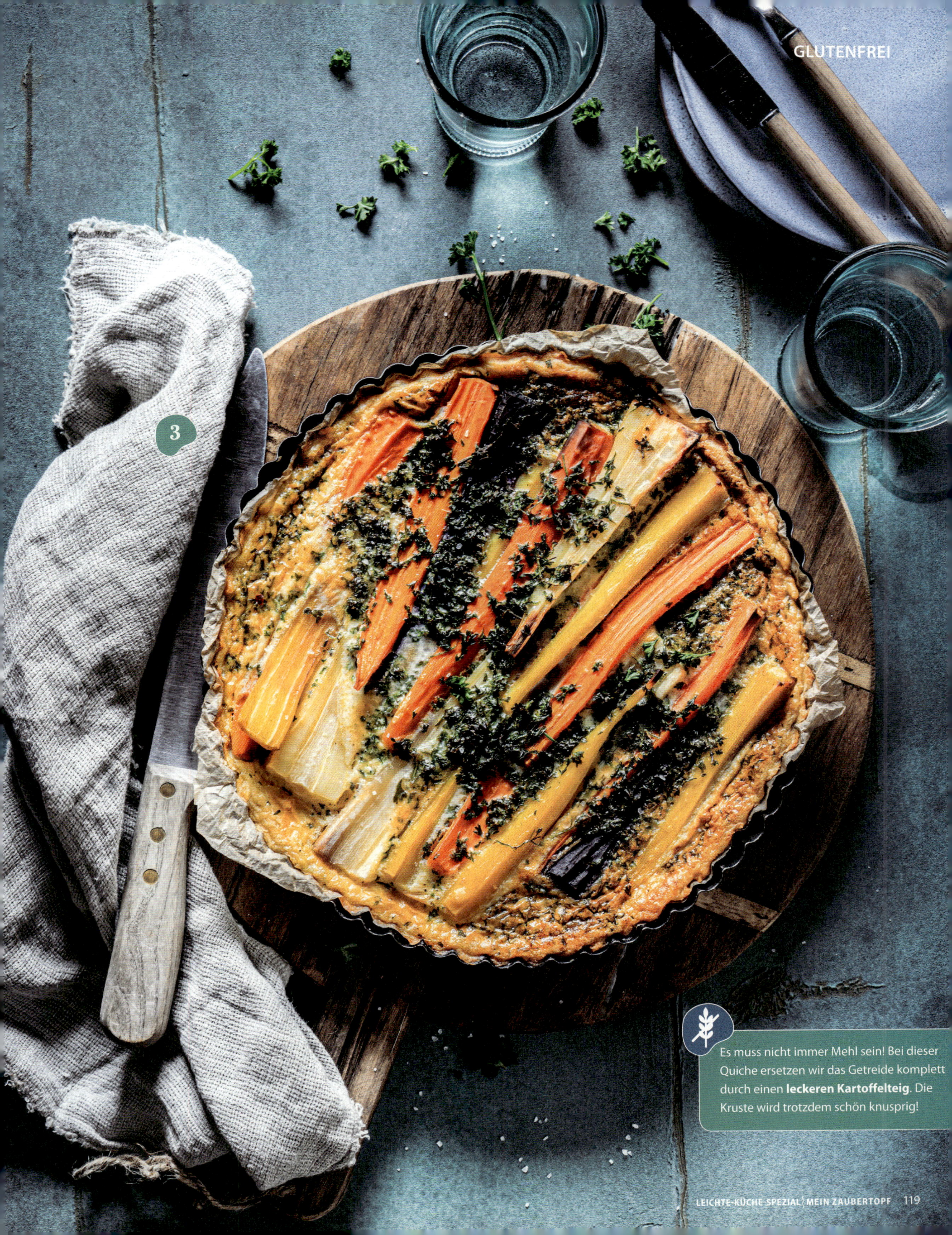

3

Es muss nicht immer Mehl sein! Bei dieser Quiche ersetzen wir das Getreide komplett durch einen **leckeren Kartoffelteig**. Die Kruste wird trotzdem schön knusprig!

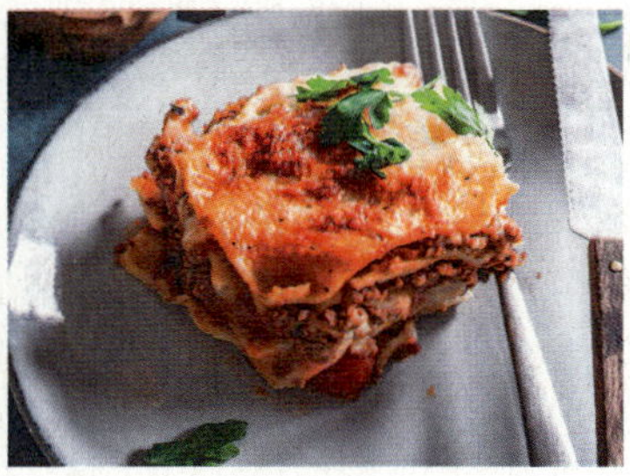

Lasagne bolognese

01 30 std : min

ZUTATEN FÜR 6 Personen

- **½ Bund gemischte Kräuter (z.B. Rosmarin, Oregano, Thymian)**
- **90 g Parmesan, in Stücken**
- **1 Knoblauchzehe**
- **1 Zwiebel, halbiert**
- **30 g natives Olivenöl extra**
- **30 g Tomatenmark**
- **500 g Rinderhackfleisch**
- **500 g stückige Tomaten (Dose)**
- **150 g Rinderbrühe**
- **50 g trockener Rotwein**
- **Salz**
- **frisch gemahlener schwarzer Pfeffer**
- **40 g Butter**
- **10 g Stärke**
- **200 g Milch**
- **80 g Wasser**
- **12 glutenfreie Lasagneplatten**
- **300 g Mozzarella, in Scheiben**

1 Kräuter im **3 Sek. | Stufe 8** zerkleinern, umfüllen. Parmesan **12 Sek. | Stufe 10** im zerkleinern, umfüllen. Knoblauch und Zwiebel im **6 Sek. | Stufe 7** zerkleinern, mit dem nach unten schieben. Öl zugeben, alles **3 Min. | 120 °C [TM31 bitte Varoma] | Stufe 2** andünsten. Tomatenmark zufügen, **2 Min. | 120 °C [TM31 bitte Varoma] | Stufe 2** dünsten. Fleisch zugeben, **8 Min. | 120 °C [TM31 bitte Varoma] |** | garen. Tomaten, Brühe, Wein, Kräuter, ½ TL Salz, 3 Prisen Pfeffer zufügen, **15 Min. | 100 °C |** **| Stufe 1** ohne Messbecher kochen. Garkorb als Spritzschutz aufsetzen. Umfüllen, spülen.

2 Ofen auf 175 °C Ober-/Unterhitze vorheizen. Für die Béchamelsoße Butter im **3 Min. | 100 °C | Stufe 1** schmelzen. Stärke zugeben, **3 Min. | 100 °C | Stufe 1** dünsten. Milch, Wasser, ¼ TL Salz, 1 Prise Pfeffer, 60 g Parmesan zufügen, **6 Min. | 90 °C | Stufe 4** köcheln.

3 Etwas Béchamelsoße in einer Auflaufform verteilen. Im Wechsel Lasagneplatten, Bolognese, Béchamelsoße schichten. Mit Platten und Béchamel abschließen. Mozzarella darauflegen, Rest Parmesan aufstreuen. 45 Min. backen.

PRO PORTION: 600 KCAL | 35 G E | 39 G F | 27 G KH

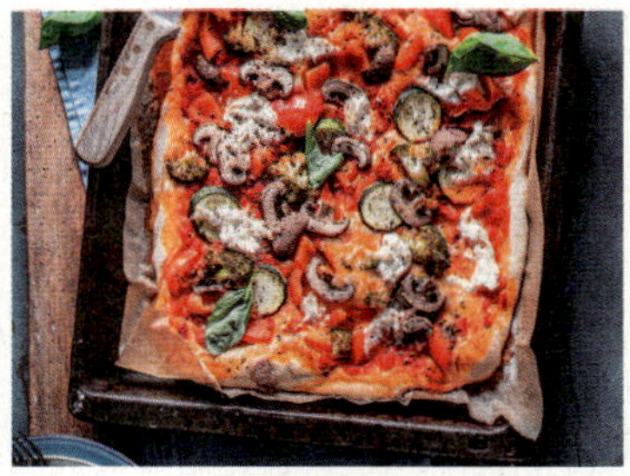

zzgl. 50 Min. Gehzeit

Bunte Familienpizza

00 40 std : min

ZUTATEN FÜR 4 Personen

- **380 g Wasser**
- **20 g frische Hefe**
- **½ TL Zucker**
- **30 g natives Olivenöl extra**
- **500 g glutenfreies Mehl**
- **1 TL gemahlene Flohsamenschalen**
- **2 TL Salz**
- **Blättchen von ¼ Bund Basilikum**
- **1 Zwiebel, halbiert**
- **1 Knoblauchzehe**
- **400 g stückige Tomaten (Dose)**
- **4 Prisen frisch gemahlener schwarzer Pfeffer**
- **1 rote Paprikaschote, in Stücken**
- **50 g Zucchini, in Scheiben**
- **50 g Champignons, in Scheiben**
- **150 g Brokkoli, in Röschen**
- **200 g Mozzarella, grob zerzupft**

1 Wasser, Hefe, Zucker im **2 Min. | 37 °C | Stufe 2** erwärmen. 10 g Öl, Mehl, Flohsamenschalen, 1 ½ TL Salz zufügen, **2 Min. |** verkneten. Teig zur Kugel formen, in eine Schüssel geben. Mit einem feuchten Geschirrhandtuch abgedeckt 20 Min. ruhen lassen. spülen.

2 Basilikum im **2 Sek. | Turbo** zerkleinern, umfüllen. Zwiebel, Knoblauch in den geben, **6 Sek. | Stufe 7** zerkleinern. Mit dem nach unten schieben. 20 g Öl zufügen, **3 Min. | 120 °C [TM31 bitte Varoma] | Stufe 2** dünsten. Tomaten, ½ TL Salz, Pfeffer sowie Basilikum zugeben und **10 Sek. | 100 °C | Stufe 3** köcheln.

3 Teig auf Backpapier geben, mit feuchten Händen grob verteilen und dann mit Frischhaltefolie abdecken. Mit einem Nudelholz ausrollen. Der Teig ist klebrig, deswegen immer mit Frischhaltefolie abdecken. Folie entfernen, Teig an einem warmen Ort 30 Min. gehen lassen.

4 Ofen auf 220 °C Ober-/Unterhitze vorheizen. Teig mit Backpapier auf ein Blech legen. Mit Tomatensoße bestreichen, mit Gemüse und Mozzarella belegen. Etwa 20 Min. backen.

PRO PORTION: 707 KCAL | 27 G E | 20 G F | 107 G KH

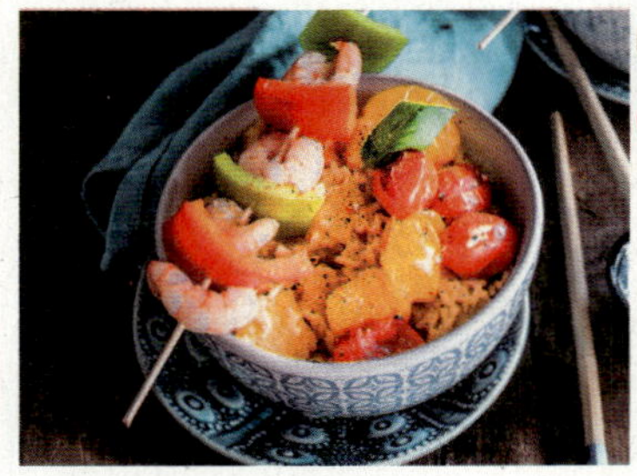

Reis in Ananassoße mit Garnelenspießen

00 30 std : min

ZUTATEN FÜR 4 Personen

- **350 g Garnelen**
- **1 rote Paprikaschote, in großen Würfeln**
- **1 grüne Paprikaschote, in großen Würfeln**
- **Salz**
- **150 g Kirschtomaten**
- **10 g Ingwer**
- **200 g Wasser**
- **200 g Ananassaft**
- **200 g Ananas, in Stücken**
- **frisch gemahlener schwarzer Pfeffer**
- **1 TL Gemüse-Gewürzpaste**
- **2 TL Sojasoße**
- **1 TL asiatische Süßsauer-Soße**
- **300 g Vollkornreis**

1 Garnelen und Paprika abwechselnd auf Holzspieße stecken, mit etwas Salz würzen und auf den Einlegeboden legen. Kirschtomaten in den Varoma geben, Einlegeboden einsetzen.

2 Ingwer in den geben und **2 Sek. | Turbo** zerkleinern. Wasser, Ananassaft, Ananas, 2 Prisen Salz, 2 Prisen Pfeffer, Gewürzpaste, Sojasoße, Süßsauer-Soße sowie Reis zugeben. Den Varoma aufsetzen und verschließen, alles **20 Min. | Varoma |** | garen.

3 Ananas-Reis mit Garnelenspießen und Tomaten anrichten und servieren.

PRO PORTION: 427 KCAL | 23 G E | 2 G F | 78 G KH

Dieses curryartige Reisgericht haben wir mit **Vollkornreis** anstelle von herkömmlichem Reis zubereitet. Dieser enthält viel mehr Nährstoffe und hält länger satt.

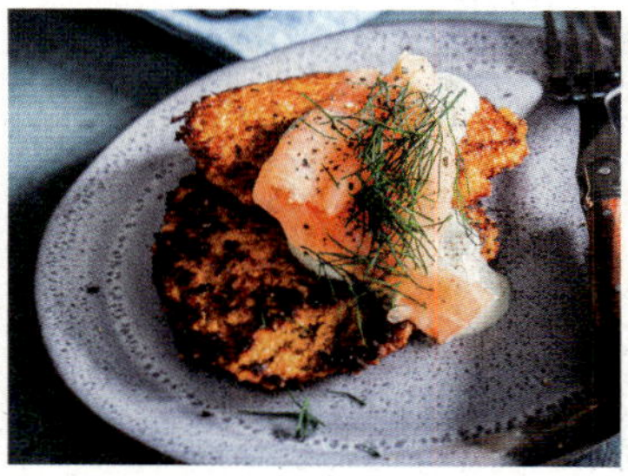

Süßkartoffelpuffer mit Lachs-Topping

00 40 std : min

ZUTATEN FÜR 4 Personen

- **Spitzen von 3 Stielen Dill**
- **150 g Crème fraîche**
- **20 g kohlensäurehaltiges Wasser**
- **Saft und Abrieb von ½ unbehandelten Limette**
- **Salz**
- **700 g Süßkartoffeln, geschält, in Stücken**
- **1 Zwiebel**
- **2 Eier**
- **¼ TL frisch gemahlener schwarzer Pfeffer**
- **2 gehäufte EL Maisstärke**
- **30 g Rapsöl**
- **300 g Räucherlachs**

1 Dill in den geben und **2 Sek. | Turbo** zerkleinern. Mit dem nach unten schieben. Rühraufsatz einsetzen, Crème fraîche, Wasser, Limettensaft sowie -abrieb und 4 Prisen Salz zufügen. Den Dip **2 Min. | Stufe 3,5** luftig aufschlagen. Anschließend den Dip umfüllen und kalt stellen. Den reinigen.

2 Die Süßkartoffeln in den geben und **8 Sek. | Stufe 7** grob zerkleinern, umfüllen. Zwiebel in den geben und **6 Sek. | Stufe 7** zerkleinern. Eier, 1 TL Salz, Pfeffer und Stärke zufügen, **20 Sek. | Stufe 3** vermengen.

3 Öl in einer Pfanne erhitzen und jeweils 1 ½ EL von der Puffer-Masse in das heiße Öl geben. Alle Puffer von jeder Seite 3–4 Min. ausbacken. Mit dem Dip bestreichen, mit Lachs belegen und servieren.

PRO PORTION: 581 KCAL | 23 G E | 30 G F | 55 G KH

Köstliche Puffer könnt ihr daheim mit **Kartoffeln** oder wie hier mit **Süßkartoffeln** und Maisstärke herstellen. Gekaufte Puffer enthalten oft glutenhaltige Stärke!

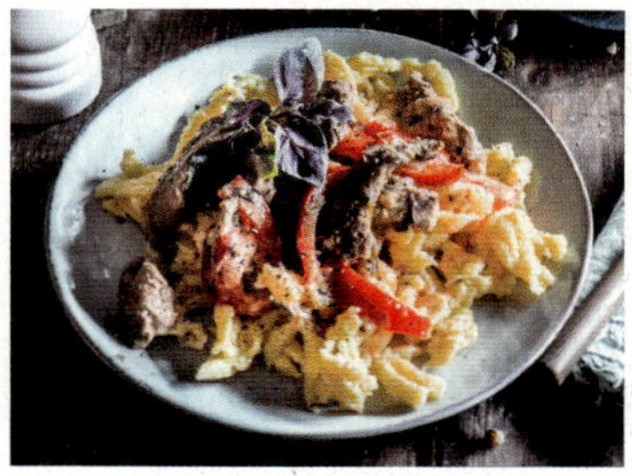

Spätzle mit Paprika-Rinder-Geschnetzeltem

00 40 std : min

ZUTATEN FÜR 4 Personen

- **350 g glutenfreies Mehl (z.B. von Schär)**
- **3 Eier**
- **Salz**
- **1 Msp. frisch geriebene Muskatnuss**
- **400 g Milch**
- **Blättchen von 2 Stielen Basilikum zzgl. etwas mehr zum Garnieren**
- **Blättchen von 2 Stielen Petersilie**
- **1 Schalotte**
- **10 g natives Olivenöl**
- **2 Prisen frisch gemahlener schwarzer Pfeffer**
- **100 g Wasser**
- **20 g Tomatenmark**
- **1 TL Gemüse-Gewürzpaste**
- **1 rote Paprika, in Streifen**
- **350 g Rinderfilet, in dünnen Streifen**
- **40 g Schmand**
- **3 TL Stärke**
- **100 g Sahne**

1 Mehl, Eier, 1 TL Salz, Muskat und Milch im **3 Min. |** verrühren. Teig in eine Schüssel füllen, abdecken, ruhen lassen. reinigen.

2 Inzwischen Basilikum, Petersilie und Schalotte in den geben, **4 Sek. | Stufe 5** zerkleinern, mit dem nach unten schieben. Öl zufügen, **3 Min. | 120 °C [TM31 bitte Varoma] | Stufe 1** dünsten. 4 Prisen Salz, Pfeffer, Wasser, Tomatenmark, Gewürzpaste sowie Paprika zugeben, **4 Min. | 100 °C | |** garen. Rinderfilet zufügen und alles **10 Min. | 100 °C | |** garen.

3 Eine Schüssel auf den Deckel des stellen, Schmand und Stärke einwiegen, glatt rühren. Schmandmischung und Sahne in den geben, **3 Min. | 100 °C | |** aufkochen.

4 Dann Spätzleteig in einen Topf mit kochendem Wasser schaben oder mit der Spätzlepresse hineinpressen. Sobald die Spätzle nach oben steigen, abschöpfen und abtropfen lassen. Mit dem Geschnetzelten anrichten, mit etwas Basilikum garnieren und servieren.

PRO PORTION: 693 KCAL | 38 G E | 25 G F | 78 G KH

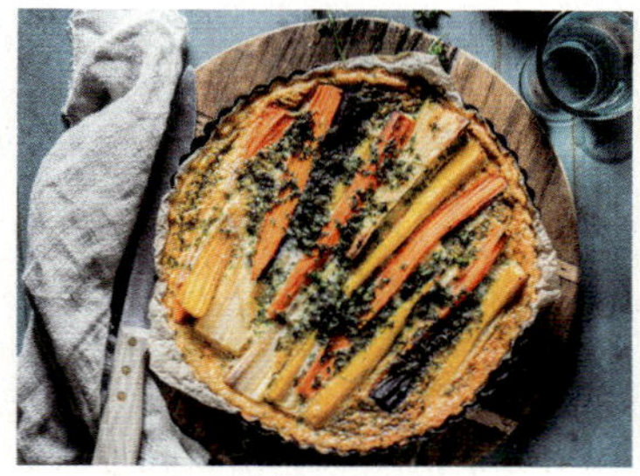

zzgl. 1 Tag Vorbereitungszeit

Bunte Wurzelquiche

02 00 std : min

ZUTATEN FÜR 12 Stücke

- **600 g festkochende Kartoffeln**
- **20 g Butter zzgl. etwas mehr zum Fetten der Form**
- **1 Ei**
- **Salz**
- **frisch gemahlener schwarzer Pfeffer**
- **800 g Wurzelgemüse (z. B. bunte Karotten, Steckrüben etc.), geputzt, je nach Dicke längs halbiert**
- **750 g Wasser**
- **Blättchen von ½ Bund Petersilie**
- **3 Eier**
- **150 g Milch**
- **150 g Sahne**

1 Kartoffeln am Vortag ungeschält in leicht gesalzenem Wasser 20–25 Min. garen. Anschließend pellen und auskühlen lassen.

2 Am Folgetag Butter im **2 Min. | 60 °C | Stufe 1** schmelzen, Kartoffeln, Ei, ¼ TL Salz und 2 Prisen Pfeffer zugeben, **20 Sek. | Stufe 4** vermischen. Umfüllen, ruhen lassen. spülen.

3 Für die Füllung Wurzelgemüse im Varoma und auf dem Einlegeboden verteilen, mit ¼ TL Salz würzen. Einlegeboden einsetzen, Varoma verschließen. Wasser in den geben, Varoma aufsetzen, **25 Min. | Varoma | Stufe 1** garen. Varoma absetzen, Wurzeln umfüllen. leeren und spülen.

4 Den Backofen auf 200 °C Ober-/Unterhitze vorheizen. Eine Quicheform (24 cm Ø) fetten. Petersilie im **6 Sek. | Stufe 6** zerkleinern, mit dem nach unten schieben. Eier, Milch, Sahne, je ¼ TL Salz sowie Pfeffer zufügen und alles **30 Sek. | Stufe 4** verrühren.

5 Kartoffelteig auf der Arbeitsfläche ausrollen (ca. 34 cm Ø), in die vorbereitete Form legen. Rand andrücken und begradigen. Wurzeln auf den Teig in die Form geben, Eierguss darüber verteilen. Bei 200 °C Ober-/Unterhitze etwa 50 Min. backen. Die Quiche auf einem Gitter 10 Min. abkühlen lassen, dann aus der Form lösen und in Stücke geschnitten servieren.

PRO STÜCK: 151 KCAL | 4 G E | 7 G F | 16 G KH

1| „Hisotto“ mit Kürbis und Ziegenkäse

2| Körnerbrot mit zweierlei Aufstrichen

3| Maismehl-Flammkuchen

alle Rezepte auf Seite 126

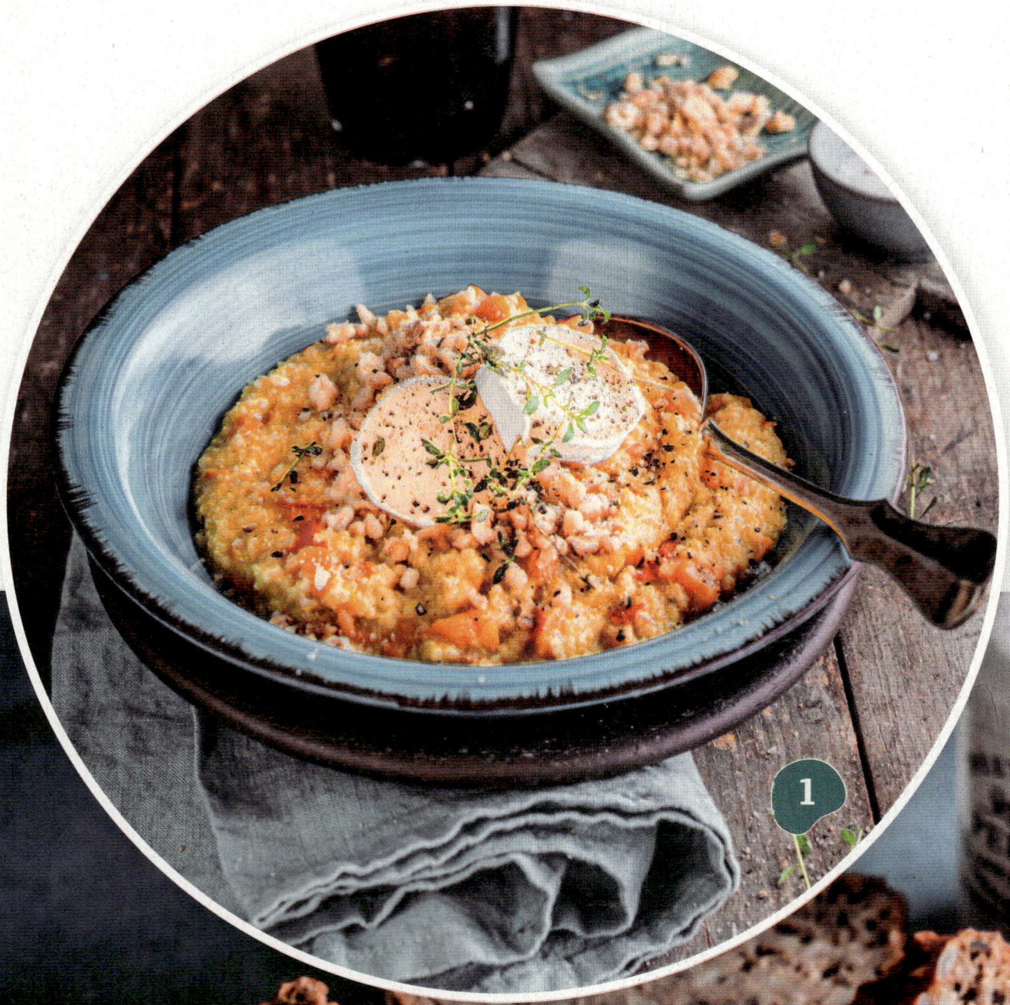

Die äußerst gesunde **Hirse** ist Reis – und allen anderen Getreidesorten – in Sachen Mineralstoffreichtum meilenweit voraus. Sie ist zudem eiweiß- und fettreich.

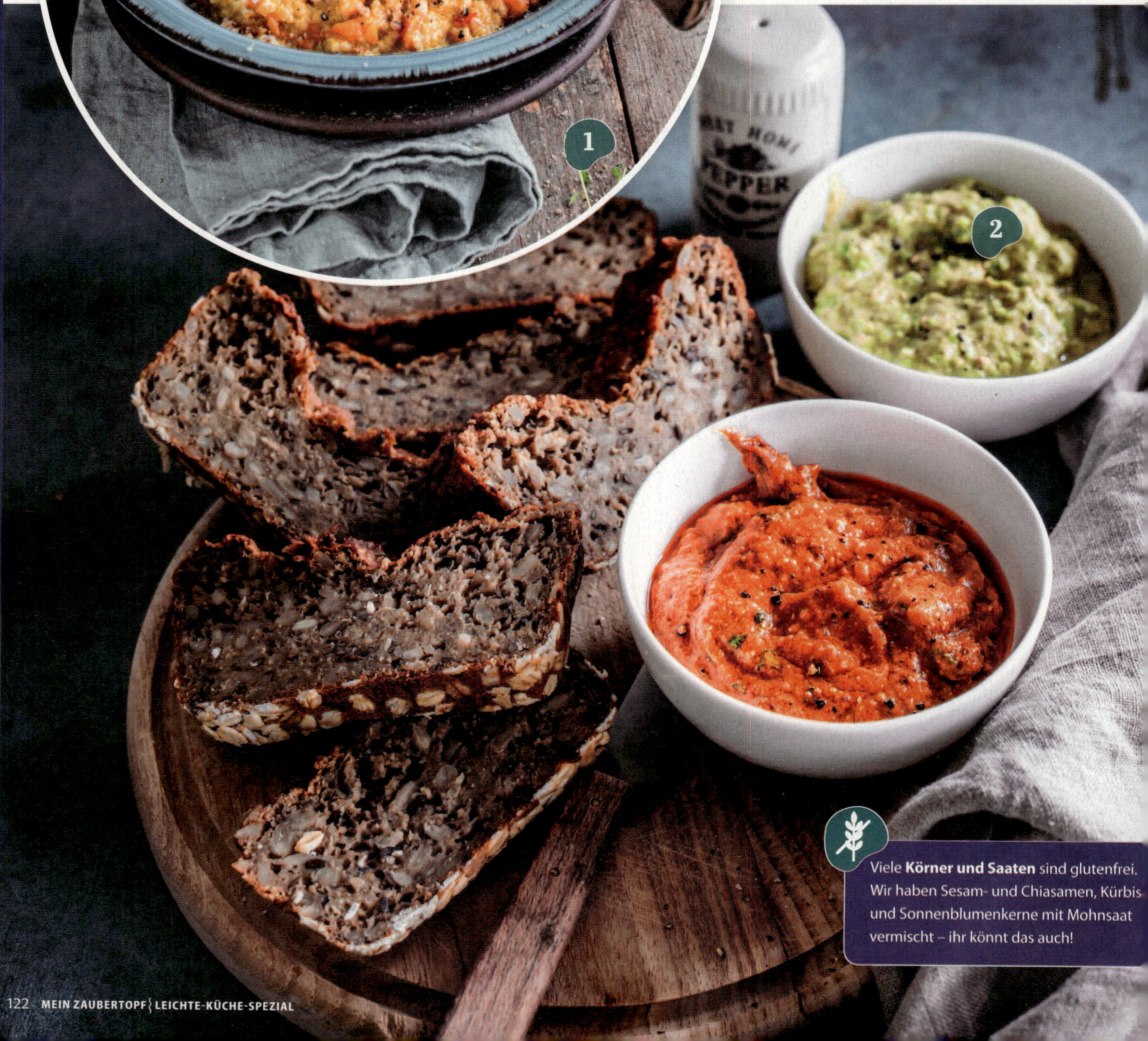

Viele **Körner und Saaten** sind glutenfrei. Wir haben Sesam- und Chiasamen, Kürbis und Sonnenblumenkerne mit Mohnsaat vermischt – ihr könnt das auch!

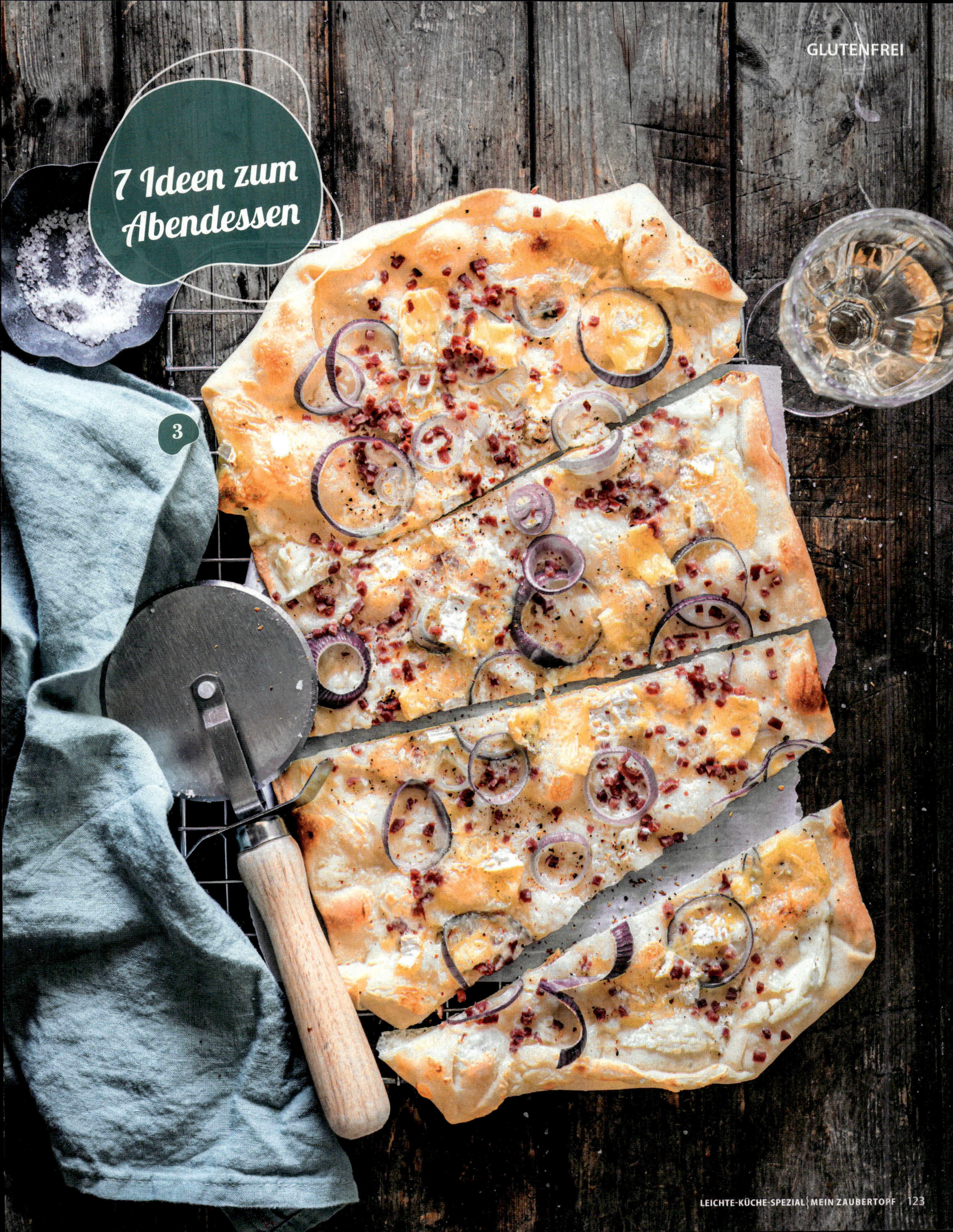
7 Ideen zum
Abendessen
3

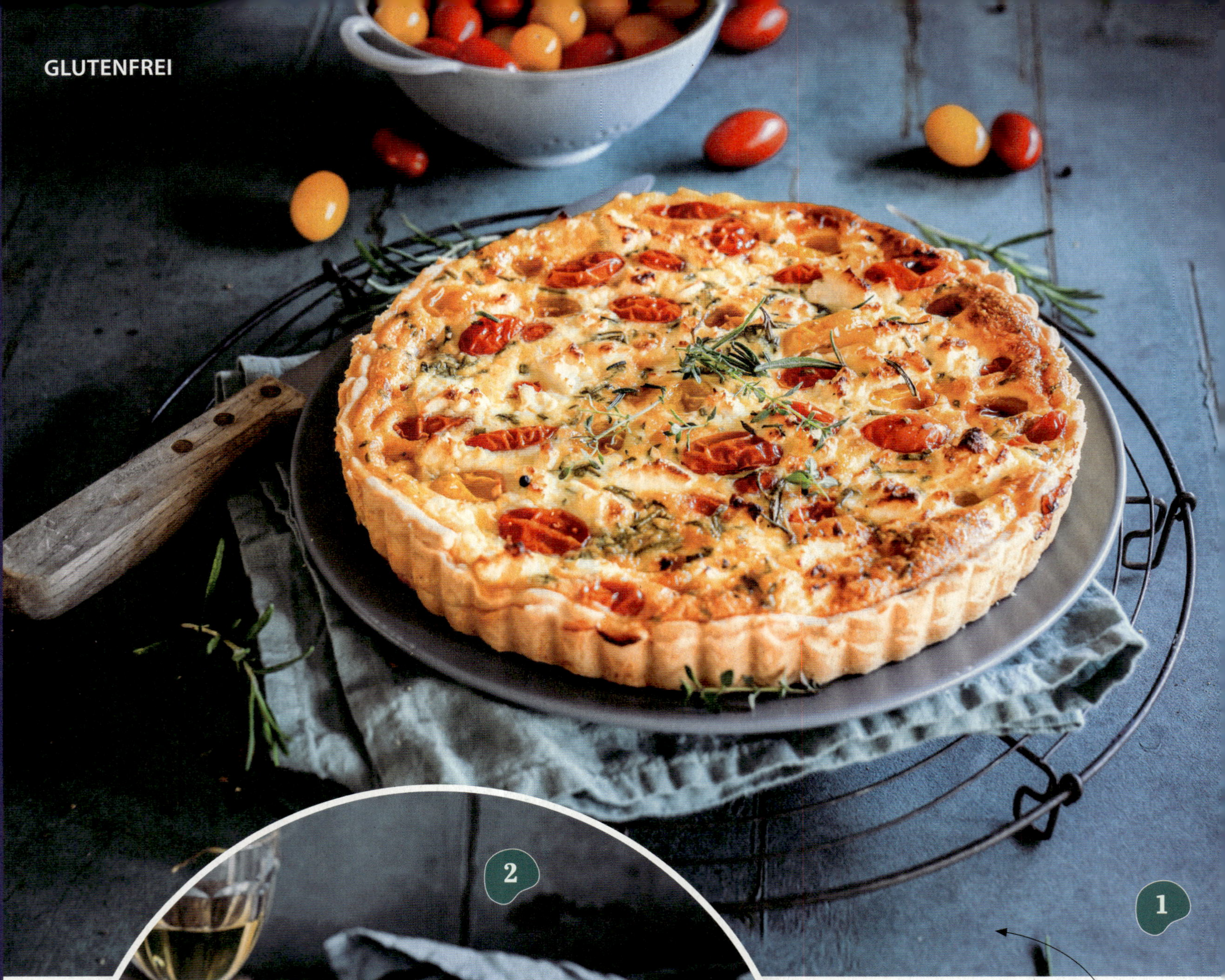

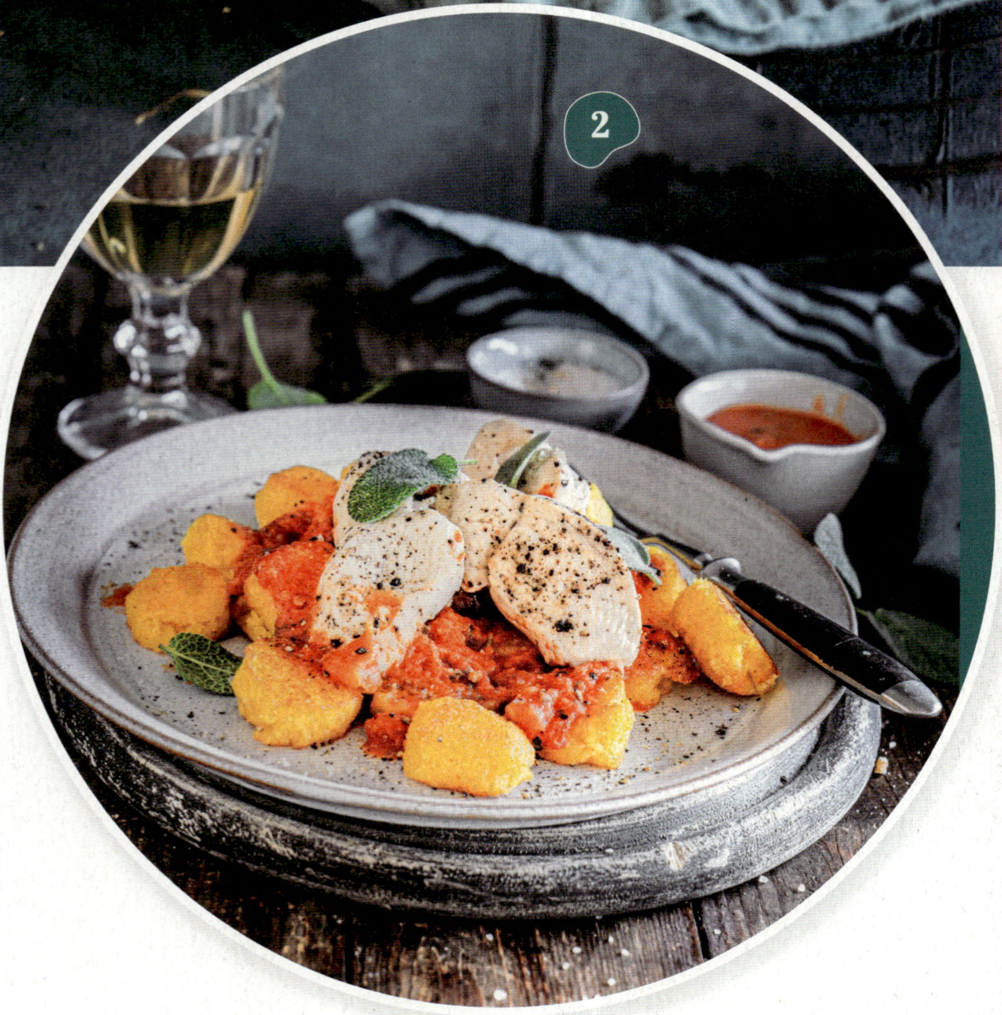

Ein Mürbeteig ist mit einer fertigen glutenfreien Mehlmischung ruckzuck zubereitet. Etwas **Flohsamenschalenpulver** sorgt für die nötige Bindung des Knetteigs.

1| **Tomaten-Crostata mit Feta**

2| **Polenta-Gnocchi mit Hähnchen und Soße**

3| **Linsennudelsalat mit Serrano**

Alle Rezepte auf Seite 127

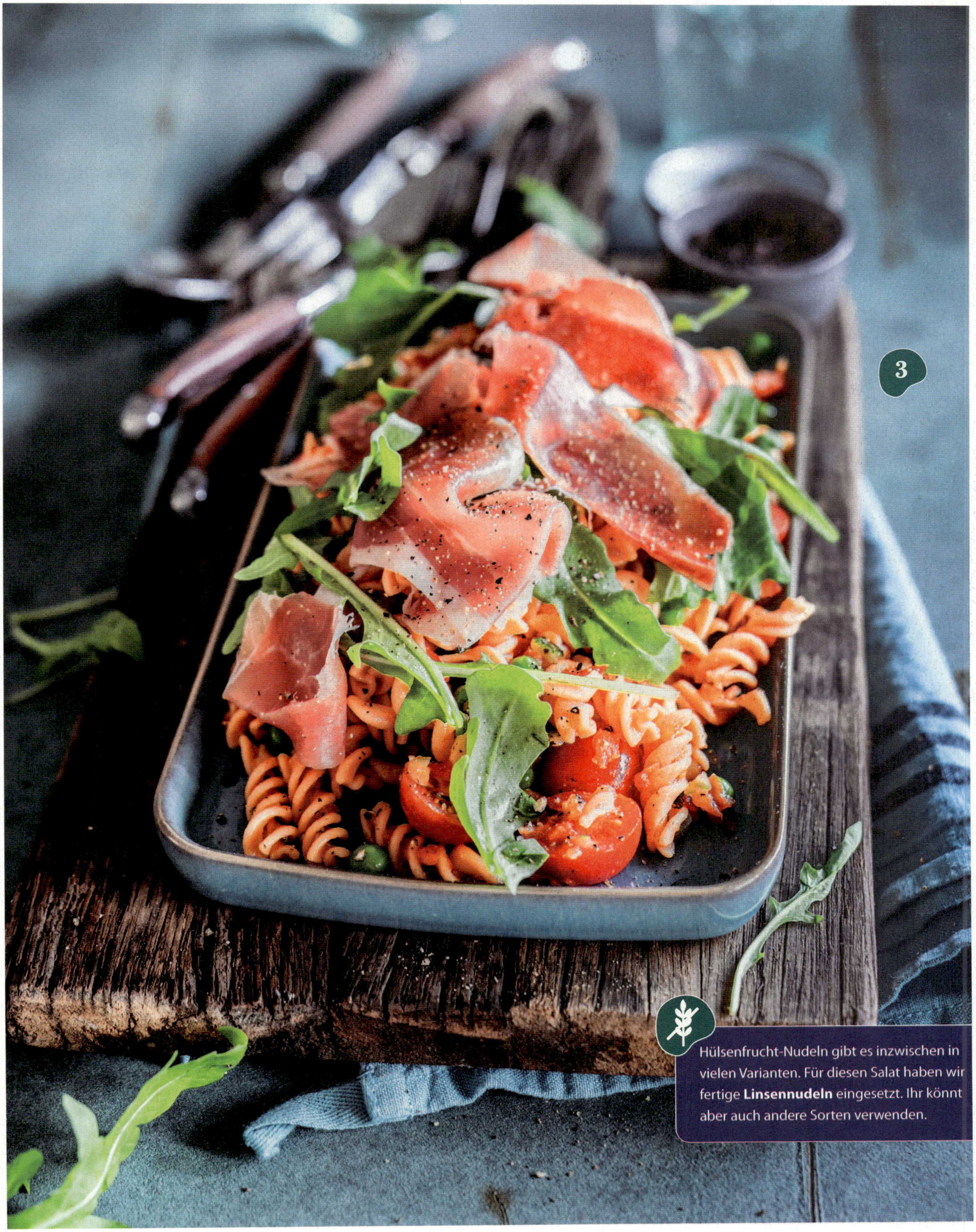

3

Hülsenfrucht-Nudeln gibt es inzwischen in vielen Varianten. Für diesen Salat haben wir fertige **Linsennudeln** eingesetzt. Ihr könnt aber auch andere Sorten verwenden.

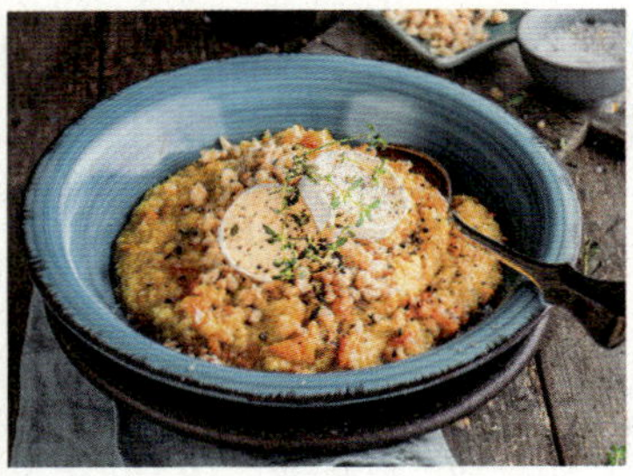

„Hisotto“ mit Kürbis und Ziegenkäse

00 35 std : min

ZUTATEN FÜR 4 Personen

- 50 g Walnusskerne
- 60 g Parmesan, in Stücken
- 350 g Hokkaidokürbis, in Stücken
- 1 Schalotte
- Blättchen von 3 Stielen Thymian
- 30 g Butter
- 10 g Kürbiskernöl
- 250 g Hirse
- 200 g trockener Weißwein
- 1000 g Wasser
- 1 TL Gemüse-Gewürzpaste
- 4 Prisen Salz
- 2 Prisen frisch gemahlener schwarzer Pfeffer
- 150 g Ziegenkäserolle, in Scheiben

1 Walnusskerne im **2 Sek. | Stufe 5** zerkleinern, umfüllen. Parmesan im **10 Sek. | Stufe 10** hacken, umfüllen. Kürbis im für **4 Sek. | Stufe 5** zerkleinern, umfüllen.

2 Schalotte und Thymian im **5 Sek. | Stufe 5** zerkleinern, mit dem nach unten schieben. Butter, Kürbiskernöl und zerkleinerten Kürbis zufügen, **3 Min. | 120 °C [TM31 bitte Varoma] | Stufe 1** andünsten.

3 Hirse zugeben, ohne Messbecher **3 Min. | 120 °C [TM31 bitte Varoma] | | Stufe 1** anschwitzen. Mit Weißwein ablöschen, ohne Messbecher **1 Min. | 100 °C | | Stufe 1** köcheln lassen. Dann Wasser mit Gewürzpaste, Salz und Pfeffer zufügen. Hirse mit dem vom Boden lösen und ohne Messbecher **20 Min. | 100 °C | | Stufe 1** garen, dabei den Garkob als Spritzschutz auf den Deckel stellen.

4 Anschließend ¾ des Parmesans mithilfe des unter das Hirse-Risotto mischen, für einige Minuten nachquellen lassen und auf Teller verteilen. Mit Walnüssen und Ziegenkäse sowie dem restlichen Parmesan garniert servieren.

PRO PORTION: 648 KCAL | 24 G E | 34 G F | 54 G KH

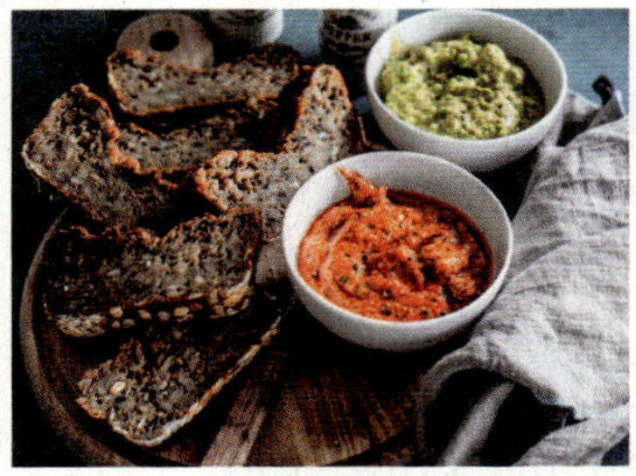

zzgl. 2 Std. Gehzeit

Körnerbrot mit zweierlei Aufstrichen

01 20 std : min

ZUTATEN FÜR 1 Brot à 10 Scheiben

- 290 g Wasser
- 1 Pck. Trockenhefe
- 70 g Honig
- 500 g glutenfreies Mehl
- 2 TL Salz
- 25 g gemahlene Flohsamenschalen
- 20 g Mohnsaat
- 20 g Chiasamen
- 46 g Sesamsaat
- 85 g Kürbiskerne
- 85 g Sonnenblumenkerne
- 4 Eier
- Blättchen von ½ Bund Petersilie
- 1 Zwiebel, halbiert
- 1 Knoblauchzehe
- 30 g natives Olivenöl extra
- 100 g Erbsen (TK)
- 20 g Tahin
- frisch gemahlener schwarzer Pfeffer
- 100 g gegrillte Paprika in Öl, abgetropft
- 20 g Ajvar

1 250 g Wasser, Hefe und Honig im **2 Min. | 37 °C | Stufe 2** erwärmen. Mehl, 1 ½ TL Salz, Kerne, Samen und Eier zugeben, **2 Min. |** zu einem klebrigen Teig verkneten. Diesen umfüllen und abgedeckt 1 Std. gehen lassen.

2 Für die Aufstriche Petersilie im **2 Sek. | Turbo** zerkleinern, umfüllen. Zwiebel und Knoblauch im **6 Sek. | Stufe 7** zerkleinern. Mit dem nach unten schieben. Öl zugeben, **3 Min. | 100 °C | Stufe 2** dünsten. Die Hälfte umfüllen. Erbsen, Tahin, ¼ TL Salz, 2 Prisen Pfeffer, die Hälfte der Petersilie und 20 g Wasser zufügen, **20 Sek. | Stufe 3,5** vermengen. Umfüllen und kühl stellen.

3 Übrige Zwiebelmischung, Petersilie, Paprika, Ajvar und restliche 20 g Wasser im mit ¼ TL Salz und 2 Prisen Pfeffer würzen. **20 Sek. | Stufe 5** vermengen. Mit dem nach unten schieben, Vorgang wiederholen. Umfüllen, kühl stellen.

4 Nach Ende der Gehzeit eine Kastenform (30 cm) mit Backpapier auslegen. Teig hineingeben, glatt streichen, 1 Std. gehen lassen. Kurz vor Ende der Gehzeit Backofen auf 200 °C Ober-/Unterhitze vorheizen. Das Brot 40 Min. auf mittlerer Schiene backen, anschließend abkühlen lassen.

PRO SCHEIBE MIT AUFSTRICH:
309 KCAL | 9 G E | 9 G F | 49 G KH

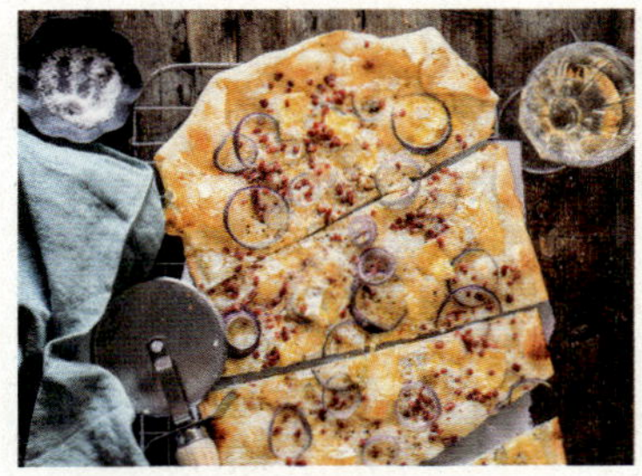

Maismehl-Flammkuchen

00 30 std : min

ZUTATEN FÜR 4 Personen

- 250 g Maismehl zzgl. etwas mehr zum Bearbeiten
- Salz
- 40 g natives Olivenöl extra
- 160 g Wasser
- 200 g Schmand
- 4 Prisen frisch gemahlener schwarzer Pfeffer
- 3 rote Zwiebeln, halbiert und in Ringen
- 250 g gewürfelter Speck
- 200 g Camembert, gewürfelt

1 Backofen auf 230 °C Ober-/Unterhitze vorheizen. Für den Teig Mehl, ½ TL Salz, Öl sowie Wasser in den geben und **2 Min. |** zu einem homogenen Teig verarbeiten. Falls der Teig noch etwas zu bröselig sein sollte, etwas mehr Wasser hinzufügen.

2 Den Teig in 2 Teile teilen. Nacheinander auf einer bemehlten Arbeitsfläche dünn ausrollen. Dann jeweils auf ein mit Backpapier ausgelegtes Blech legen. Mit Schmand bestreichen und mit etwas Salz und Pfeffer bestreuen. Anschließend mit Zwiebelringen, Speck und Camembert belegen. Flammkuchen nacheinander im vorgeheizten Ofen 10–15 Min. backen.

PRO PORTION: 694 KCAL | 30 G E | 42 G F | 50 G KH

Der Teig auf **Maismehlbasis** kommt ohne Hefe aus und ist daher noch schneller bereit zum Backen. Deswegen steht dieses Abendessen in einer halben Stunde auf dem Tisch!

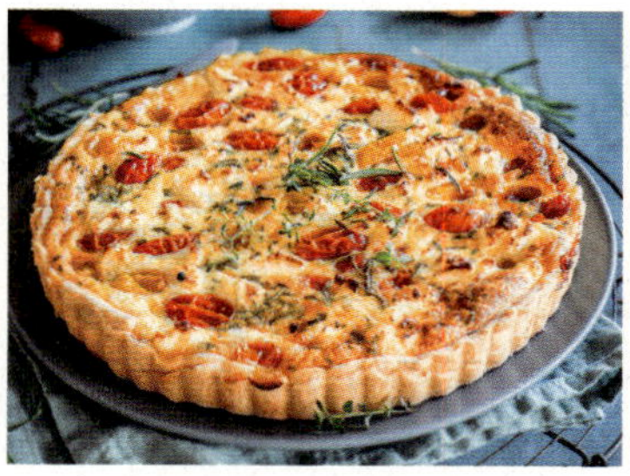

zzgl. 1 Std. Kühlzeit

Tomaten-Crostata mit Feta

01 00 std : min

ZUTATEN FÜR 8 Stücke

- **130 g glutenfreies Mehl zzgl. etwas mehr zum Bearbeiten**
- **½ TL gemahlene Flohsamenschalen**
- **50 g kalte Butter, in Stücken, zzgl. etwas mehr zum Fetten**
- **1 Eigelb**
- **Salz**
- **Blättchen von 2 Stielen Thymian**
- **Nadeln von 1 Zweig Rosmarin**
- **2 Eier**
- **100 g Sahne**
- **etwas frisch geriebene Muskatnuss**
- **frisch gemahlener schwarzer Pfeffer**
- **je 200 g rote und gelbe Kirschtomaten, halbiert**
- **100 g Feta**

1 Mehl, Flohsamenschalen, Butter, Eigelb und 1 Prise Salz im **20 Sek. | Stufe 4** vermengen. Teig zu einem Riegel formen und in Frischhaltefolie gewickelt etwa 1 Std. kalt stellen.

2 Thymianblättchen und Rosmarinnadeln im **5 Sek. | Stufe 5** zerkleinern. Eier mit Sahne zufügen, alles kräftig mit Muskat, Salz und Pfeffer würzen, **5 Sek. | Stufe 4** vermischen.

3 Backofen auf 200 °C Ober-/ Unterhitze vorheizen. Tarteform (Ø 22 cm) leicht fetten. Gekühlten Teig auf bemehlter Arbeitsfläche rund ausrollen. Backform am Boden und Rand damit auskleiden. Teigboden mehrfach mit einer Gabel einstechen, damit der Boden gleichmäßig durchbackt. Tomaten mit der Schnittfläche nach unten daraufsetzen. Schafskäse mit den Händen zerkrümeln und zwischen den Tomaten verteilen. Eierguss gleichmäßig darübergießen. Backform sanft auf die Arbeitsfläche klopfen, sodass Luftbläschen entweichen können.

4 Kuchen etwa 45 Min. backen. Falls nötig, abdecken. Nach dem Backen etwas abkühlen lassen und lauwarm servieren.

PRO STÜCK: 212 KCAL | 6 G E | 14 G F | 14 G KH

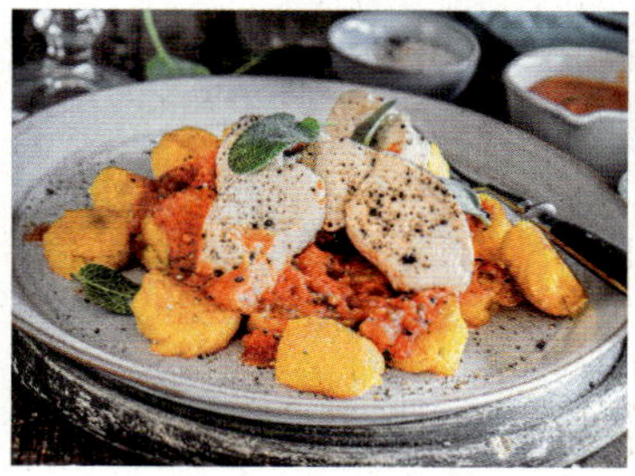

Polenta-Gnocchi mit Hähnchen und Soße

00 40 std : min

ZUTATEN FÜR 4 Personen

- **300 g Polenta**
- **200 g Milch**
- **200 g Wasser**
- **1 TL Gemüse-Gewürzpaste**
- **Salz**
- **2 Msp. frisch geriebene Muskatnuss**
- **8 Blätter Salbei**
- **400 g stückige Tomaten (Dose)**
- **150 g Gorgonzola, in Stücken**
- **frisch gemahlener schwarzer Pfeffer**
- **350 g Hähnchenbrust, in Streifen**
- **30 g Butter**

1 Polenta, Milch, Wasser, Gewürzpaste, 3 Prisen Salz sowie Muskatnuss in den geben und alles **5 Min. | 100 °C | |** kochen. Den Gnocchi-Teig umfüllen und abkühlen lassen. Den reinigen.

2 Salbei in den geben und **2 Sek. | Turbo** zerkleinern. Tomaten, Gorgonzola, 4 Prisen Salz und 2 Prisen Pfeffer zugeben. Hähnchen mit etwas Salz würzen und im Varoma verteilen. Diesen geschlossen aufsetzen und alles **25 Min. | Varoma | Stufe 2** garen.

3 Währenddessen die Polenta-Masse in einen Spritzbeutel füllen, Butter in einer Pfanne zerlassen und die Gnocchi portionsweise aus dem Spritzbeutel in das heiße Fett geben. Gnocchi von allen Seiten knusprig anbraten. Mit den Hähnchenstreifen und der Tomaten-Gorgonzola-Soße servieren.

PRO PORTION: 482 KCAL | 32 G E | 30 G F | 21 G KH

Polenta oder auch „Maisgrieß" besteht aus gemahlenen, getrockneten Maiskörnern. Ihr leicht süßlicher Geschmack und die körnige Konsistenz eignen sich perfekt für Gnocchi.

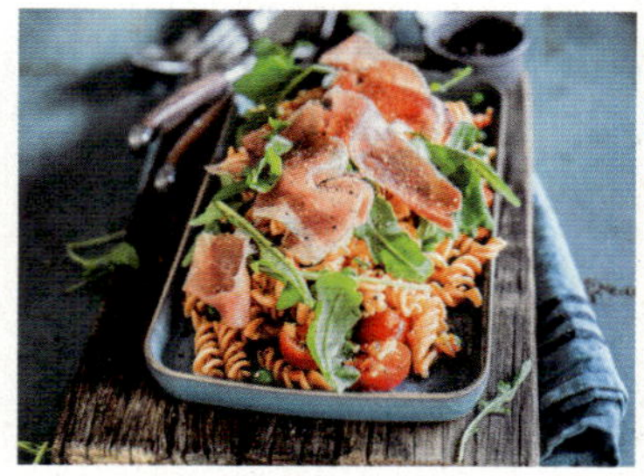

Linsennudelsalat mit Serrano

00 25 std : min

ZUTATEN FÜR 4 Personen

- **500 g Wasser**
- **Salz**
- **250 g Linsennudeln**
- **100 g Erbsen (TK)**
- **150 g Gurke, in Stücken**
- **1 rote Paprikaschote, in Stücken**
- **1 rote Zwiebel, halbiert**
- **1 Knoblauchzehe**
- **20 g natives Olivenöl extra**
- **20 g weißer Balsamicoessig**
- **4 Prisen frisch gemahlener schwarzer Pfeffer**
- **1 TL edelsüßes Paprikapulver**
- **120 g Kirschtomaten, halbiert**
- **150 g Serranoschinken, fein zerzupft**
- **100 g Rucola**

1 Wasser und 1 TL Salz in den füllen. Den Garkorb einhängen, Nudeln einwiegen und Erbsen im Varoma verteilen. Varoma geschlossen aufsetzen und 2 Min. länger, als auf der Nudelpackung angegeben, **Varoma | Stufe 2** garen. Nudeln sowie Erbsen abgießen, umfüllen, mit kaltem Wasser abschrecken und abkühlen lassen. entleeren und säubern.

2 Gurke und Paprika in den geben und **4 Sek. | Stufe 5** zerkleinern, umfüllen. Zwiebel mit Knoblauch in den geben und **5 Sek. | Stufe 6** zerkleinern. Öl, Balsamico, 4 Prisen Salz, Pfeffer sowie Paprikapulver zufügen und **10 Sek. | Stufe 3** vermengen.

3 Linsennudeln in eine große Salatschüssel geben, Erbsen, Gurke, Paprika sowie Tomaten zufügen und vermengen. Das Dressing dazugeben und alles gut durchmischen. Mit Schinken und Rucola garniert servieren.

PRO PORTION: 384 KCAL | 28 G E | 10 G F | 50 G KH

Helles Krustenbrot mit Walnüssen

01 15 std : min

ZUTATEN FÜR 1 Brot à 16 Scheiben

- 100 g Walnusskerne
- 100 g Reis
- 50 g Hirse
- 220 g Wasser, evtl. etwas mehr
- 20 g frische Hefe
- 130 g Kartoffelmehl
- 1 Pck. glutenfreies Backpulver
- 4 TL Johannisbrotkernmehl
- 1 TL Salz
- 20 g Walnussöl
- 10 g Apfelessig
- 10 g Ahornsirup

1 Walnüsse im **2 Sek. | Stufe 5** zerkleinern, umfüllen. Reis mit Hirse in den geben, **40 Sek. | Stufe 10** mahlen und umfüllen. 50 g der Mehlmischung abnehmen und für die Bearbeitung des Teigs beiseitestellen.

2 Wasser und Hefe im für **2 Min. | 37 °C | Stufe 2** erwärmen. Alle Mehlsorten, Walnüsse sowie die übrigen Zutaten zufügen und **1 Min. |** zu einem glatten Teig verkneten. Anschließend 10 Min. ruhen lassen.

3 Ein Blech mit Backpapier auslegen. Den Teig erneut für **5 Min. |** verkneten. Auf eine bemehlte Arbeitsfläche geben und zu einem runden Laib formen. Falls der Teig zu bröselig dafür sein sollte, noch etwas Wasser unterkneten. Teig auf das Backblech setzen und mit etwas Kartoffelmehl bestäuben. Mit einem scharfen Messer die Oberfläche leicht einschneiden.

4 Ein Gefäß mit Wasser in den kalten Ofen stellen. Das Blech ebenfalls in den kalten Backofen schieben, auf 220 °C Ober-/Unterhitze einstellen und für 45–50 Min. backen.

PRO SCHEIBE: 126 KCAL | 2 G E | 6 G F | 16 G KH

Backpulver ist an sich glutenfrei. Steht es jedoch nicht explizit auf der Packung, kann es sein, dass der Hersteller im selben Betrieb auch glutenhaltige Lebensmittel herstellt.

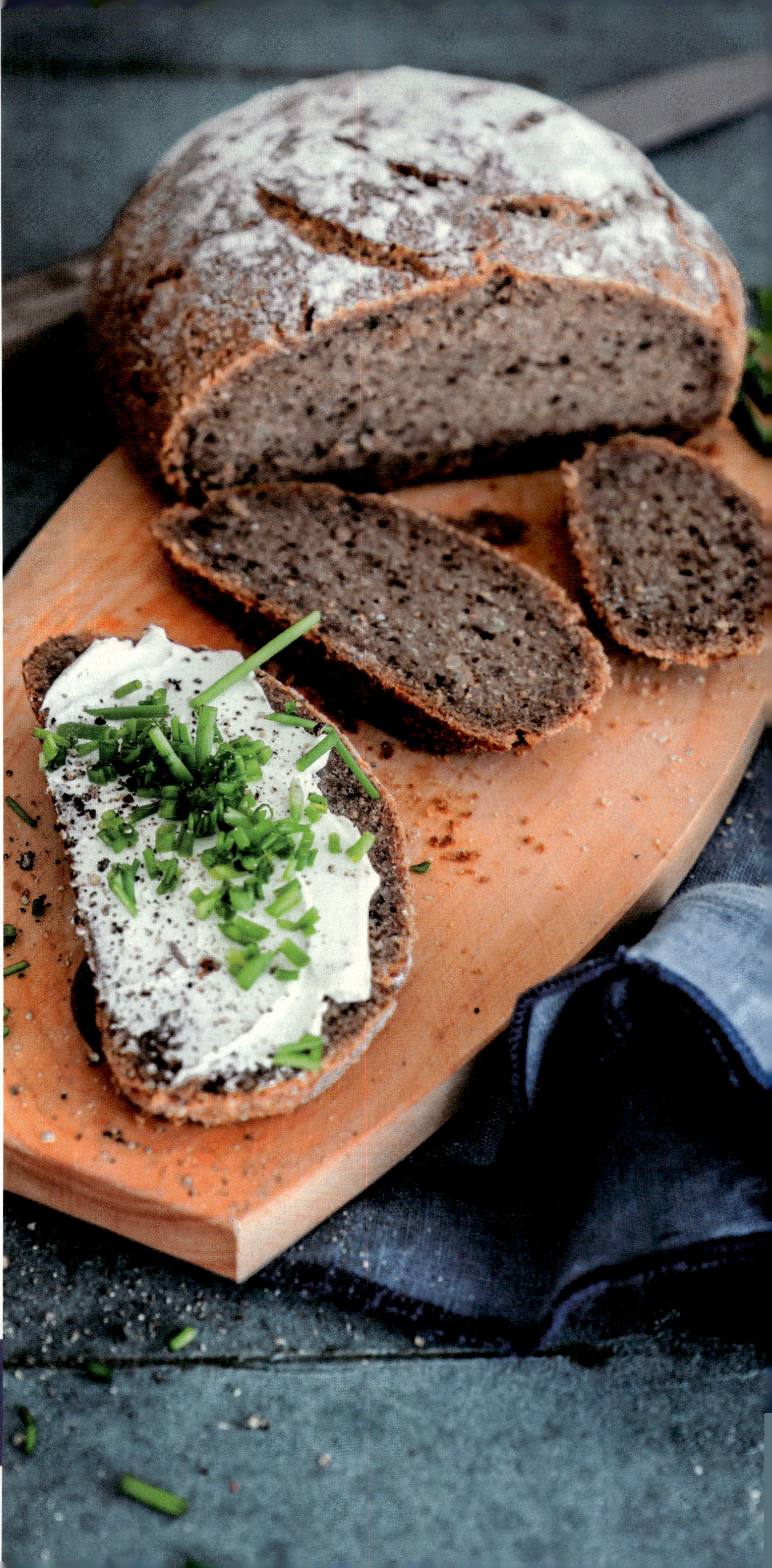

Dein Wochenplan

Ihr möchtet die **Mix-Rezepte dieser Ausgabe** frei zusammenstellen und so eure ganz individuelle Woche planen? Dann kann's jetzt losgehen!

So geht's

Low Carb · Achtsamkeit · Basenfasten · Glutenfrei

1 Auf den Seiten 131–137 findet ihr alle Rezepte unserer vier Themenwochen als **Rezeptkärtchen** auf je einer Seite zum Ausschneiden. Trennt zunächst die Seite aus und schneidet dann entlang der Trennlinien jedes Rezeptkärtchen aus.

2 Trennt nun den **Blanko-Wochenplan** auf Seite 139 aus und legt ihn bereit, um jeden Tag mit 3 Mahlzeiten eurer Wahl zu belegen.

3 Die **individuelle Planung** kann beginnen! Ihr möchtet innerhalb eines Themas die Rezepte neu zusammenstellen? Orientiert euch einfach am Themen-Symbol, dann geratet ihr nicht durcheinander. Ihr wollt euch nicht an ein festes Thema halten, sondern (S)Low-Carb-Rezepte mit glutenfreien Rezepten mischen? Legt einfach los und kombiniert nach Belieben! Anhand der Farben auf der Rückseite der Karten könnt ihr die Karten jederzeit wieder sortieren.

4 Alle Seiten mit Karten und Blanko-Wochenplan könnt ihr zusätzlich kostenlos von unserer Website **herunterladen**. MIt doppelten Rezeptkärtchen lassen sich eure Lieblingsgerichte auch mehrfach in einer Woche einsetzen. Oder ihr plant gleich mehrere Wochen! Und wer sein Heft nicht zerschneiden mag, kann diese Option ebenfalls nutzen.

TIPP | Beklebt die Rezeptkarten beidseitig mit selbstklebender Klarsichtfolie, dann könnt ihr sie immer wieder verwenden!

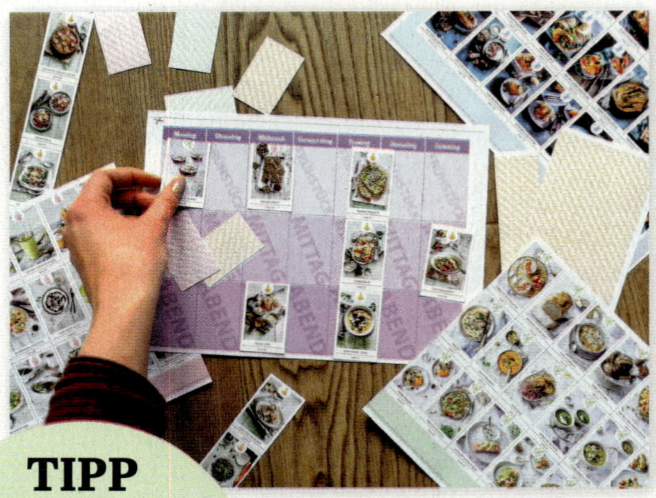

TIPP

Lasst doch einfach das Los entscheiden, was gekocht wird! Gebt alle Rezeptkärtchen in ein großes Glas und jedes Familienmitglied darf ein paar Kärtchen ziehen!

Gratis herunterladen

Alle Rezeptkarten und den Blanko-Wochenplan kostenlos herunterladen unter www.zaubertopf.de/zauberhaftes

REZEPTE IM ZAUBERTOPF-CLUB

Wer **digital planen** möchte, findet alle Rezepte dieser Ausgabe im **ZauberTopf-Club**. Hier gibt's natürlich auch einen Wochenplan, den ihr mit diesen und vielen Tausend Rezepten von **mein ZauberTopf** einplanen könnt. Besonders praktisch: Im Club gibt's den digitalen Einkaufszettel fürs Smartphone gleich dazu!

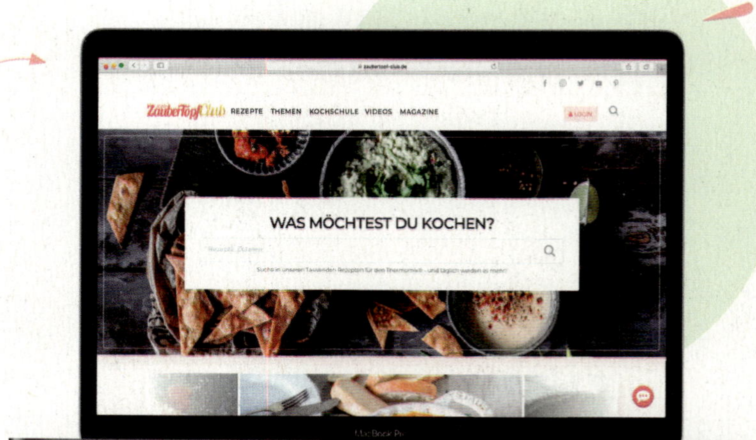

KÜRBIS-KAROTTEN-PUFFER
Seite 16

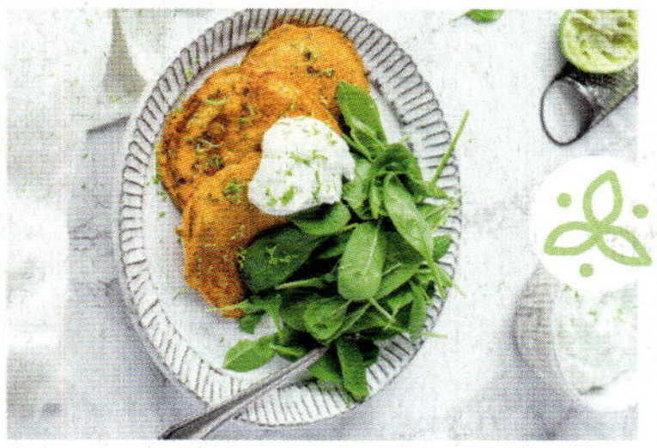

WRAPS MIT AUFSTRICH
Seite 16

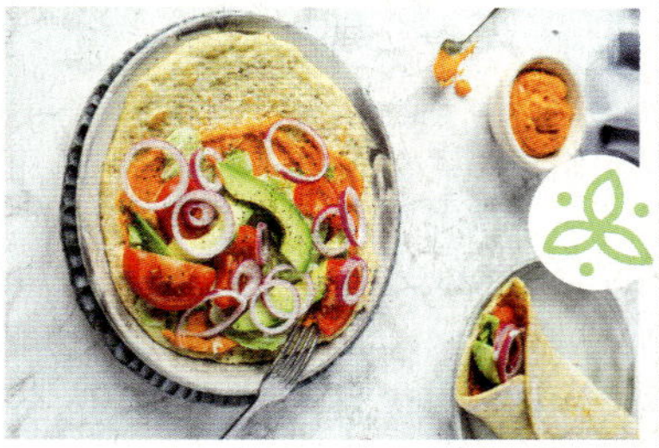

PIÑA-COLADA-QUARK
Seite 16

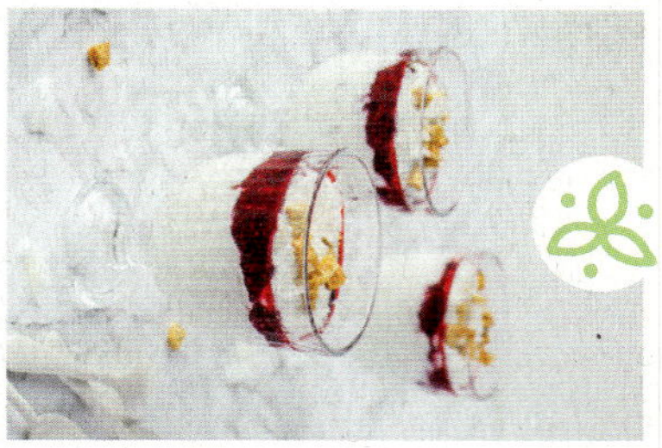

RAHM-WIRSING
Seite 17

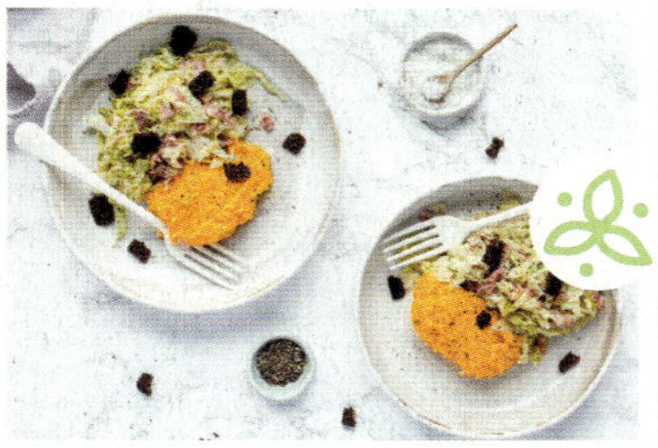

GEFÜLLTES KÄSEOMELETT
Seite 17

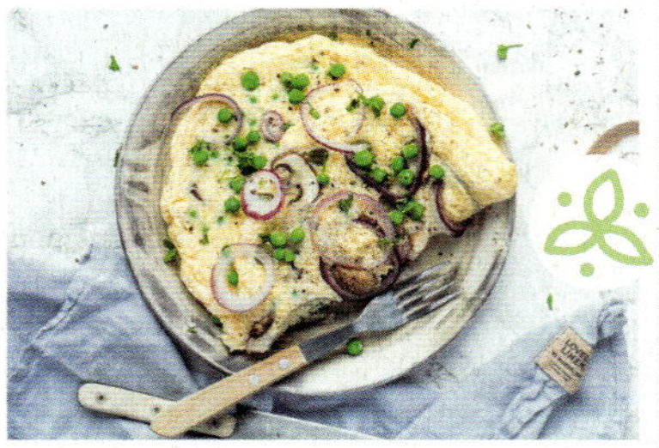

PORRIDGE MIT FRÜCHTEN
Seite 17

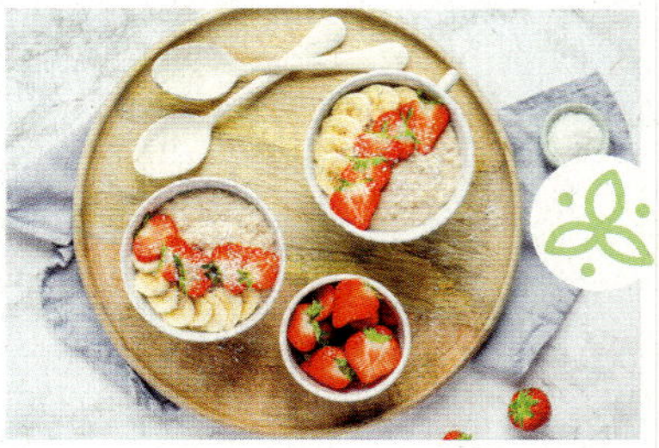

PROSCIUTTO-PIZZA
Seite 24

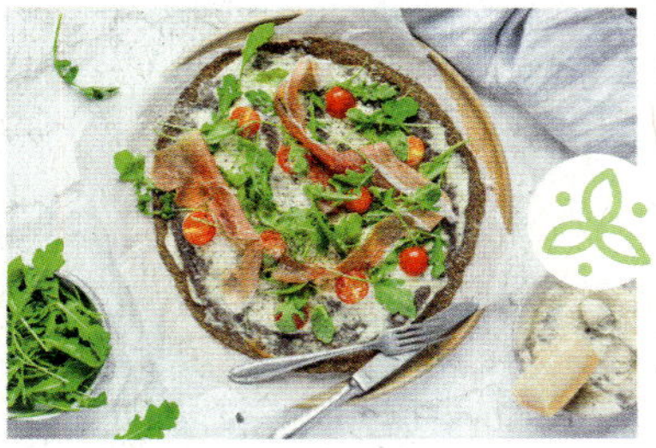

KAROTTENSUPPE MIT KOHL
Seite 24

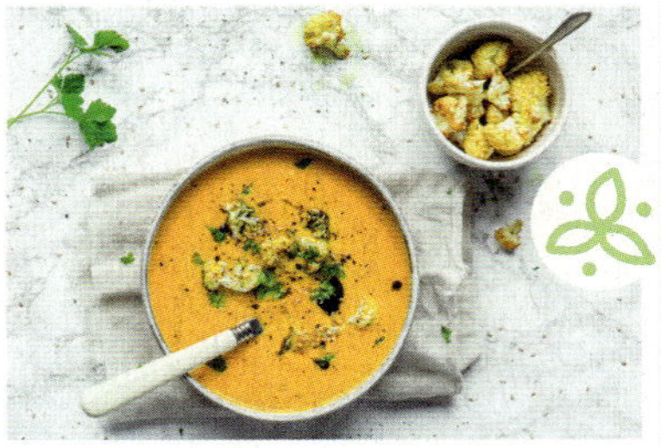

BANANEN-HAFER-BROT
Seite 24

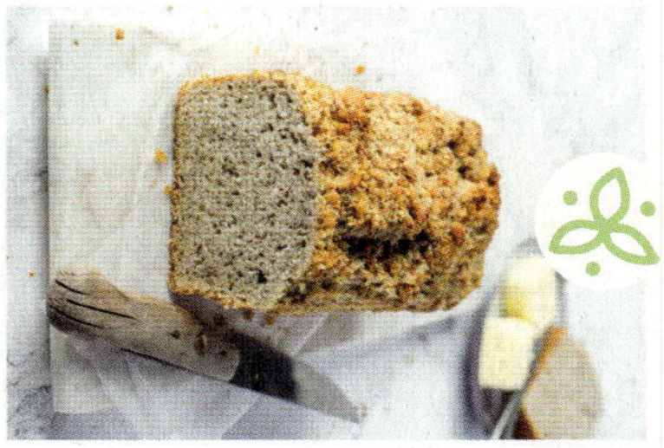

LACHS MIT GURKENSALAT
Seite 25

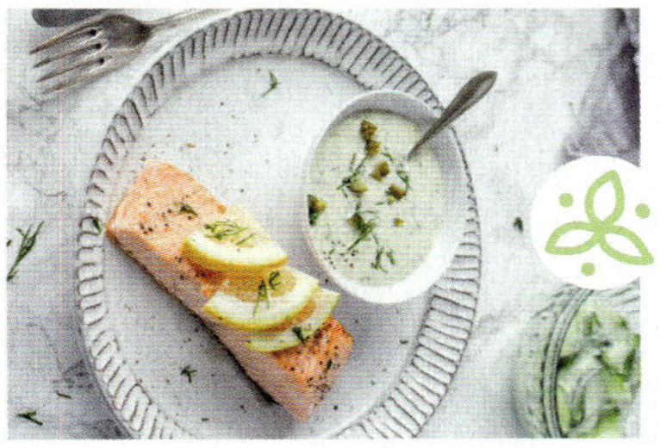

KOHLSALAT
Seite 25

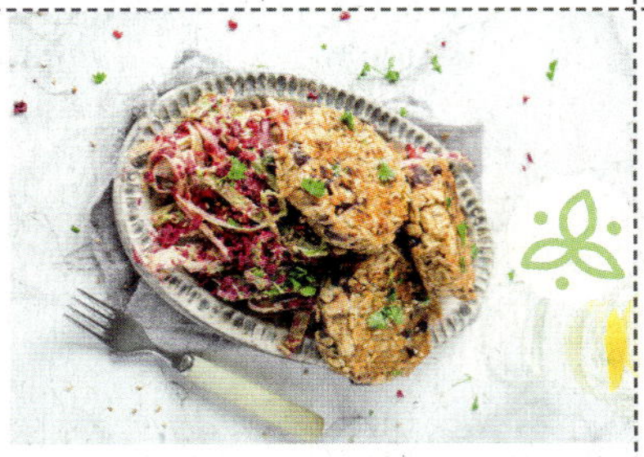

RÜBLI-PORRIDGE
Seite 25

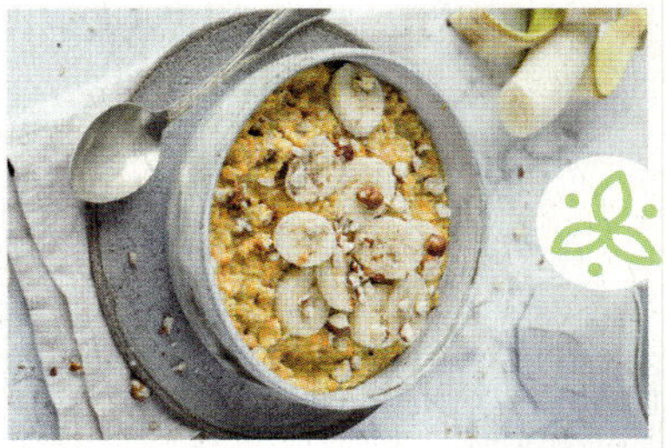

HÜHNERFRIKASSEE
Seite 32

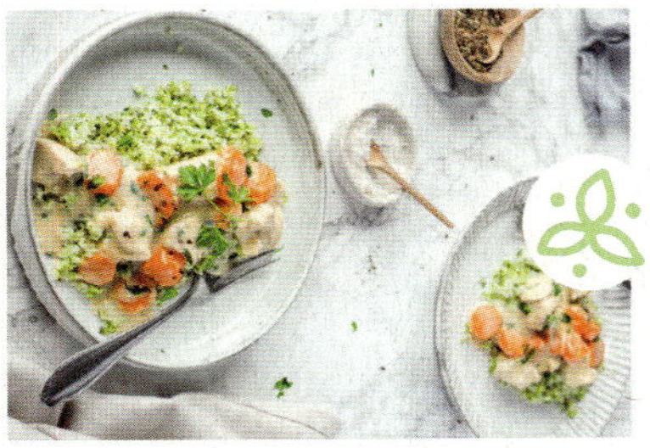

SPINAT-HACK-SUPPE
Seite 32

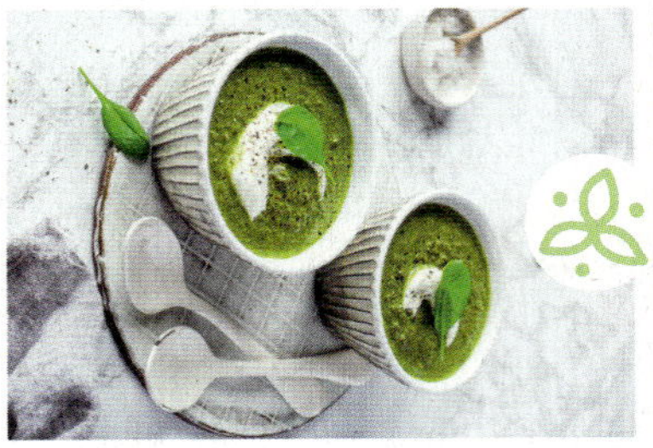

BRÖTCHEN UND AUFSTRICH
Seite 32

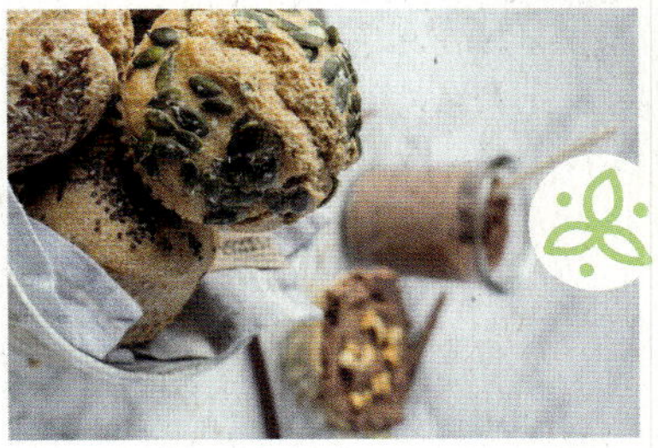

LINSENPASTA ALL'ARRABBIATA
Seite 33

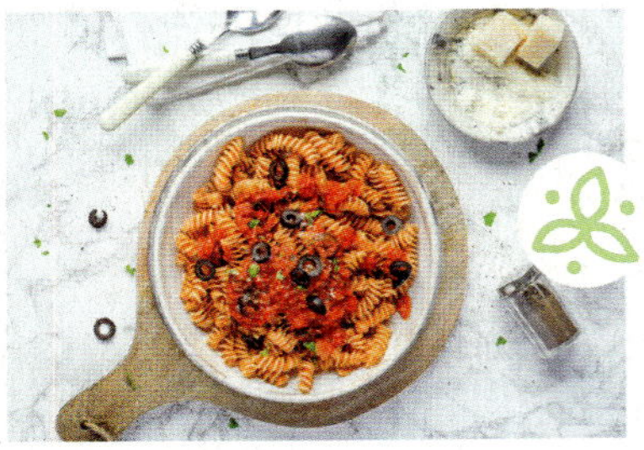

PUTEN-KOKOS-CURRY
Seite 33

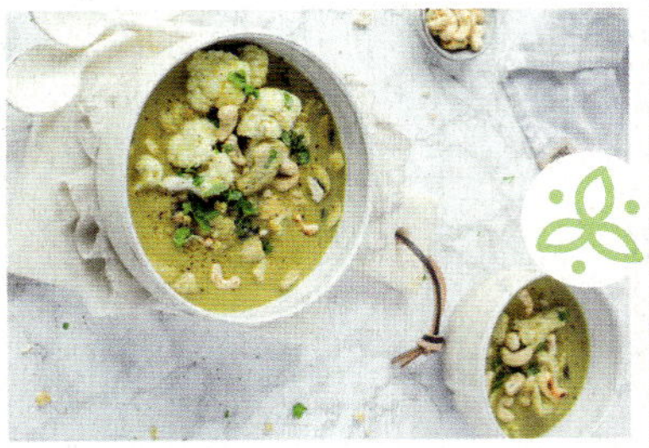

WAFFELN MIT ERDNUSSSOSSE
Seite 33

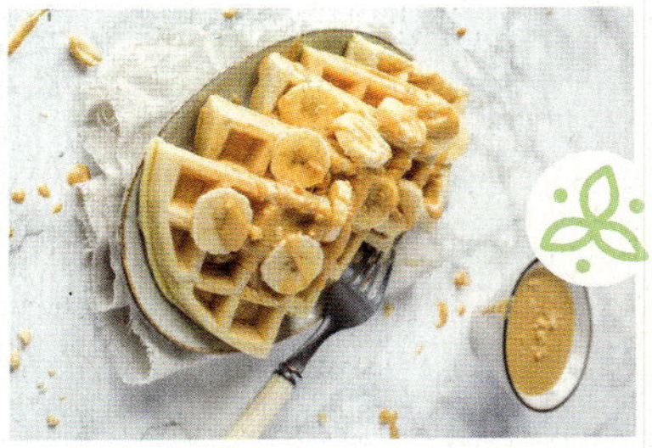

SPINAT-SPECK-QUICHE
Seite 36

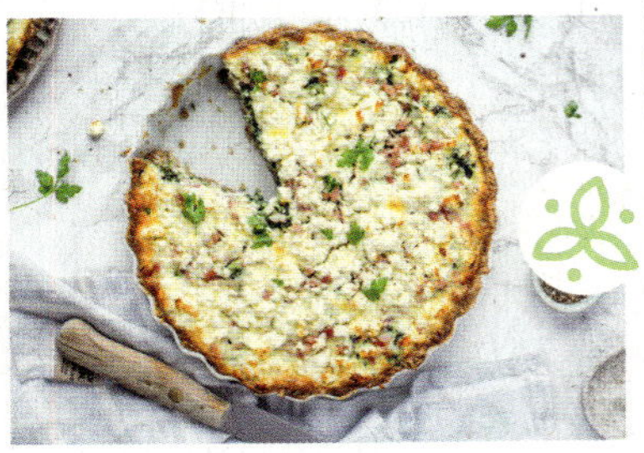

LACHS MIT KNUSPERBRÖSELN
Seite 36

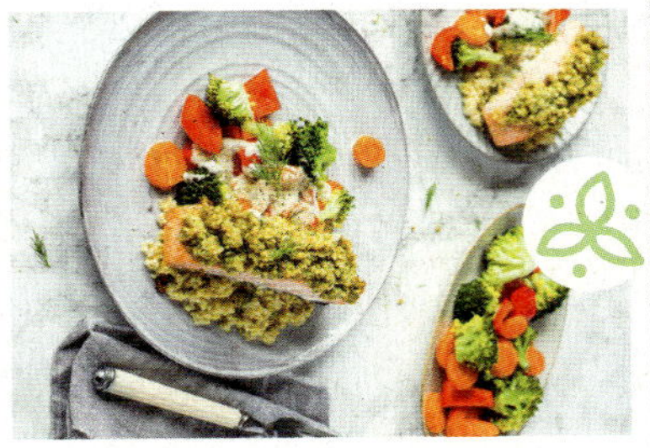

KAISERSCHMARRN
Seite 36

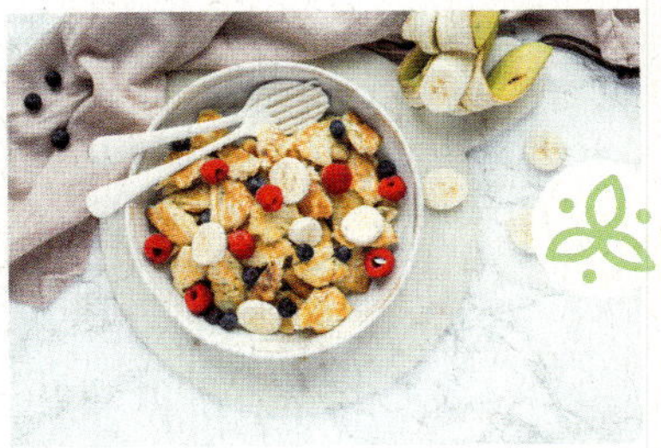

Fotos: Hannah Hold (1); s. Rezepteseiten | Illustrationen: Archiv (2)

FRENCH-TOAST-LASAGNE
Seite 46
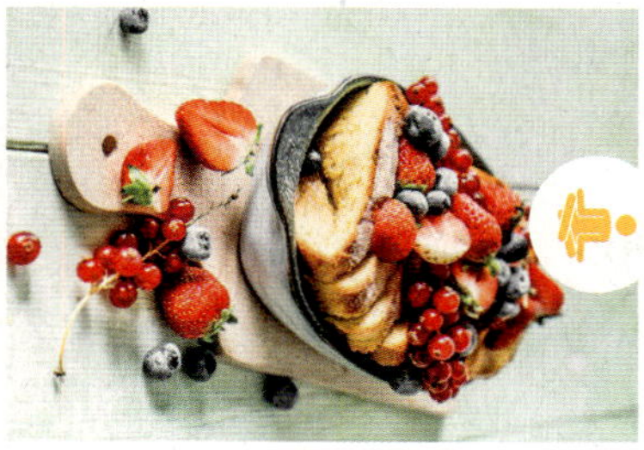

MÜSLIBOWL MIT GRANOLA
Seite 45
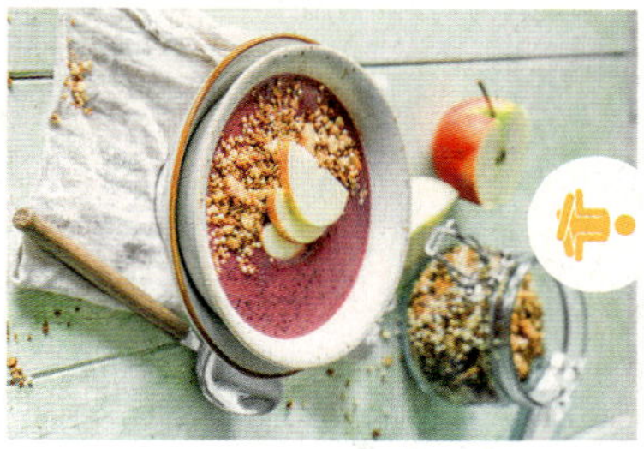

BUCHWEIZENGALETTES
Seite 45
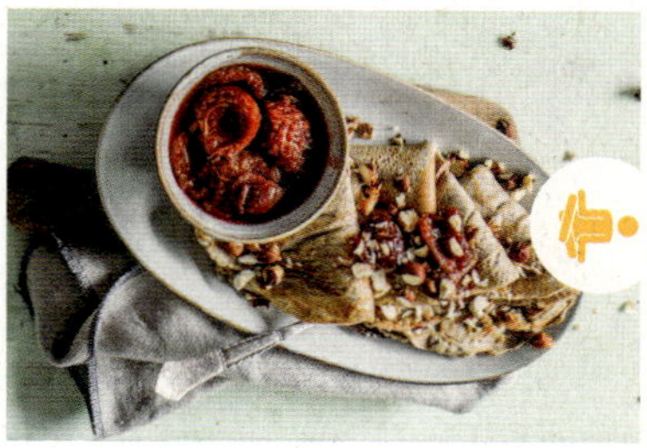

PANCAKES MIT SMOOTHIE
Seite 51
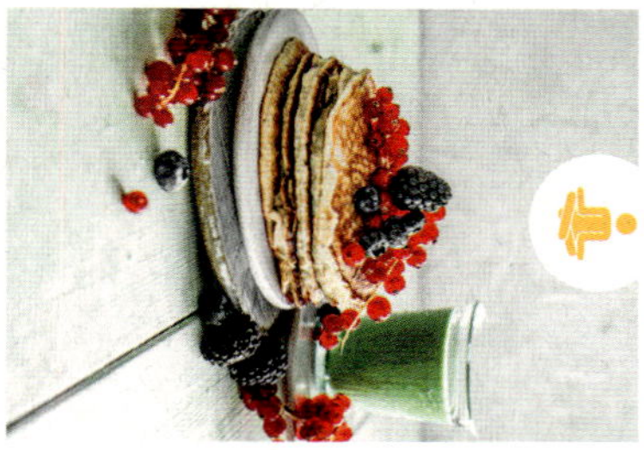

HAFER-FRÜHSTÜCKS-MUFFINS
Seite 48
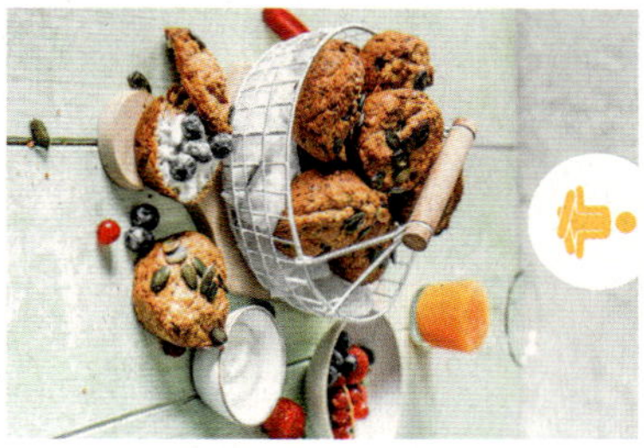

KÖRNERJOGHURT
Seite 48
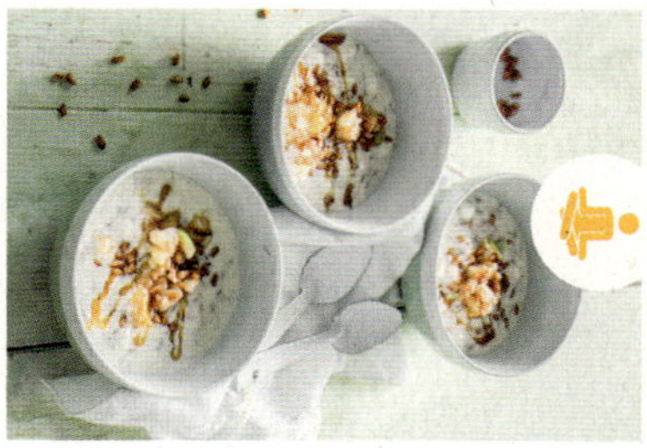

KÄSE-PORREE-SUPPE
Seite 55
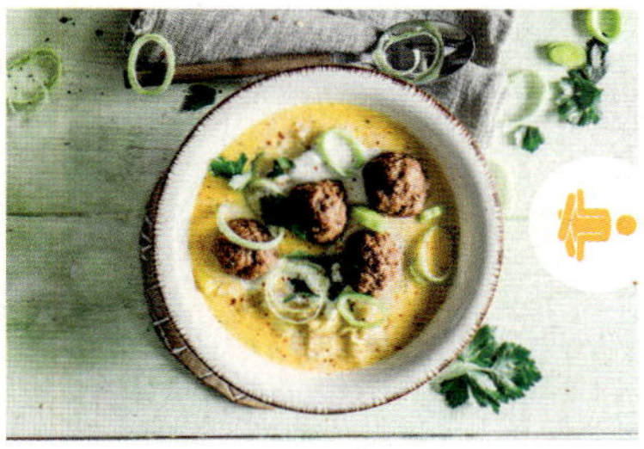

LINSENSALAT
Seite 52
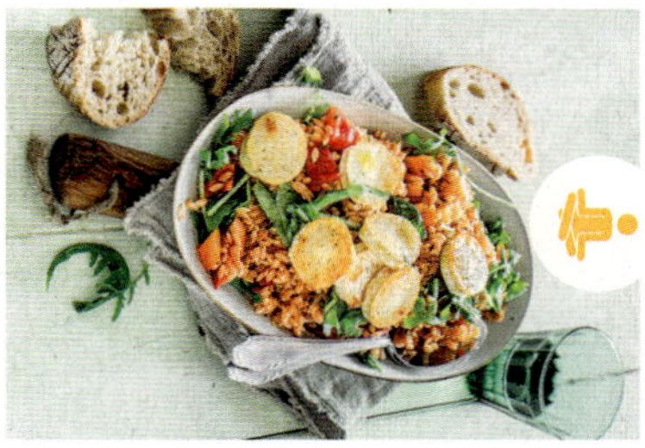

GEMÜSE-OMELETT
Seite 51
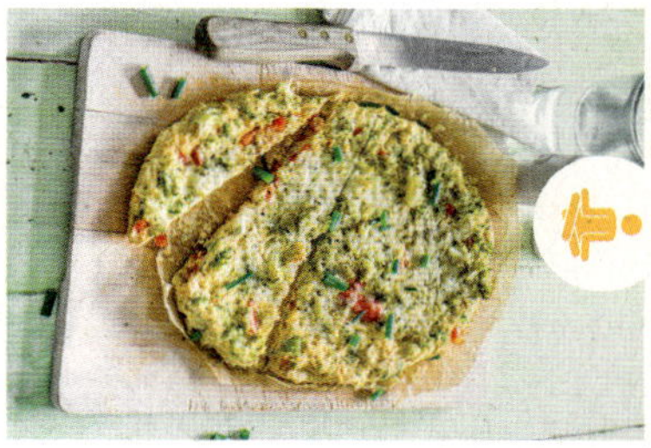

GEBACKENE RÜBEN
Seite 56
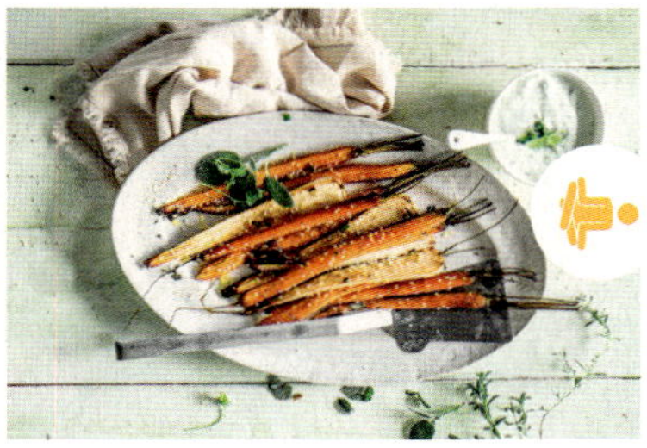

KÄSE-GRAUPEN-RISOTTO
Seite 56
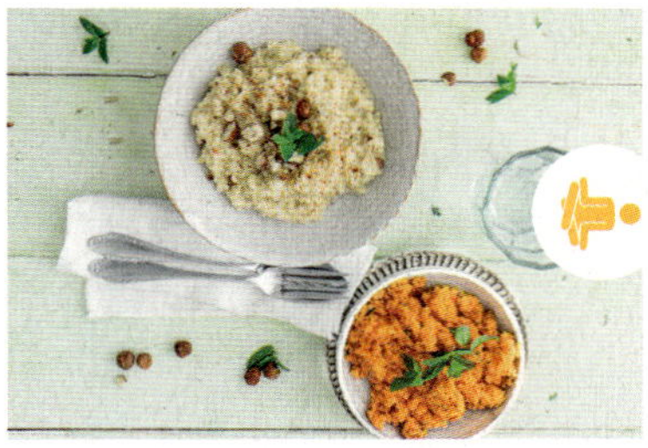

BROTSALAT
Seite 55
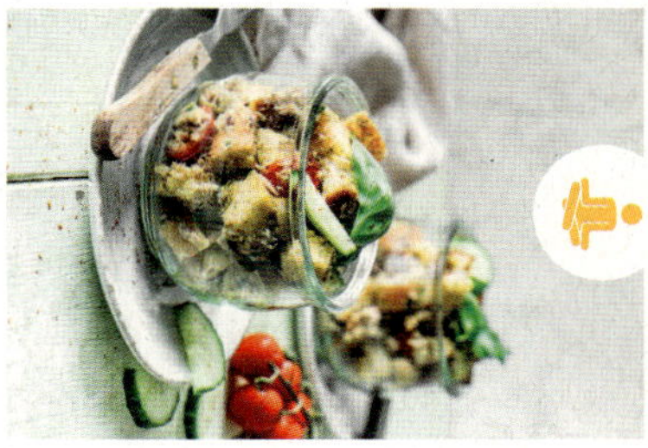

VOLLKORNPASTA MIT PESTO
Seite 60
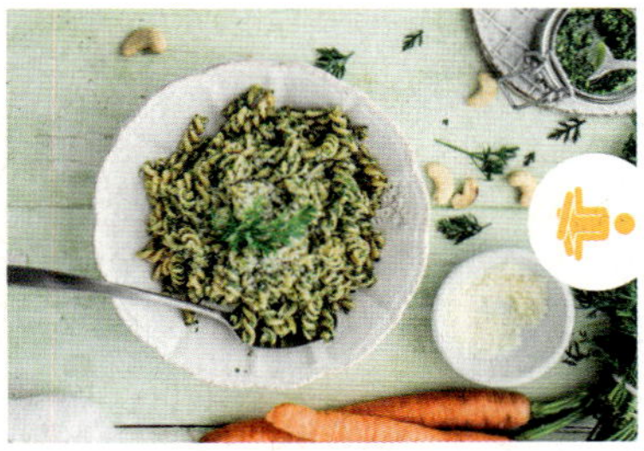

SOUS-VIDE-HÄHNCHEN
Seite 59
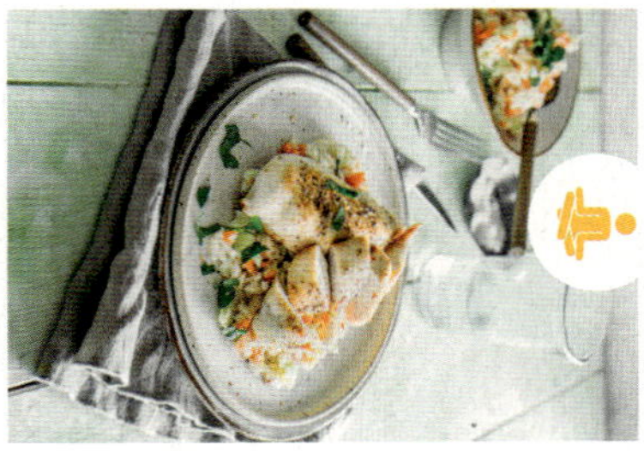

SHEPHERD'S PIE
Seite 59
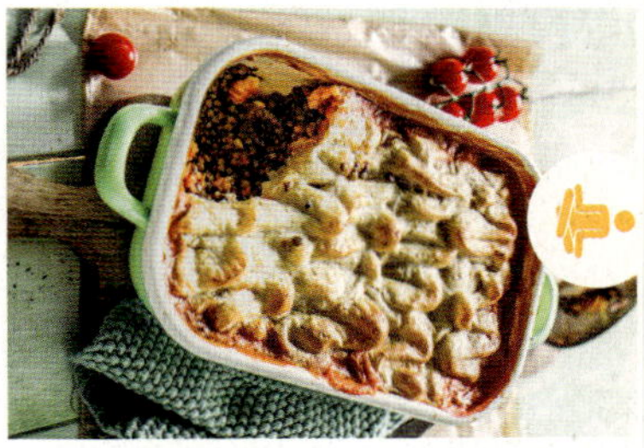

CHICORÉE-GRATIN
Seite 63
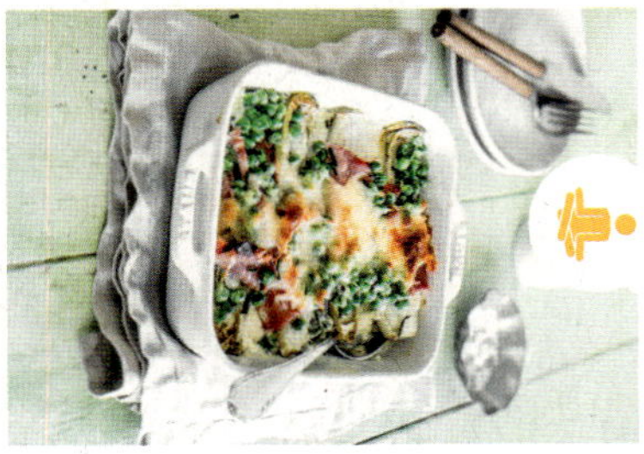

OFENGEMÜSE
Seite 63
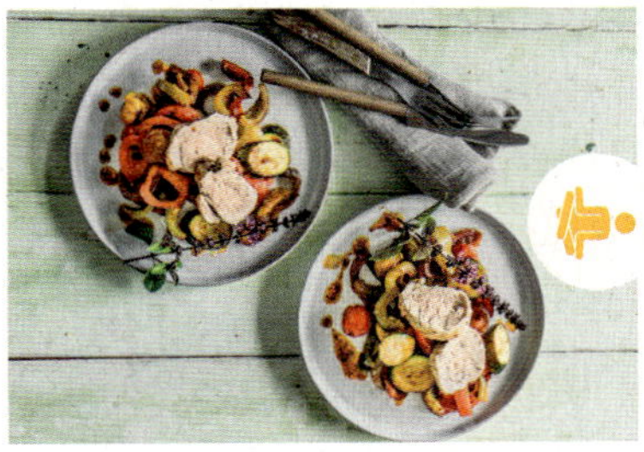

VOLLKORN-GEMÜSE-QUICHE
Seite 60
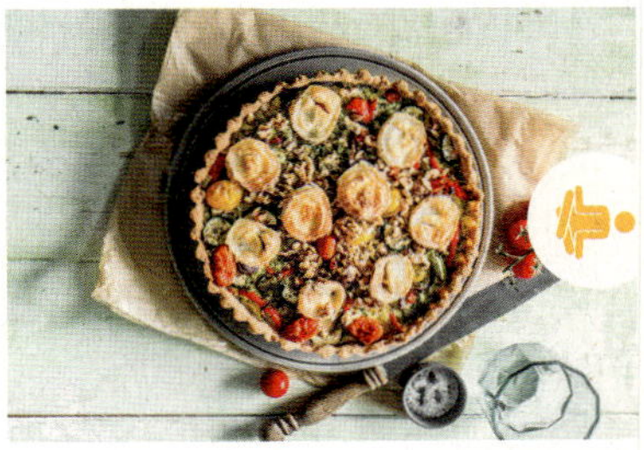

FISH & CHIPS
Seite 66
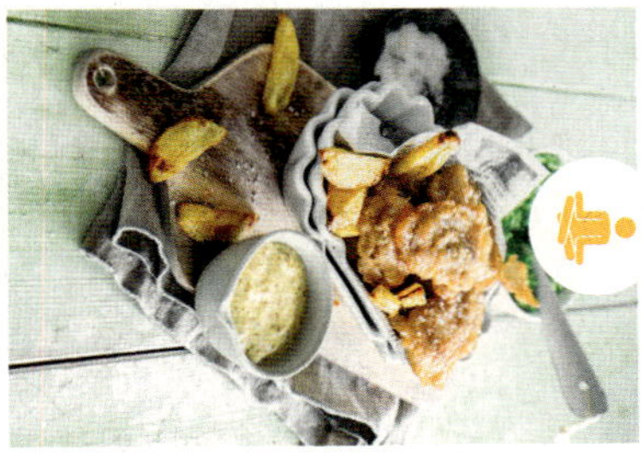

KRÄUTER-FRITTATA
Seite 64
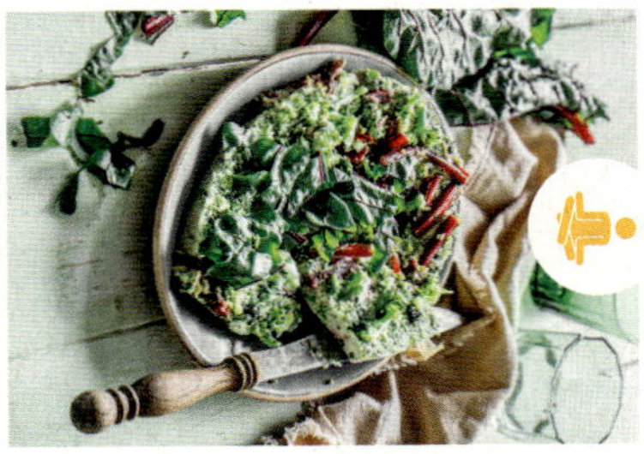

DEFTIGER EINTOPF
Seite 64
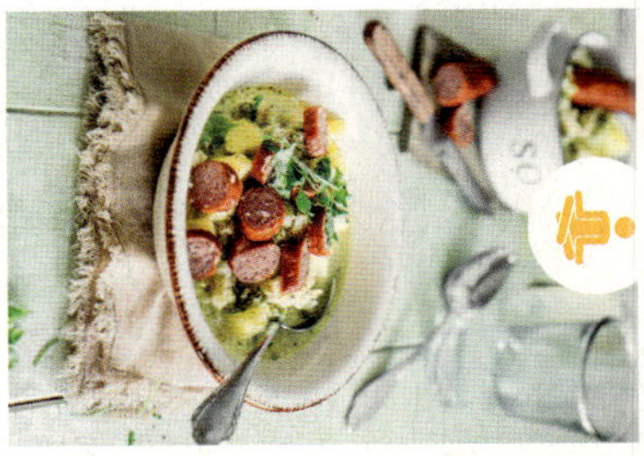

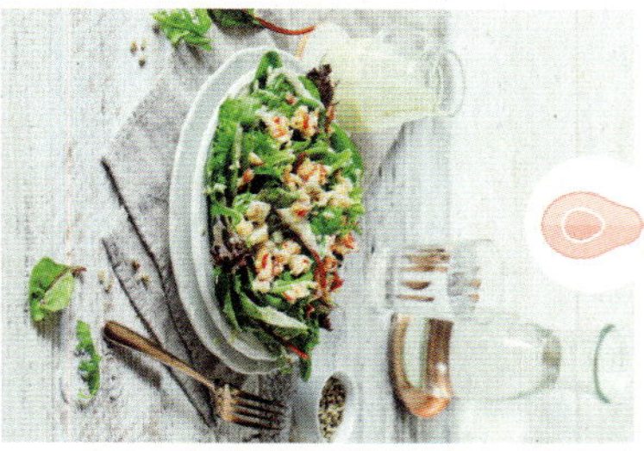
PFLÜCKSALAT
Seite 76

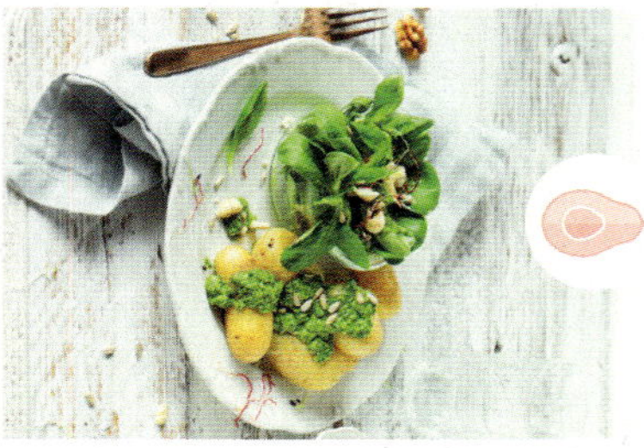
PESTO-KARTOFFELN
Seite 80

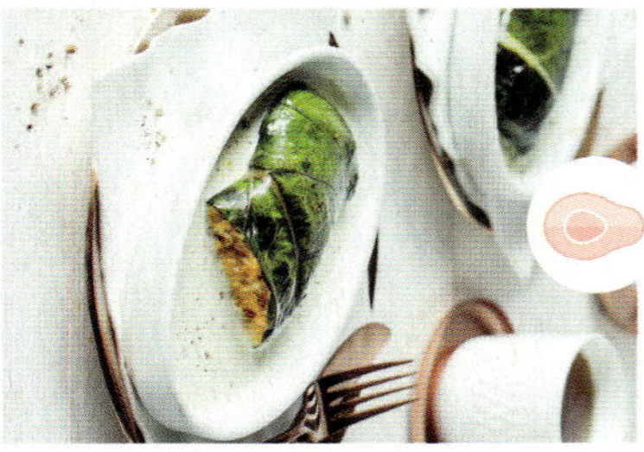
GEFÜLLTE MANGOLDROLLEN
Seite 86

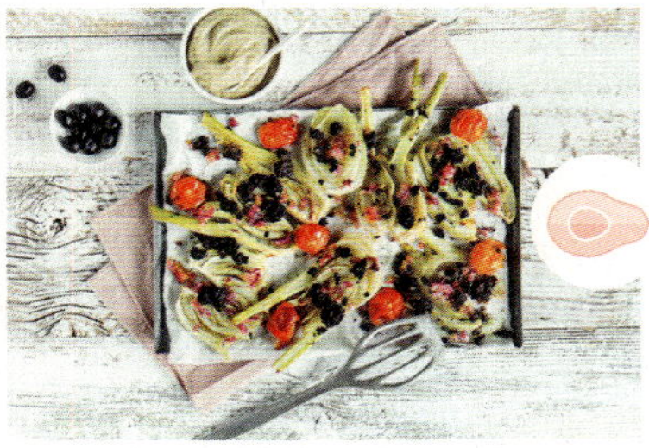
GEBACKENER FENCHEL
Seite 87

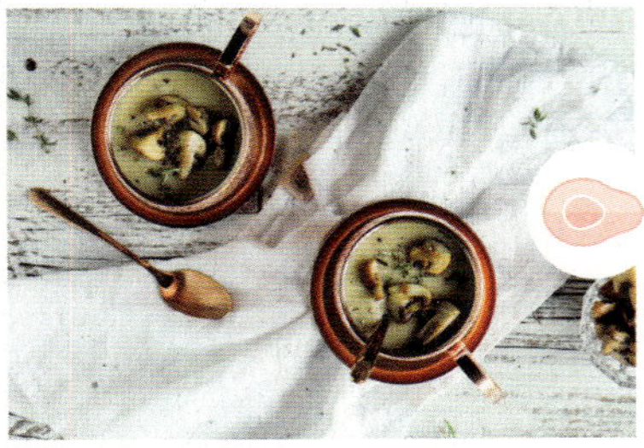
MARONENCREMESUPPE
Seite 90

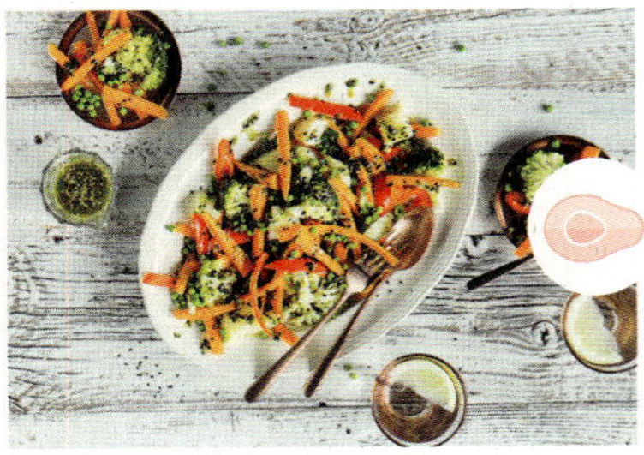
MARINIERTES GEMÜSE
Seite 94

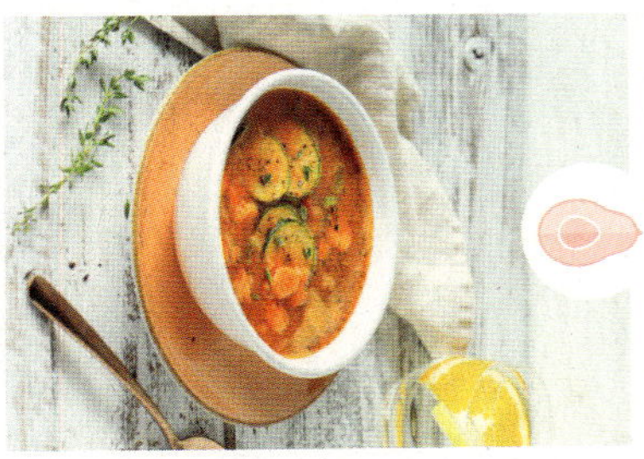
GEMÜSE-MINESTRONE
Seite 98

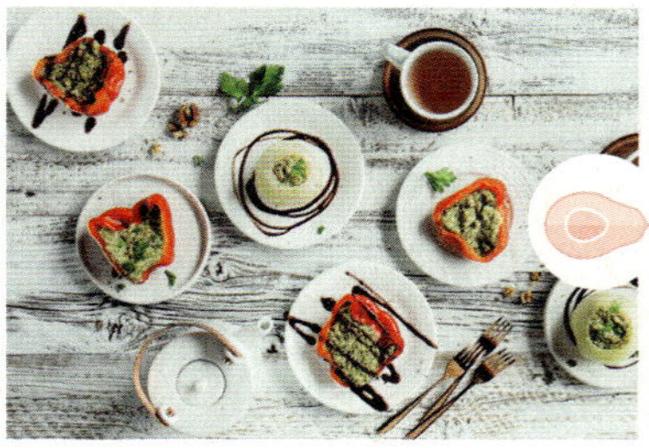
GEFÜLLTES GEMÜSE
Seite 76

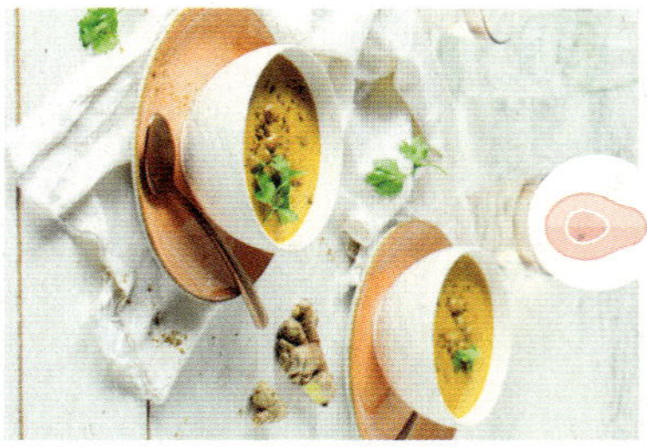
KÜRBIS-CURRY-SUPPE
Seite 80

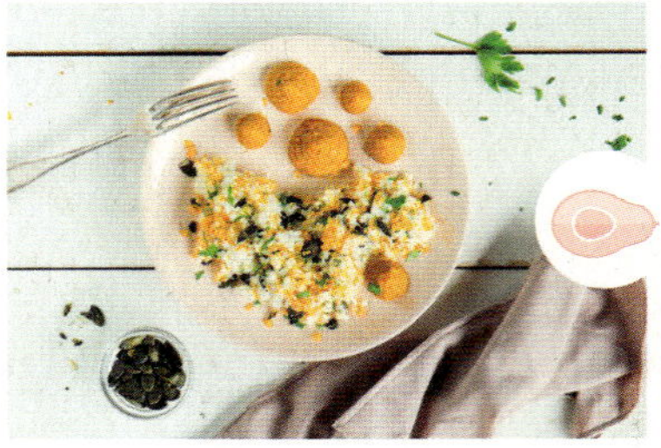
BLUMENKOHL-COUSCOUS
Seite 98

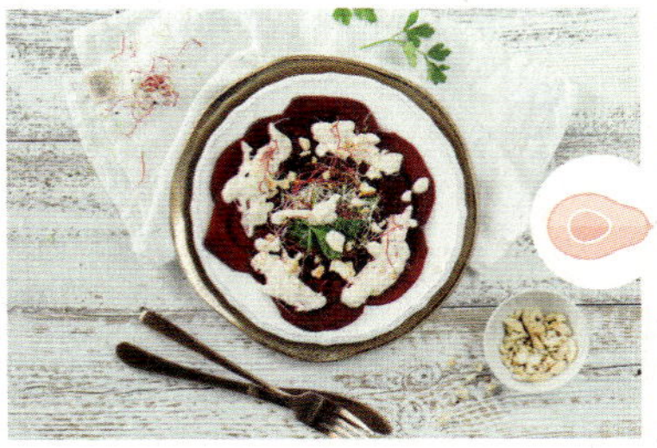
ROTE-BETE-SALAT
Seite 87

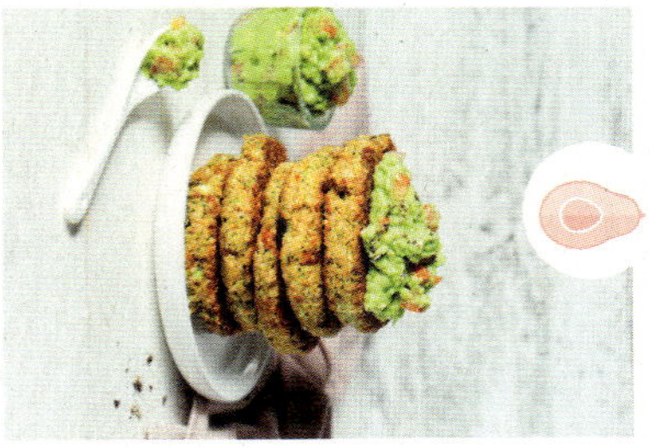
ZUCCHINI-TOMATEN-PUFFER
Seite 90

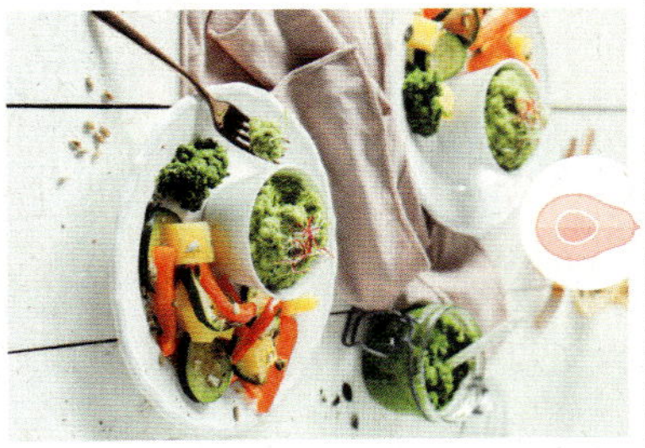
RÜBEN-PESTO-STAMPF
Seite 94

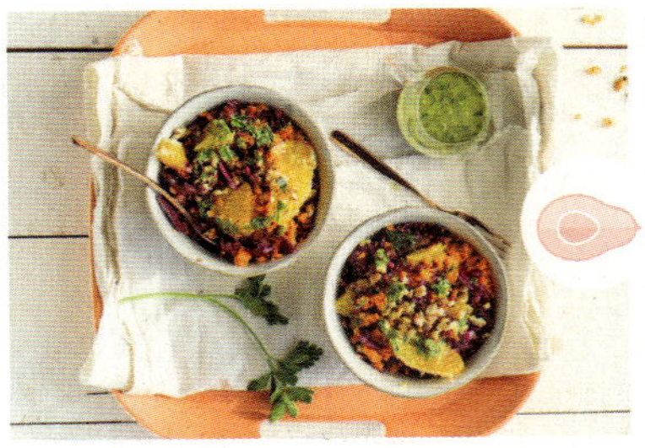
ROTKOHL-ORANGEN-SALAT
Seite 86

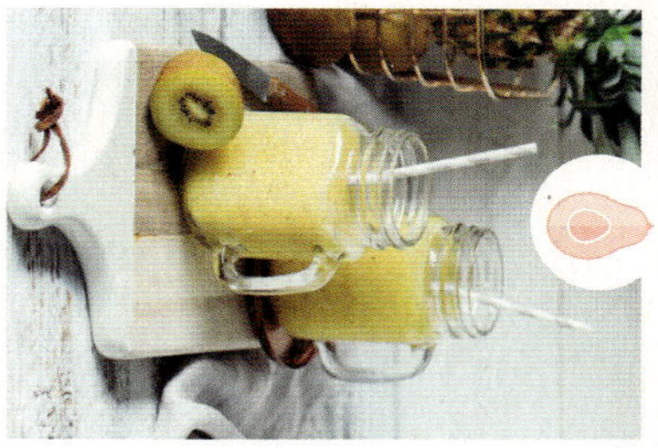
ANANAS-KIWI-SMOOTHIE
Seite 76

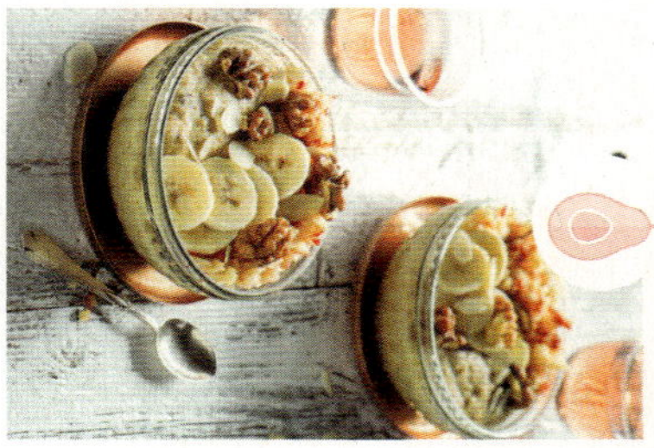
PORRIDGE MIT MANDELMILCH
Seite 80

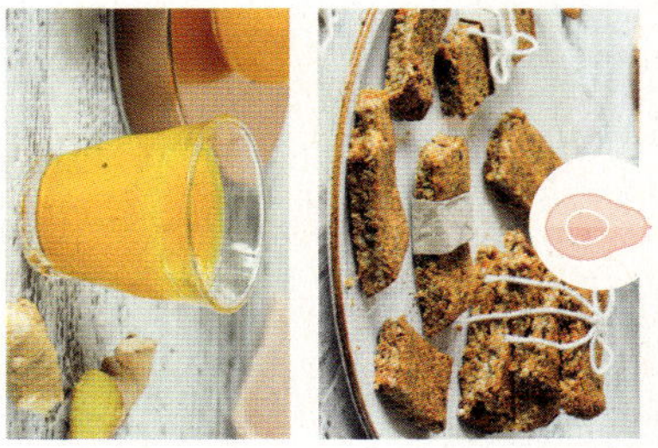
POWER-SHOT & NUSSRIEGEL
Seite 86

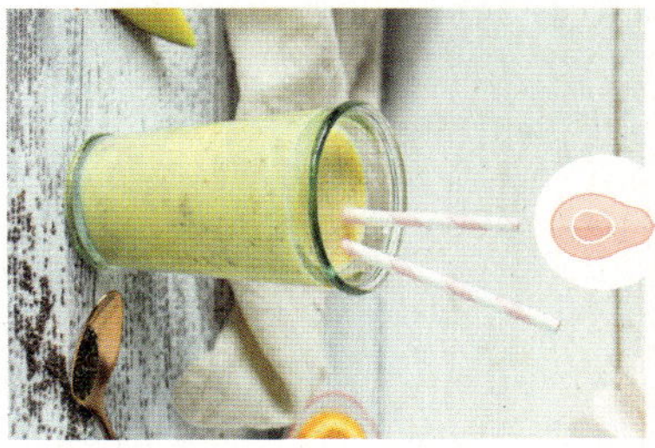
MANGO-ORANGEN-SHAKE
Seite 87

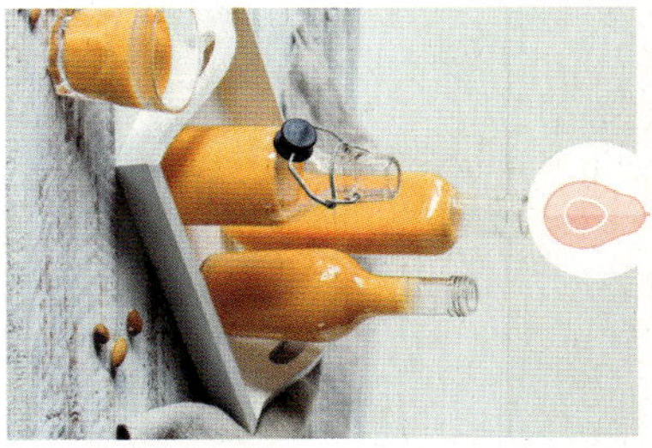
APFEL-KAROTTEN-SAFT
Seite 90

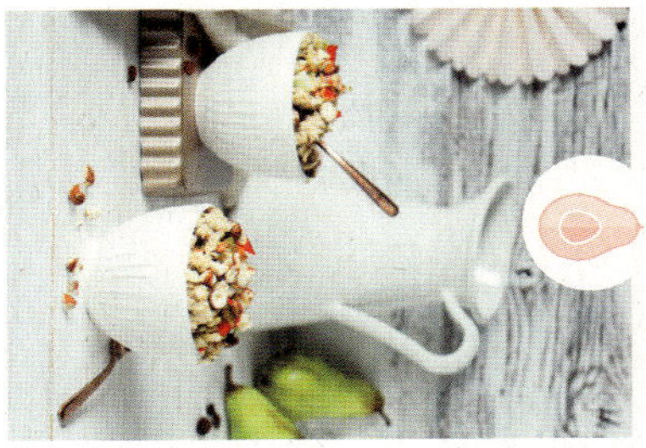
BASISCHES MÜSLI
Seite 94

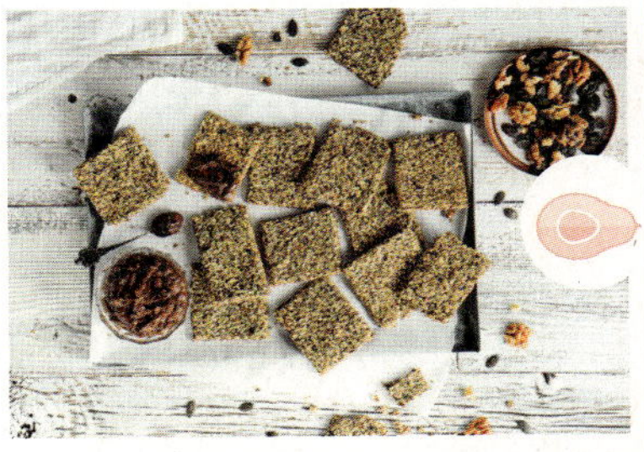
WALNUSSBROT MIT DIP
Seite 98

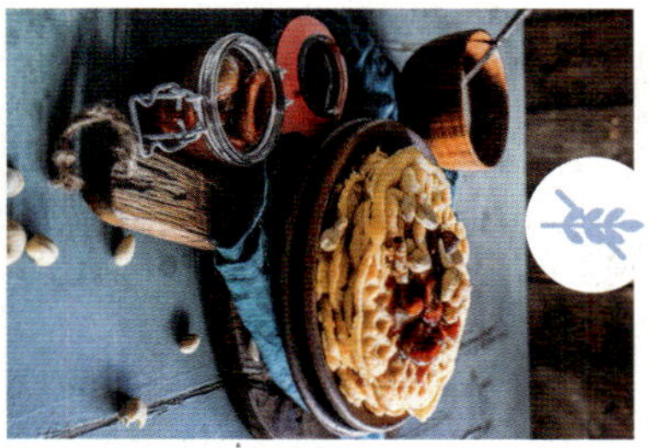

BUTTERMILCHWAFFELN
Seite 112

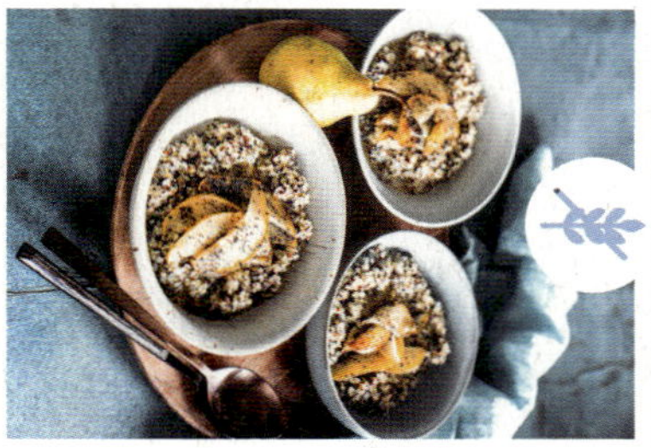

QUINOA MIT MOHN-BIRNE
Seite 112

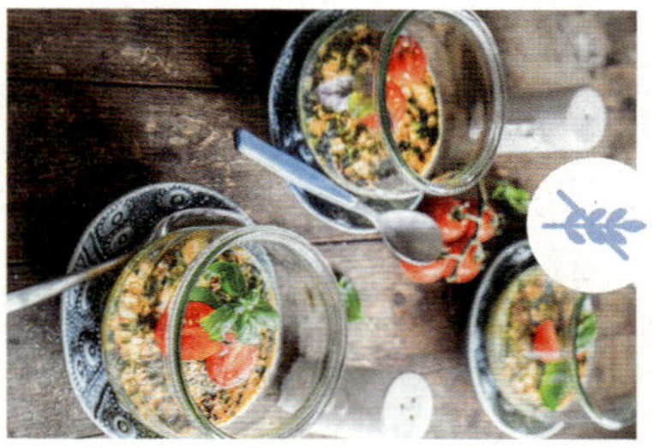

TOMATEN-OMELETT
Seite 110

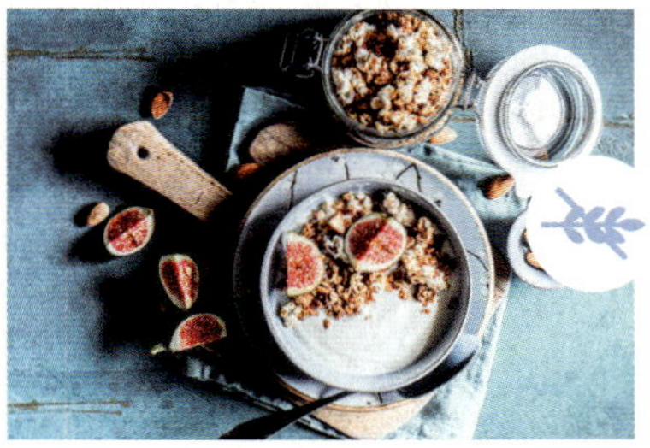

POPCORN-KNUSPERMÜSLI
Seite 113

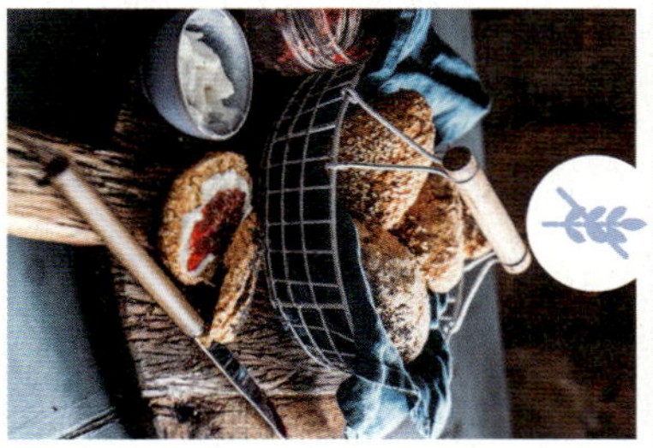

FRÜHSTÜCKSBRÖTCHEN
Seite 113

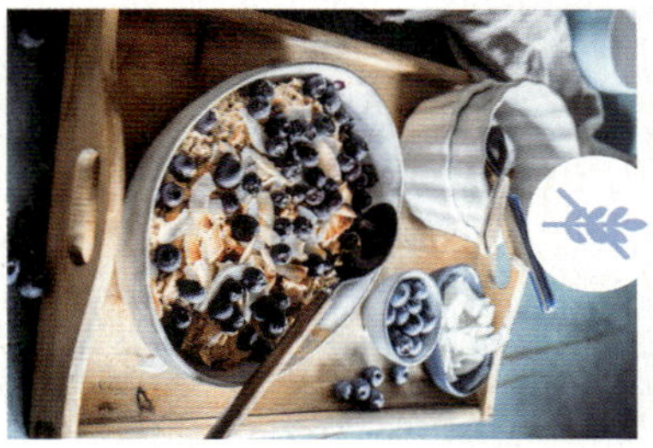

GEBACKENER PORRIDGE
Seite 112

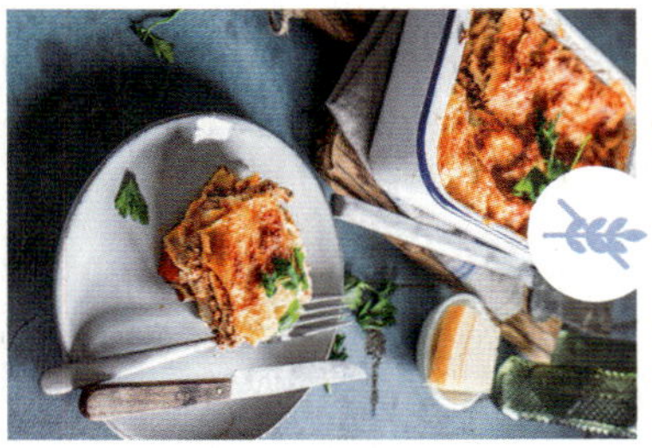

LASAGNE BOLOGNESE
Seite 120

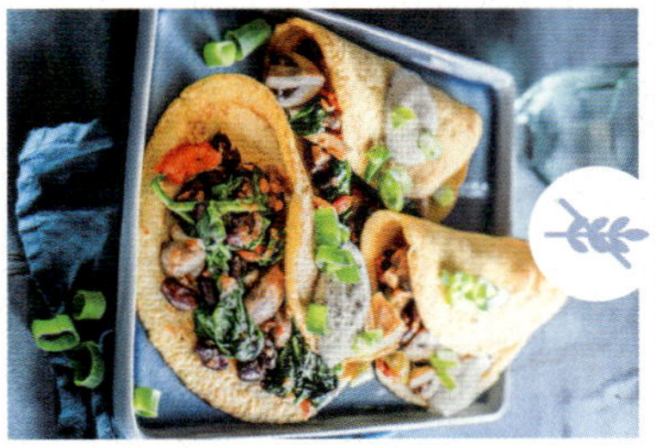

MAIS-PANCAKES
Seite 116

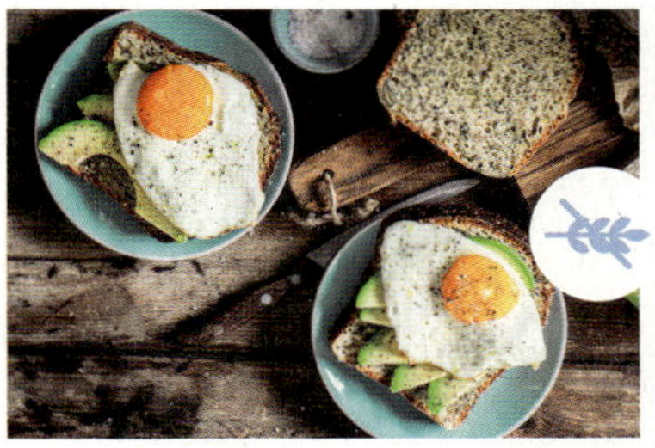

SCHWARZBROT MIT AVOCADO
Seite 113

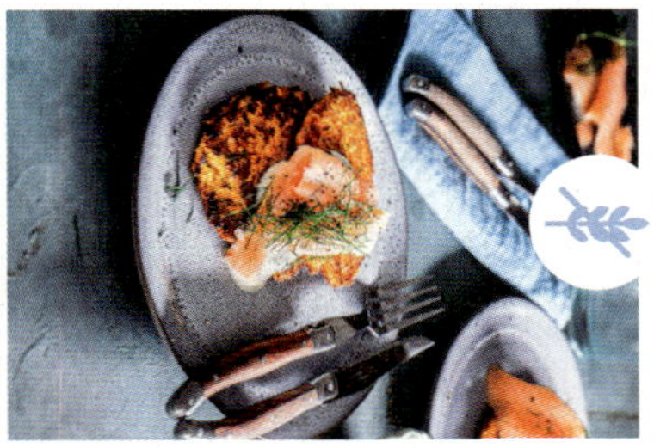

SÜSSKARTOFFELPUFFER
Seite 121

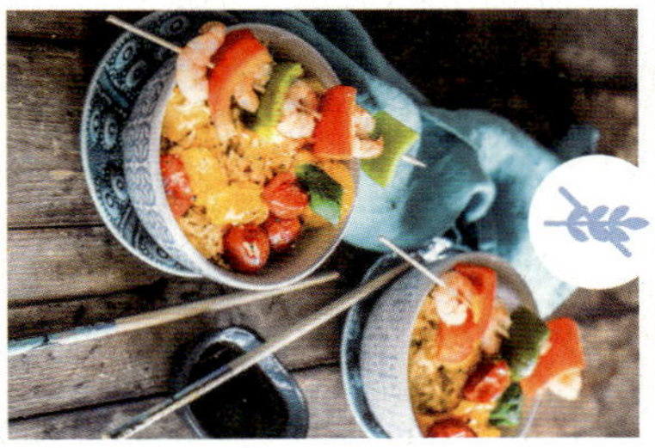

REIS MIT GARNELENSPIESSEN
Seite 120

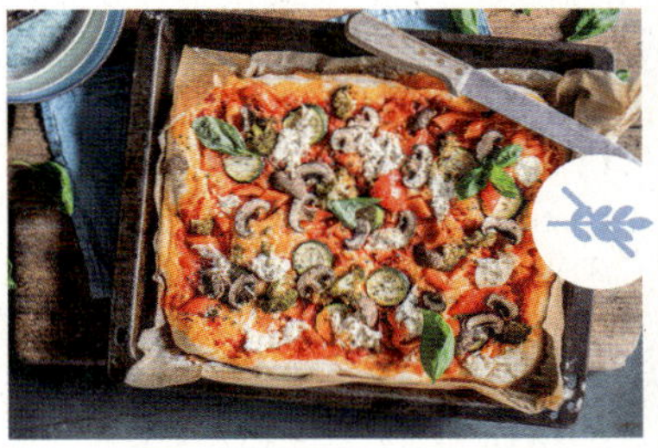

BUNTE FAMILIENPIZZA
Seite 120

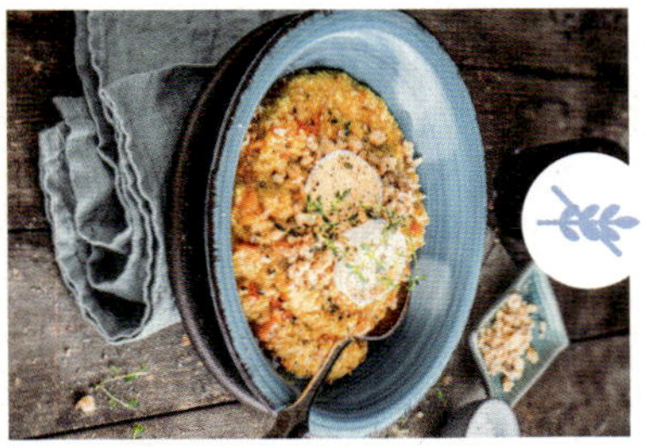

„HISOTTO" MIT KÜRBIS
Seite 126

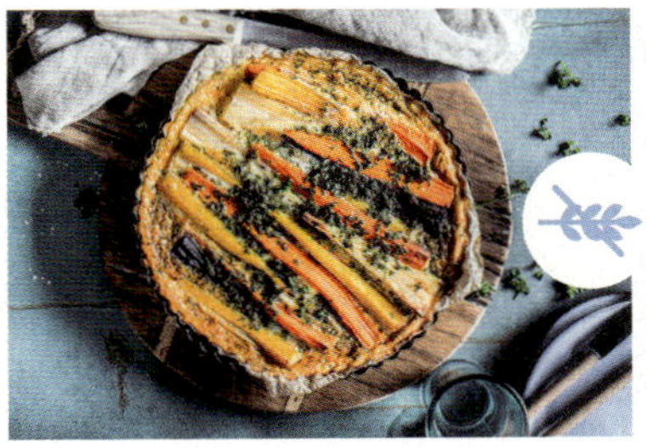

BUNTE WURZELQUICHE
Seite 121

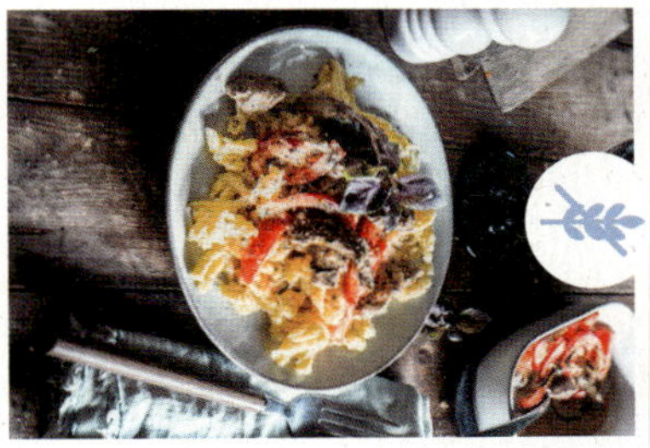

SPÄTZLE MIT GESCHNETZELTEM
Seite 121

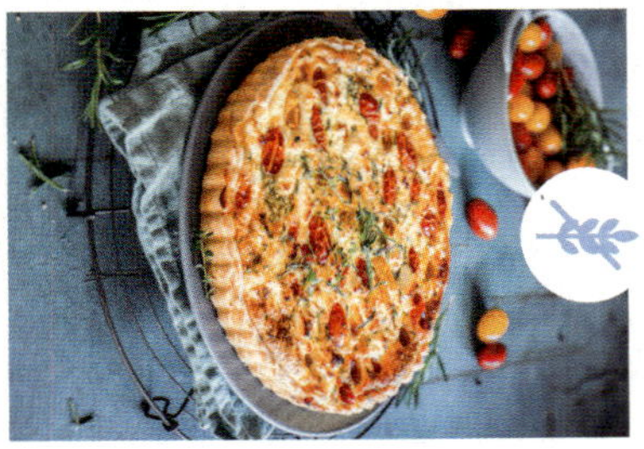

TOMATEN-CROSTATA
Seite 127

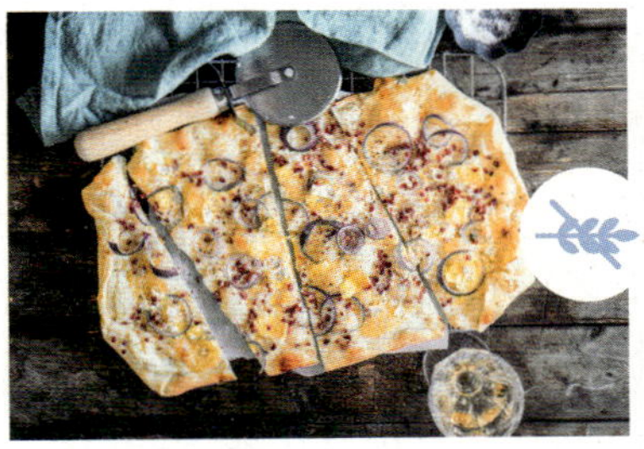

MAISMEHL-FLAMMKUCHEN
Seite 126

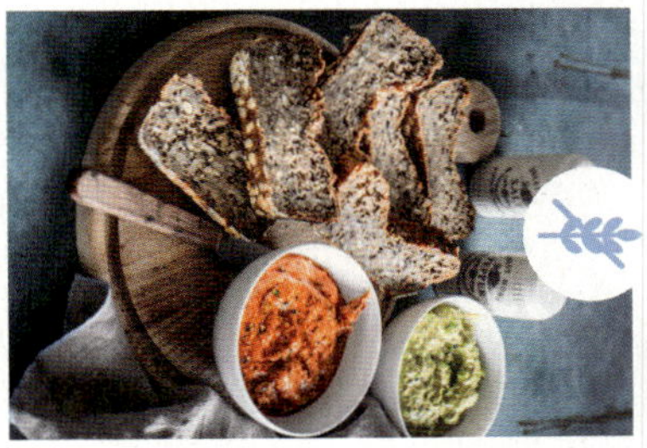

KÖRNERBROT MIT AUFSTRICH
Seite 126

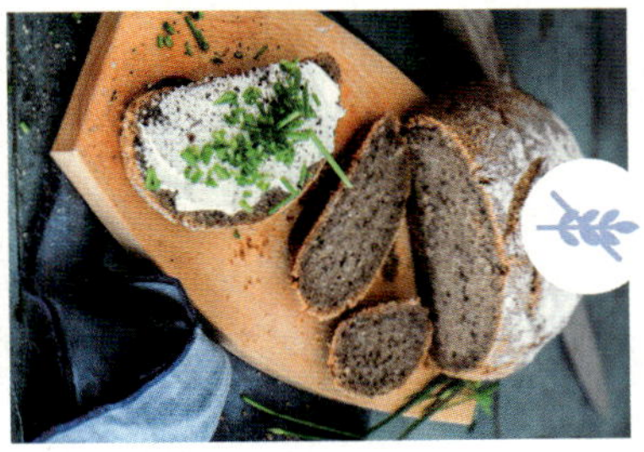

HELLES KRUSTENBROT
Seite 128

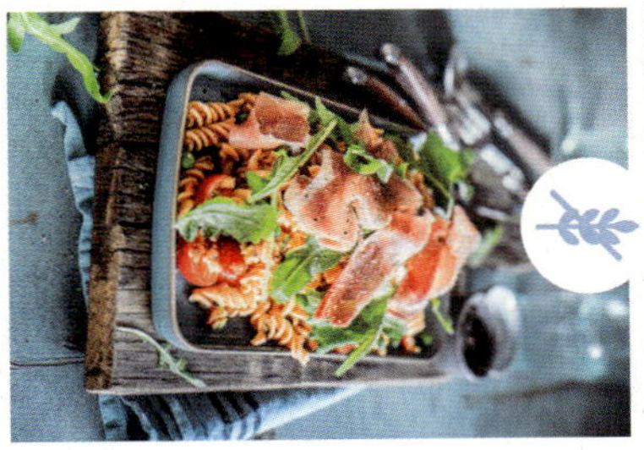

LINSENNUDELSALAT
Seite 127

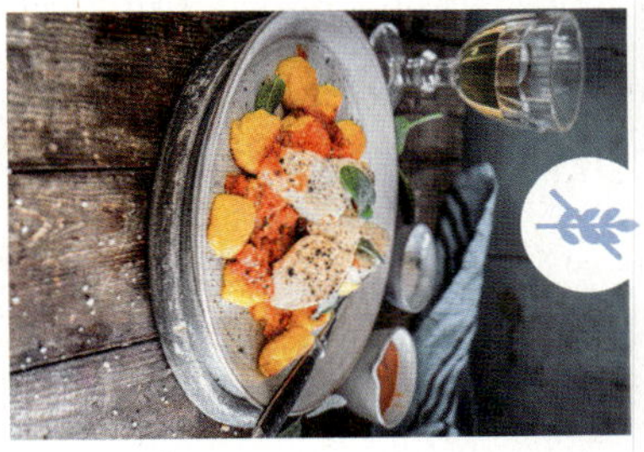

POLENTA-GNOCCHI
Seite 127

Montag	Dienstag	Mittwoch	Donnerstag	Freitag	Samstag	Sonntag
FRÜHSTÜCK	FRÜHSTÜCK	FRÜHSTÜCK	FRÜHSTÜCK	FRÜHSTÜCK	FRÜHSTÜCK	FRÜHSTÜCK
MITTAG	MITTAG	MITTAG	MITTAG	MITTAG	MITTAG	MITTAG
ABEND	ABEND	ABEND	ABEND	ABEND	ABEND	ABEND

Die Erfolgsrezepte der Stars

Zuckerfrei, Clean Eating oder ganz ohne Gluten – auch Promis legen großen Wert auf gesunde Ernährung. Wir verraten euch, was Anastasia Zampounidis, Pamela Reif, Cameron Diaz & Co. für ein **gutes Bauchgefühl** tun. Dazu unsere Buchtipps: Darin erfahrt ihr mehr über das Thema, das euch am meisten interessiert

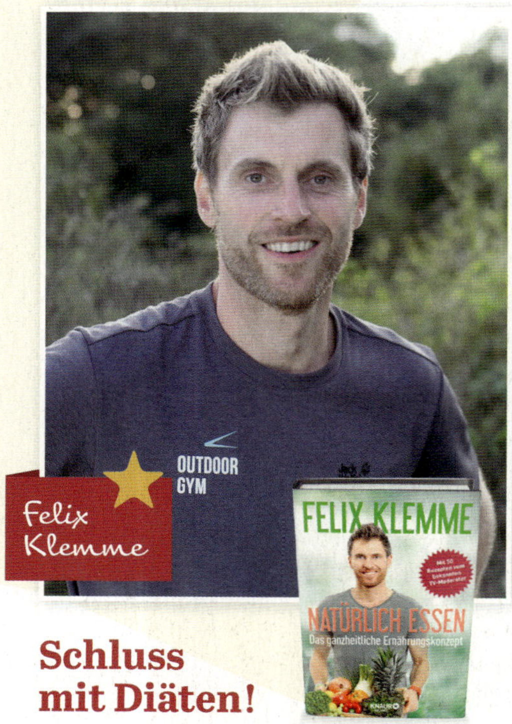

Schluss mit Diäten!

Diplom-Sportwissenschaftler und Life-Coach Felix Klemme begleitete in der Doku-Serie „Extrem schwer" stark übergewichtige Menschen ein Jahr lang. Er half ihnen dabei, ihr Leben zu ändern und abzunehmen. In seinem Kochbuch „Natürlich essen" schlägt Felix Klemme eine Brücke zwischen **vegetarischer Ernährung, Paleo und Clean Eating**. Er achtet auf Natürlichkeit und Ausgewogenheit – Diäten werden dadurch unnötig. Er erklärt nachvollziehbar, wie man richtig einkauft, seine Küche umkrempelt und schlank und gesund bleibt.

Mehr in „Natürlich essen – das ganzheitliche Gesundheitskonzept", 19,99 Euro, Knaur Balance

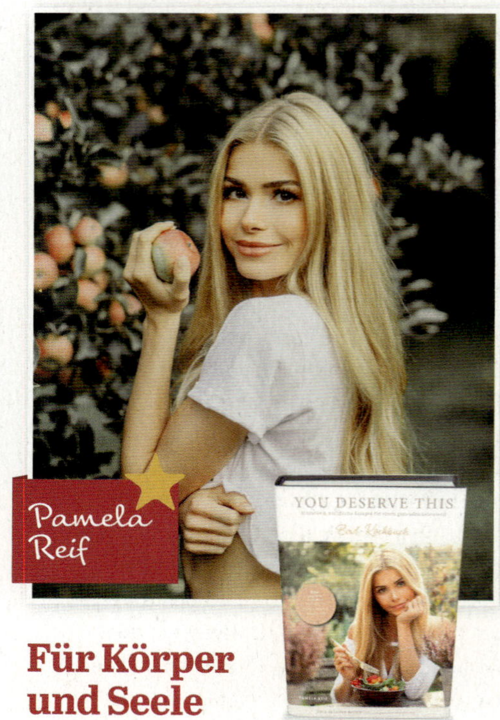

Für Körper und Seele

Fitness-Vorbild Pamela Reif setzt bei ihrem Ernährungsstil auf vollwertige und ausgewogene Gerichte aus natürlichen und nachhaltigen Zutaten. Denn mit der richtigen Ernährung können wir unseren Körper sowie unsere Seele stärken und gleichzeitig einen Beitrag für die Umwelt leisten. **Gesund, regional, saisonal** und am besten in Bio-Qualität sollen die Lebensmittel sein – das Geheimrezept von Pamela Reif liegt im bewussten Genuss und nicht im Verzicht.

Weitere Informationen lest ihr dazu im Buch „You Deserve This – einfache und natürliche Rezepte für einen gesunden Lebensstil", 20 Euro, Community Editions

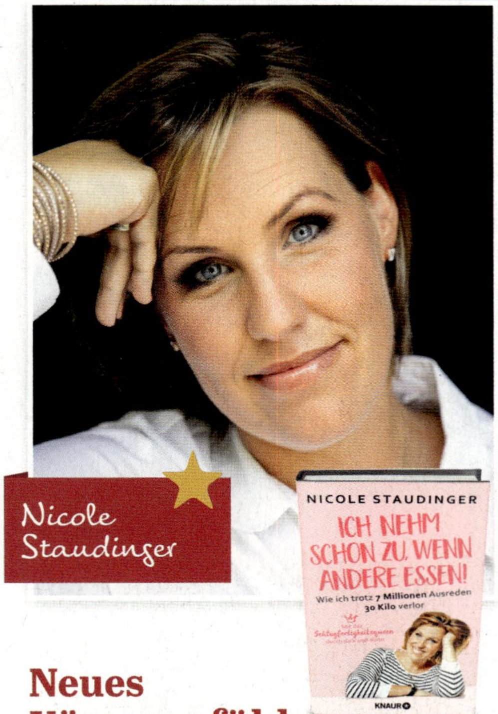

Neues Körpergefühl

Bestsellerautorin Nicole Staudinger („Brüste umständehalber abzugeben", „Schlagfertigkeits-queen") hat zahlreiche Diät-Versuche hinter sich und ließ kaum einen Abnehmtrend unversucht. Schließlich erkannte sie, dass ihr Essverhalten das Problem war: Da eine Leckerei zur Belohnung, dort etwas Süßes zum Trost. Sie entschied sich bewusst dazu, ihren Speiseplan umzustellen und sich **endlich ausgewogen** zu ernähren. So fand sie zu mehr Energie und Wohlbefinden – und ganz plötzlich begannen auch die Pfunde zu purzeln! In ihrem neuen Buch möchte sie Frauen auf humorvolle Weise inspirieren, mit dem Genuss-Verzicht Schluss zu machen und den Weg in ein neues Körpergefühl zu finden.

Mehr darüber im Buch „Ich nehm schon zu, wenn andere essen!", 12,99 Euro, Knaur

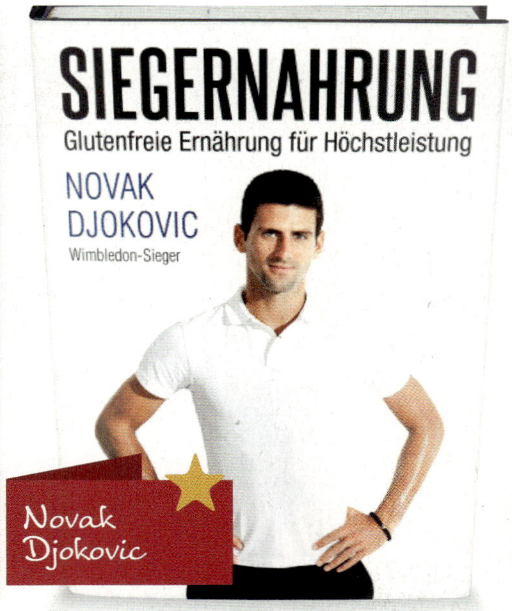

Gesund ohne Gluten

Glutenunverträglichkeit macht auch vor Extremsportlern nicht Halt. Tennis-Star Novak Djokovic **verzichtet seit Jahren** auf glutenhaltige Lebensmittel. Früher liebte er Brot, Pasta und Pizza, unwissend, dass sein Körper Bestandteile des Weizens nicht verarbeiten kann. Als er anfing, sich glutenfrei zu ernähren, holte er sich bald darauf den Wimbledon-Sieg und die Position 1 in der Tennis-Weltrangliste. In seinem Buch „Siegernahrung" beschreibt er, wie er es ohne Gluten zu Höchstleistungen bringt.

Alles weitere erfahrt ihr in „Siegernahrung: Glutenfreie Ernährung für Höchstleistung", 16,99 Euro, riva Verlag

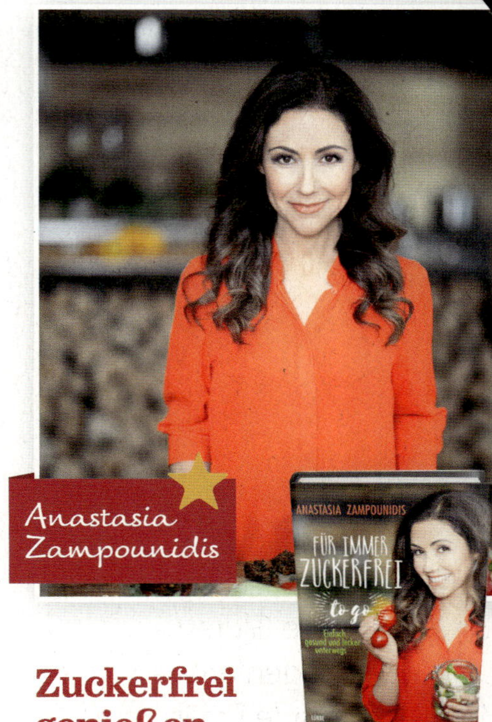

Zuckerfrei genießen

Seit mittlerweile 13 Jahren ernährt sich die deutsche Moderatorin Anastasia Zampounidis komplett zuckerfrei. Dabei **verzichtet** sie nicht nur **auf Haushaltszucker**, sondern auch auf Honig, Agavendicksaft, Ahornsirup und Reissirup. Heute freut sie sich über schöne Haut und ein fittes Körpergefühl. Außerdem gehören Heißhungerattacken und Stimmungsschwankungen endlich der Vergangenheit an!

Lest mehr in „Für immer zuckerfrei – to go: Einfach, gesund und lecker unterwegs", 16,90 Euro, Lübbe

Mit den **beliebtesten Rezepten** der Stars!

So natürlich kocht Hollywood

Cameron Diaz macht es, Gwyneth Paltrow natürlich auch und Orlando Bloom ebenso: Sie ernähren sich nach dem Clean-Eating-Prinzip. Beim Clean Eating meidet man generell **stark verarbeitetes Essen sowie Produkte mit Zusätzen** und verwendet ausschließlich natürliche Zutaten. Dieser Weg soll ein Jungbrunnen für Körper und Geist sein, den Darm reinigen und von innen heraus heilen.
Die Lieblingsrezepte der Stars gibt es als e-Book „Clean Eating – Natürlich und gesund genießen" von Dr. Alejandro Junger, 15,99 Euro, Südwest

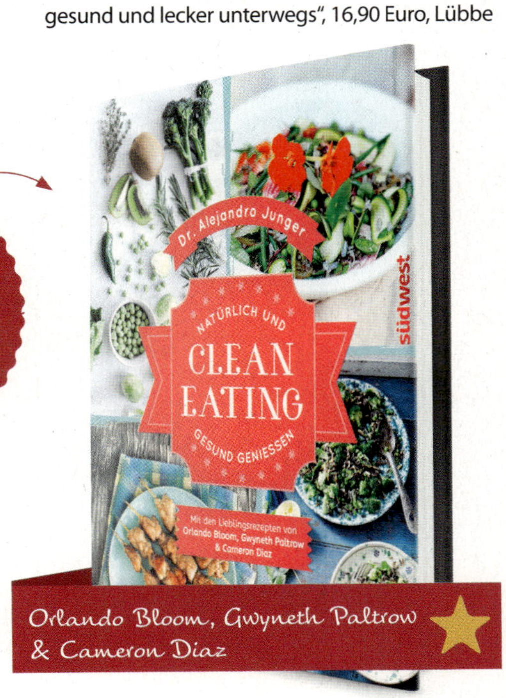

Fotos: Hans Herbig/Jack Wolfskin (1); Anna Heupel (1); Kristina Malis (1); Jo Kirchherr Photographie (1); PR (6)

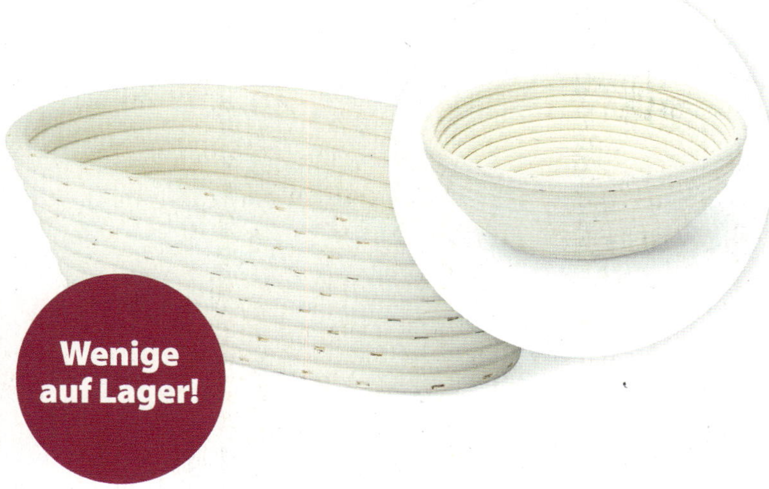

Für Brotbäcker
Ovaler oder runder Gärkorb

%

16,45 Euro statt ~~21,90 Euro~~

Misch- und Vollkornbrote können im Gärkorb in aller Ruhe gehen und auf das Volumen anwachsen, das zum Backen nötig ist. Anschließend aufs Blech gestürzt erhält der Laib die klassischen Rillen wie beim Bäckermeister.

TIPP | Viele gute Brotrezepte für Thermomix® findet ihr im ZauberTopf-Club unter www.zaubertopf-club.de

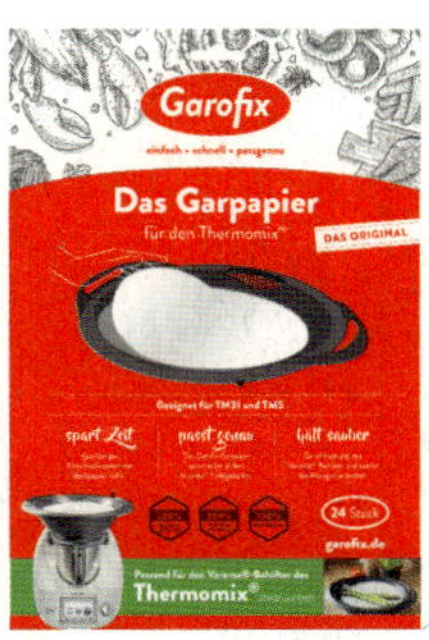

Perfekte Passform
24 Bögen Garofix Garpapier

4,95 Euro statt ~~5,79 Euro~~

Die für den Einlegeboden des Varomas passgenau vorbereiteten Zuschnitte aus hochwertigem Garpapier sind „Made in Germany". Wer sie verwendet, um dampfgegarte Speisen zuzubereiten, kann sich endlich aufs Kochen konzentrieren.

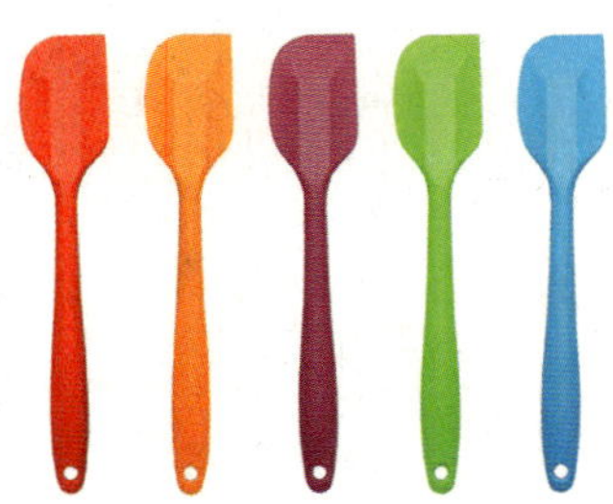

%

Der Extra-Teigschaber
Großer Spatel

Stück je 4,95 Euro statt ~~12,95 Euro~~

Die perfekte Ergänzung zum Teigspatel von Vorwerk: Der große flexible Teigschaber aus Silikon. Da seine Oberfläche aus nur einem durchgängigen Material besteht, ist er besonders leicht zu reinigen und damit absolut hygienisch. Es gibt den Spatel in 5 unterschiedlichen, leuchtenden Farben.

TOP SELLER

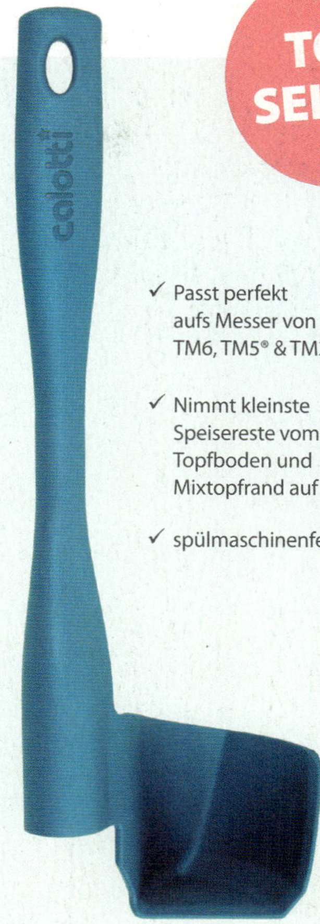

- ✓ Passt perfekt aufs Messer von TM6, TM5® & TM31
- ✓ Nimmt kleinste Speisereste vom Topfboden und Mixtopfrand auf
- ✓ spülmaschinenfest

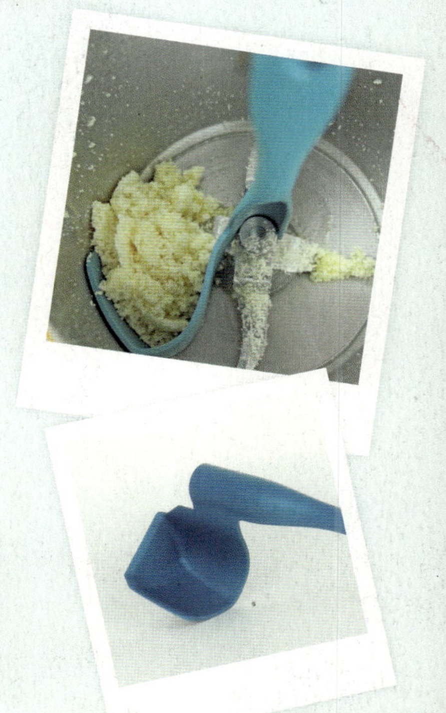

Mit einem Handgriff
Calotti® Drehkellenspatel

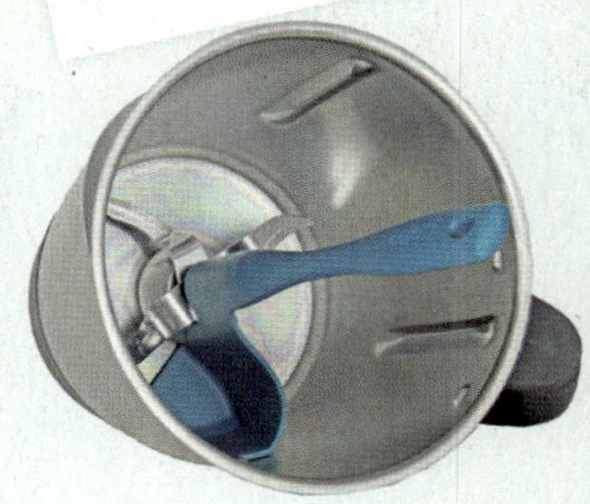

19,95 Euro

Der neue Liebling in der Thermomix® Welt, der keine Reste im Mixtopf lässt!

Die geniale Kelle wird aufs Mixmesser gesetzt, ihr Löffelelement nimmt alle Speisen direkt vom Mixtopfboden und dessen Wänden ab. Perfekt für Teige, Butter, Pestos, Dips, Eingemachtes und mehr.

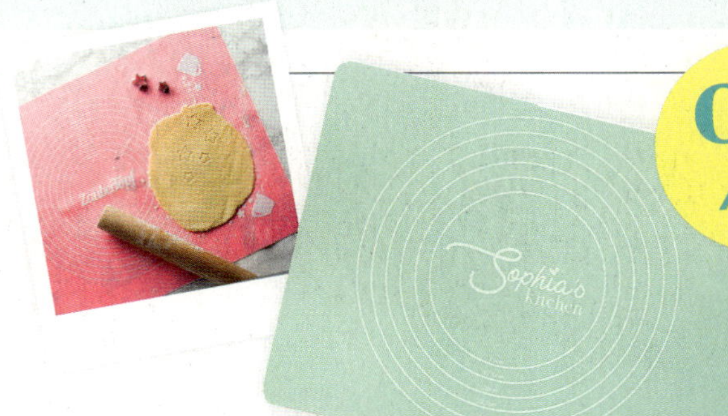

%

Nichts klebt mehr!
Silikon-Backmatten

Rosa, groß: 8,99 Euro statt ~~14,99 Euro~~
Türkis, klein: 7,99 Euro statt ~~9,99 Euro~~

Die große rosafarbene sowie die türkisfarbene Silikonbackmatte halten Mehl und klebrigen Teig in Schach und die Arbeitsplatte bleibt blitzsauber. Aufgerollt lassen sich die Backhelfer platzsparend verstauen.

Fotos: Archiv

Saubere Sache!

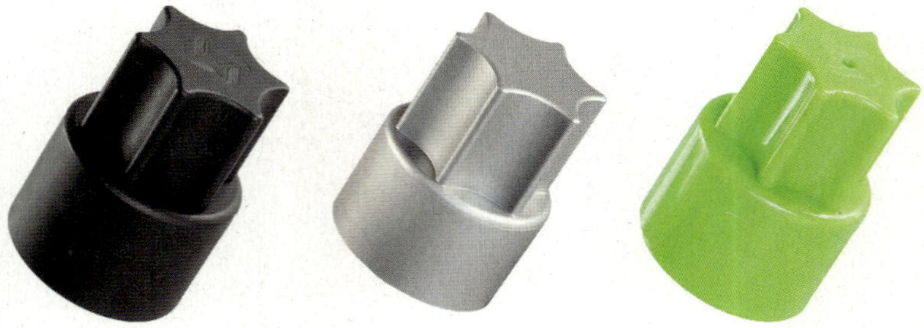

Könner für jeden Geschmack!
Diese Helfer werden dafür eingesetzt, Teige aus dem Mixtopf und vom Mixmesser zu lösen. Dafür werden sie auf die Unterseite des Mixmessers gestülpt, das dann mithilfe der Vergrößerung der Schraube hin- und herumgedreht wird, bis der Teig auf die Arbeitsfläche fällt.

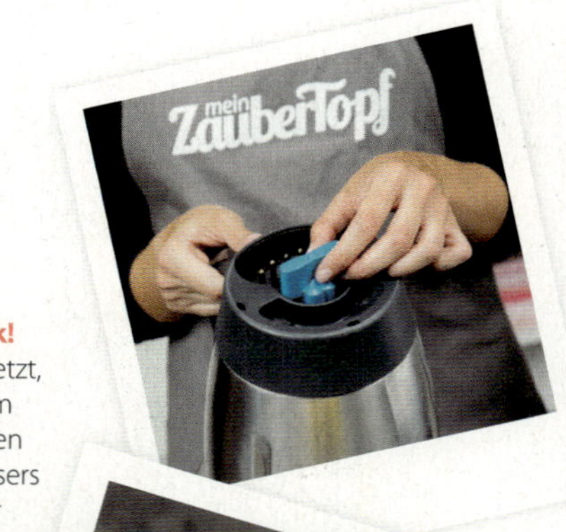

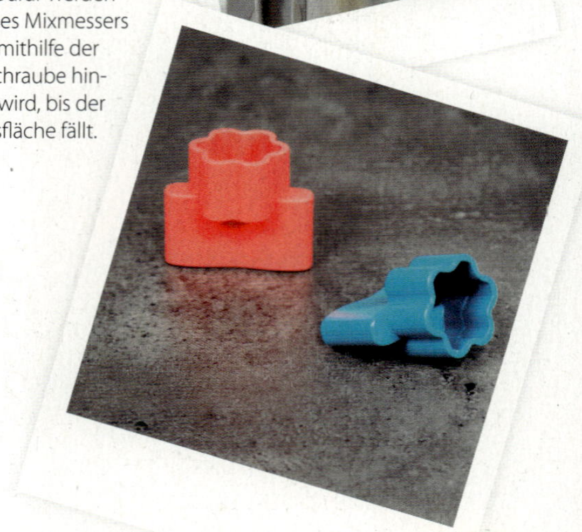

Kleiner Profi für jeden Bedarf

TeigTwister®

Aluminium: 16,95 Euro
Kunststoff: 12,95 Euro

Teige aus dem Mixtopf zu lösen ist jetzt kein Problem mehr!

Der TeigTwister® von Wundermix ist ein stabiler Griff für die Messerunterseite. Es gibt ihn aus Kunststoff im coolen Schwarz oder frischen Grün sowie in edler Aluminium-Ausführung jeweils für TM6 und TM5®.
Für Nutzer des TM31: Für euch gibt's den passenden TeigTwister® ebenfalls aus Aluminium im Shop!

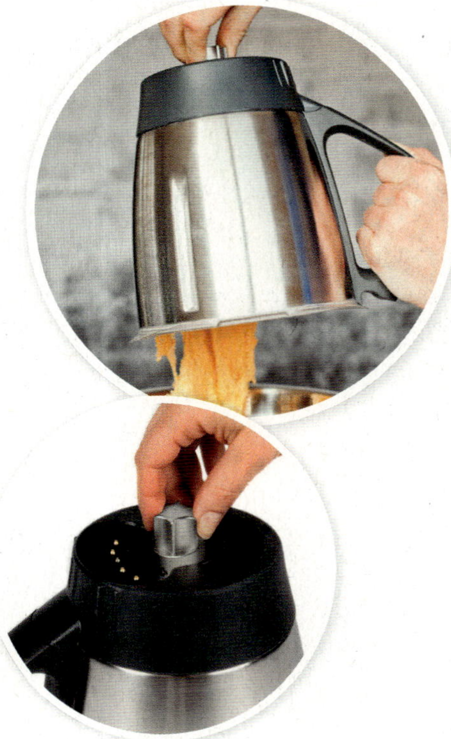

Teigreste adé!

Teigblume

7,95 Euro statt ~~9,95 Euro~~

Zähe Kuchen- und Brotteige lassen sich mit einer Handbewegung vom Mixmesser lösen.

Die Flügel der Teigblume lassen sich leicht greifen und machen so das Drehen des Mixmessers besonders einfach. Die Teigblume gibt's in Rosa und Hellblau, sie passt auf die Unterseite des Mixmessers von TM6 und TM5®.

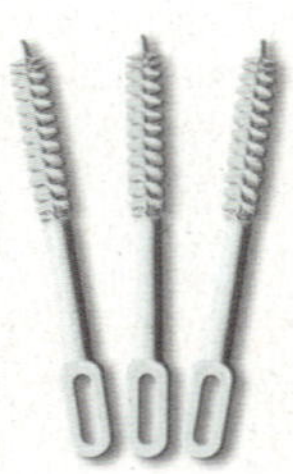

Einfacher reinigen

3er-Set Messer-Tüllenbürste

3er-Set 7,95 Euro

Diese Messerbürsten schaffen es mit ihren filigranen Bürstenköpfen, auch unter das Messer zu gelangen. Anschließend einfach mit in den Geschirrspüler legen!

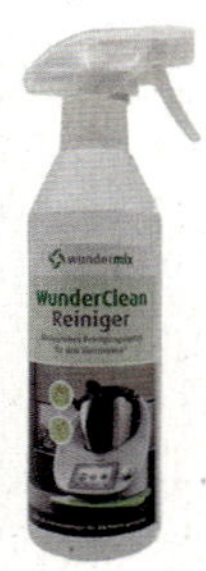

Ökologisch & blitzblank

WunderClean Reiniger

500 ml für 7,35 Euro

Der Reiniger auf pflanzlicher Basis ist auf die schonende Reinigung des gesamten Thermomix® Geräts spezialisiert – für Mixtopf, Display, Korpus und Griff.

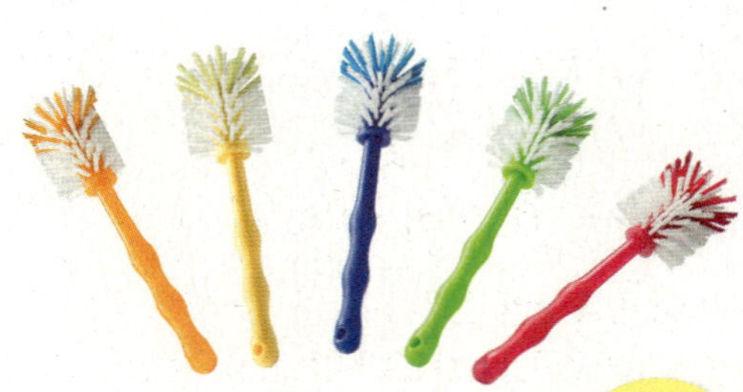

Handlich und gut

Universalbürste

1 Stück 4,35 Euro
5er Set mit 5 Farben nur 14,85 Euro

Die Universalbürste macht's leicht: Der runde Kopf, ihr stabiler ergonomisch geformter Griff und die kräftigen Nylonborsten machen diese Bürste unentbehrlich.

ZauberPrise by ZauberTopf

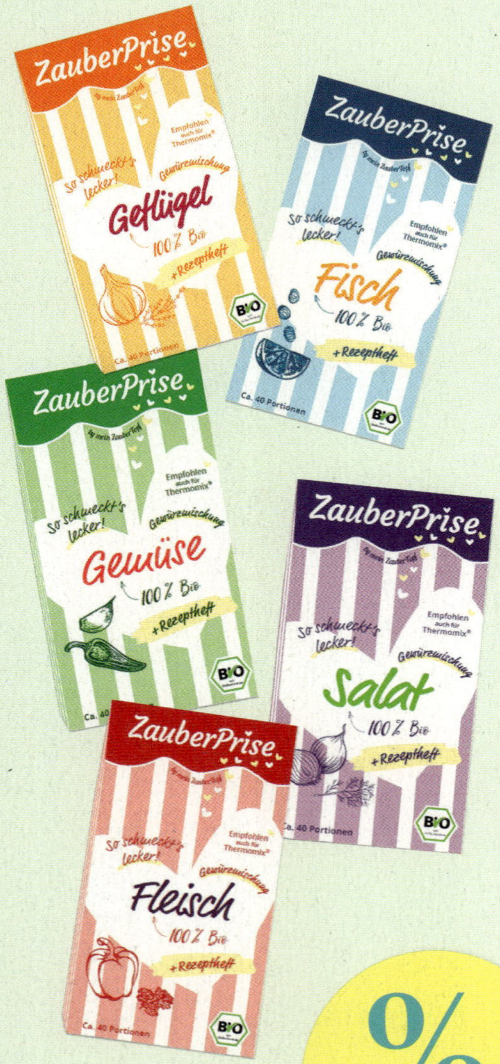

% IM SET

BIO nach EG-Öko-Verordnung

Bio-Gewürzmischungen

ZauberPrise in 5 Sorten

5er-Set 19,95 Euro statt ~~24,45 Euro~~

Mit den ZauberPrise Gewürzmischungen gelingt das Würzen eurer Speisen aus dem Thermomix® endlich ganz einfach. Mit je 2 Teelöffeln der Prise würzt ihr 4 Portionen und schon haben diese einen rundum guten Geschmack. Die ZauberPrisen bestehen ausschließlich aus Bio-Zutaten und enthalten keine Geschmacksverstärker. Mit den fünf Sorten „Gemüse", „Fleisch", „Fisch", „Geflügel" und „Salat" habt ihr alles, was ihr braucht. Würzt Hackfleisch, Nudelsalate, Aufläufe, Suppen, Frikassees, gedünstetes Gemüse und mehr.

Schachtel à 75 g nur 4,89 Euro

TOP SELLER

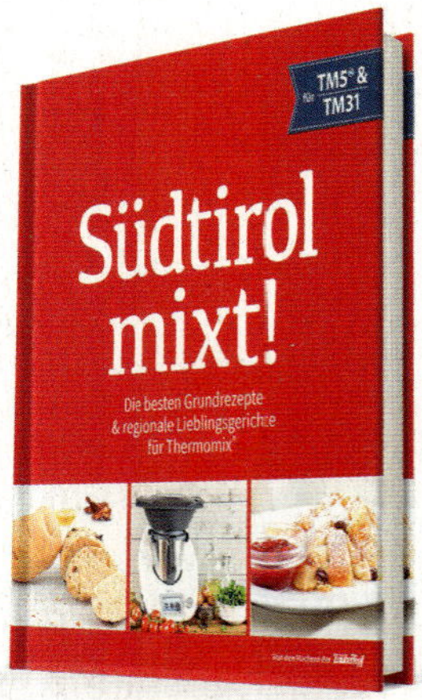

Südtirol mixt!

Urlaubsküche aus dem Thermomix®

29,90 Euro

Kochen wie in Südtirol: Mit über 100 der beliebtesten Rezepte aus der Bergküche

Hier werden Kalbsgulasch und Bauernbratl, Kaiserschmarren und Topfenknödeln sowie Schüttelbrot und Strude serviert. So kommt der Hüttenzauber in die eigene Küche. Alle Rezepte sind für den Thermomix® geeignet – auch für den TM6! EXTRA: Grundrezepte für Gewürze, Soßen & mehr.

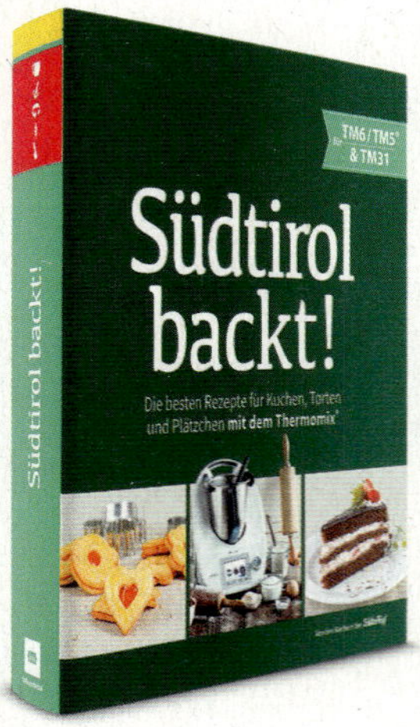

NEU: Südtirol backt!

Backrezepte für ein ganzes Jahr

29,90 Euro

Die 100 besten Rezepte für traditionelle Plätzchen, Kuchen und Torten – für die Fernwehküche mit dem Thermomix®

Das Urlaubsland Südtirol ist bekannt für seine Biskuitrouladen mit Marillenkonfitüre, Apfelkrapfen, Topfenkuchen, Käsesahnetorten und kernige Vollkornkuchen. Hier ebenfalls dabei: Plätzchen- und Kuchenrezepte für die Adventszeit wie Rehrücken und Linzer Schnitten. Plus: viele wertvolle Basisrezepte.

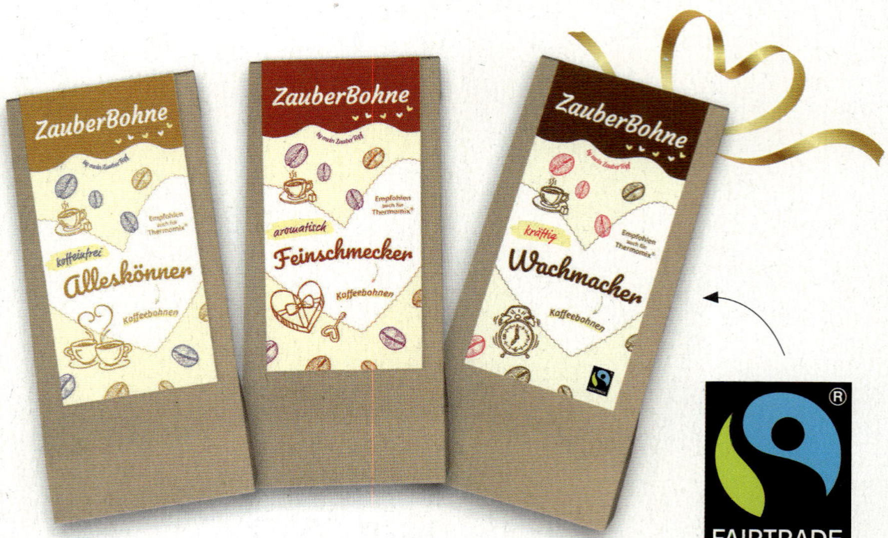

FAIRTRADE

Der koffeinfreie „Alleskönner" für jede Tageszeit

Ganze Bohnen ohne Koffein. Mit samtiger Crema. Entkoffeinierung ohne chemische Lösungsmittel! **250 g, 5,99 Euro**

Der aromatische „Feinschmecker"-Kaffee

Edler Kaffee, der Kaffeefreunde begeistert. Vollaromatisch schmeckt er schwarz oder mit Milch. **250 g, 5,99 Euro**

Der kräftige Fairtrade-„Wachmacher"

Kräftiges Aroma und seidiger, fruchtiger Geschmack mit nussiger Note für Glücksmomente. **250 g, 6,99 Euro**

JETZT BESTELLEN: **WWW.SHOP.ZAUBERTOPF.DE**

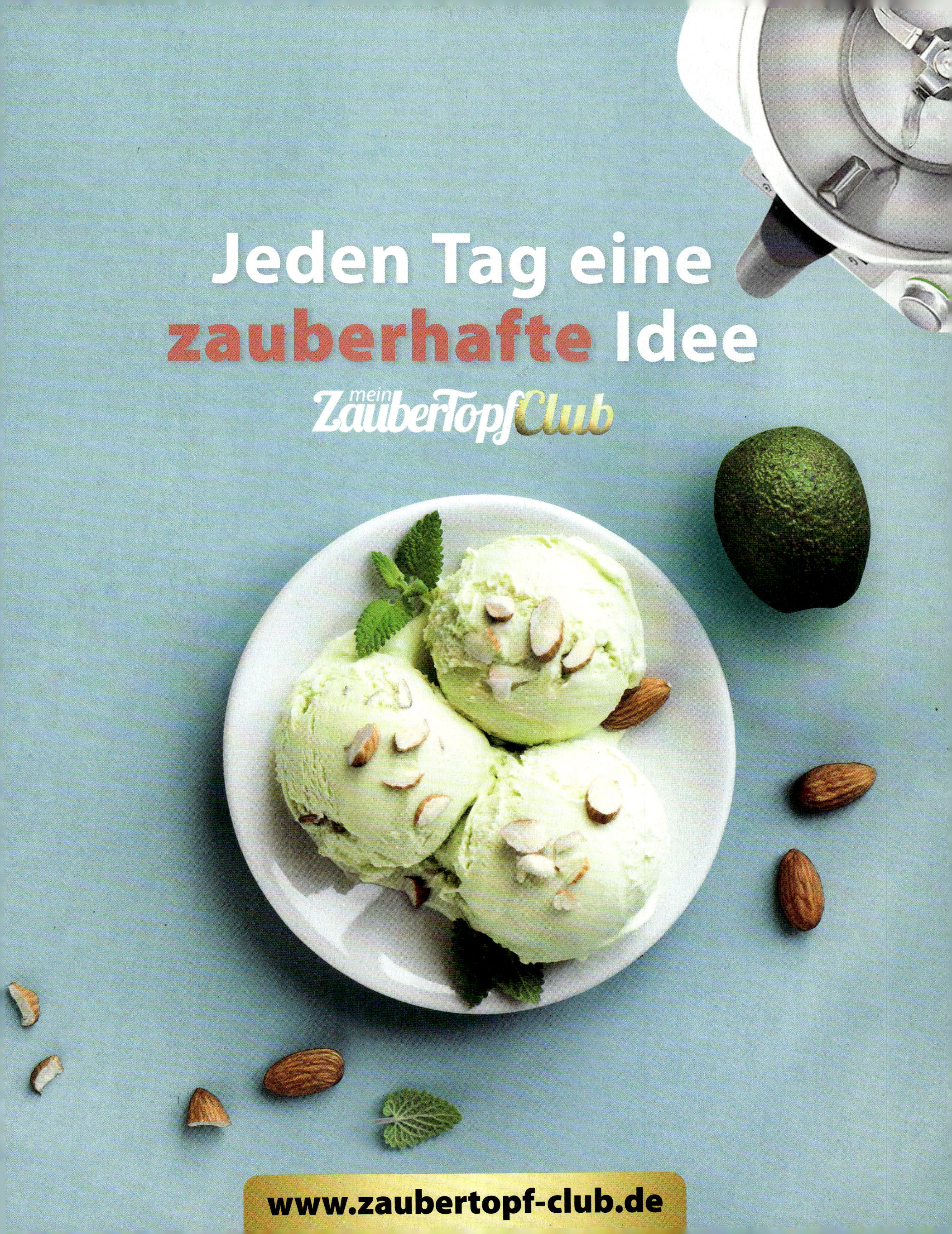
Jeden Tag eine
zauberhafte Idee
mein ZauberTopf Club
www.zaubertopf-club.de

LOWCARB verführt

Kuchen, Muffins, Frozen Joghurt und Eis – unsere sieben köstlichen **Desserts** sind Low Carb, mit gesunden Zuckeralternativen und voll im Geschmack. Mit besserem Gewissen könnt ihr gar nicht schlemmen!

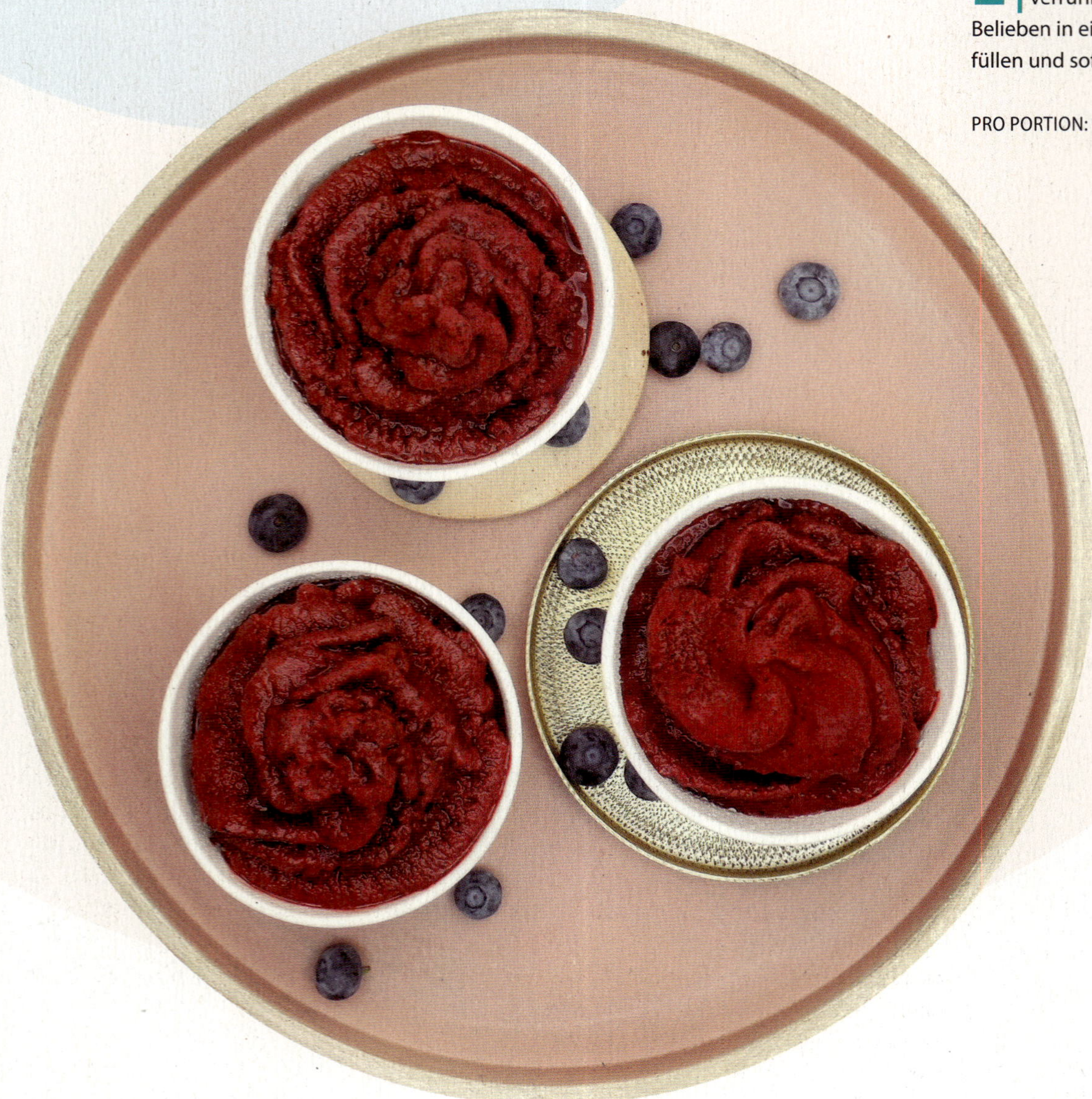

LOW CARB LOW FAT

Frozen Heidelbeerjoghurt

00 10 std : min

ZUTATEN FÜR 4 Portionen

- **400 g Heidelbeeren (TK)**
- **Mark von ½ Vanilleschote**
- **1 EL Kokosblütenzucker**
- **Abrieb und Saft von ½ unbehandelten Limette**
- **200 g Joghurt**

1 Heidelbeeren, Vanillemark, Kokosblütenzucker, Limettensaft sowie -schale in den geben und **16 Sek. | Stufe 8** zerkleinern. Mit dem nach unten schieben.

2 Joghurt zufügen und **5 Sek. | Stufe 4** verrühren. Frozen Heidelbeerjoghurt nach Belieben in einen Spritzbeutel füllen, in Eisbecher füllen und sofort servieren.

PRO PORTION: 104 KCAL | 3 G E | 2 G F | 14 G KH

LOWCARB

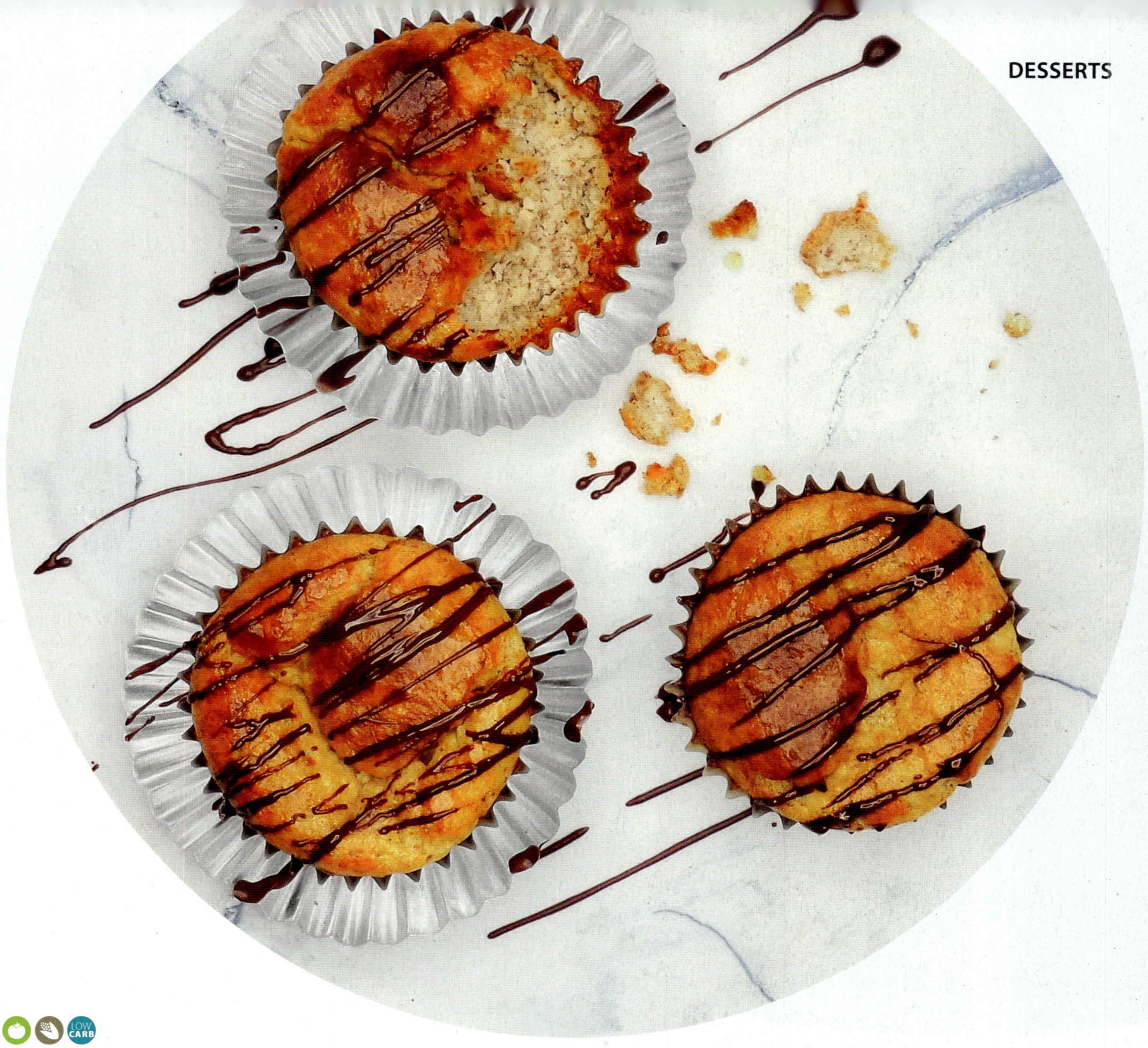

Schnelle Bananenmuffins

00 45 std : min

ZUTATEN FÜR 9 Stück

- 150 g Mandelkerne
- 150 g weiche Butter, in Stücken
- 1 reife Banane, in Stücken
- 3 TL Stevia-Süße
- 6 Eier
- ½ TL Backpulver
- 30 g dunkle Kuchenglasur

1 Die Mulden eines Muffin-Blechs mit 9 Papierförmchen auslegen. Backofen auf 190 °C Ober-/Unterhitze vorheizen.

2 Mandeln in den Mixtopf geben, **8 Sek. | Stufe 7** zerkleinern und umfüllen. Butter sowie die Banane in den Mixtopf geben und **5 Sek. | Stufe 4** zerkleinern. Den Rühraufsatz einsetzen und alles **3 Min. | Stufe 3** cremig rühren. Stevia unter die gemahlenen Mandeln mischen.

3 Ohne Messbecher **3 Min. | Stufe 3** weiterrühren, dabei die Eier einzeln mit je 1 EL der Mandel-Stevia-Mischung durch die Deckelöffnung zufügen. Den Rühraufsatz entfernen. Backpulver mit dem Rest der Mischung verrühren, zugeben und **10 Sek. | Stufe 5** mixen.

4 Teig auf die Papierförmchen verteilen, im vorgeheizten Backofen auf der mittleren Schiene 25 Min. backen. In dieser Zeit den Mixtopf spülen. Muffins aus den Mulden heben und auf einem Kuchengitter abkühlen lassen.

5 Die Kuchenglasur in den Mixtopf geben und **5 Sek. | Stufe 6** zerkleinern. Mit dem Spatel nach unten schieben und anschließend **2 Min. | 50 °C | Stufe 1** schmelzen. Mit einem Esslöffel die Kuchenglasur über die erkalteten Muffins träufeln und die Glasur fest werden lassen.

PRO STÜCK: 311 KCAL | 9 G E | 27 G F | 5 G KH

LOWCARB

Fotos: Friederike Fänger (2) | Illustrationen: Archiv (1)

Frisch, saftig, exotisch und perfekt für unterwegs!

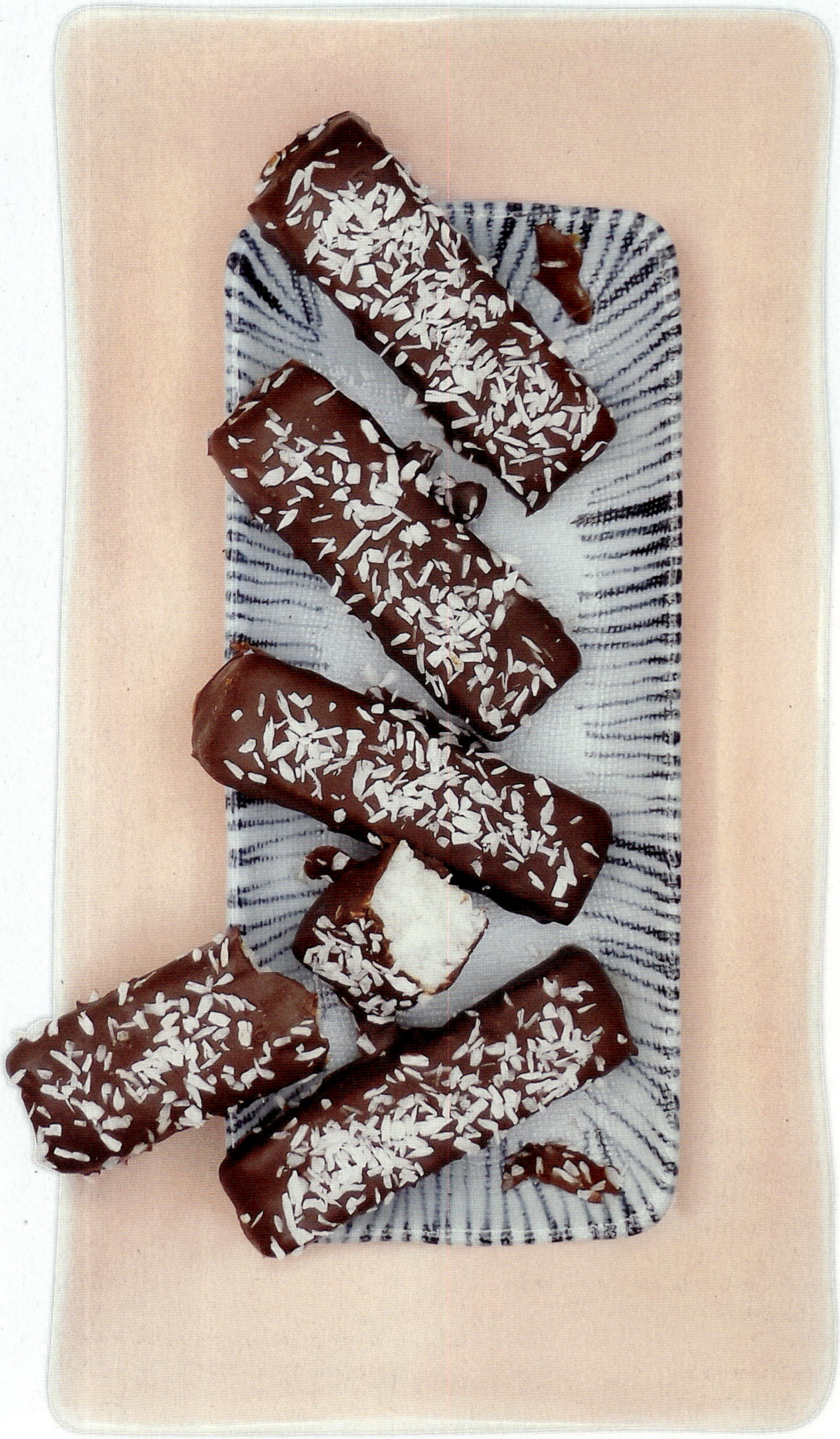

Schoko-Kokos-Riegel

00 20 std : min

zzgl. 1 Std. 30 Min. Kühlzeit

ZUTATEN FÜR 10 Stück

- **200 g Kokosmilch**
- **80 g Kokosöl zzgl. etwas mehr zum Formen der Riegel**
- **2 EL Xylit (Birkenzucker)**
- **200 g + 1 EL feine Kokosraspel**
- **300 g dunkle Kuvertüre, in Stücken**

1 Kokosmilch, 70 g Kokosöl sowie Xylit in den Mixtopf geben und **3 Min. | 70 °C | Stufe 1** erhitzen. 200 g Kokosraspel zufügen, **1 Min. | Stufe 2** untermischen und anschließend die Masse vollständig abkühlen lassen.

2 Ein großes Schneidebrett mit einem Stück Backpapier belegen. Die Kokosmischung auf das Backpapier geben und mit geölten Händen zu einer 20 × 15 cm großen Platte formen. Die Raspel gut festdrücken. Dann die Masse 30 Min. einfrieren. Aus dem Gefrierfach nehmen und die Kokosplatte mit einem Messer längs halbieren, dann in 2,5 cm breite Riegel schneiden und diese nochmals 1 Std. einfrieren.

3 Die Kuvertüre in den Mixtopf geben, **8 Sek. | Stufe 8** zerkleinern und mit dem Spatel nach unten schieben. 10 g Kokosöl zugeben und **3 Min. | 50 °C | Stufe 2** schmelzen. Riegel aus dem Gefrierfach nehmen und nacheinander in die Kuvertüre tauchen. Mithilfe von 2 Gabeln wenden, abtropfen lassen und auf frisches Backpapier setzen. Mit 1 EL Kokosraspel bestreuen, trocknen lassen und servieren.

PRO STÜCK: 321 KCAL | 4 G E | 23 G F | 21 G KH

LOW CARB

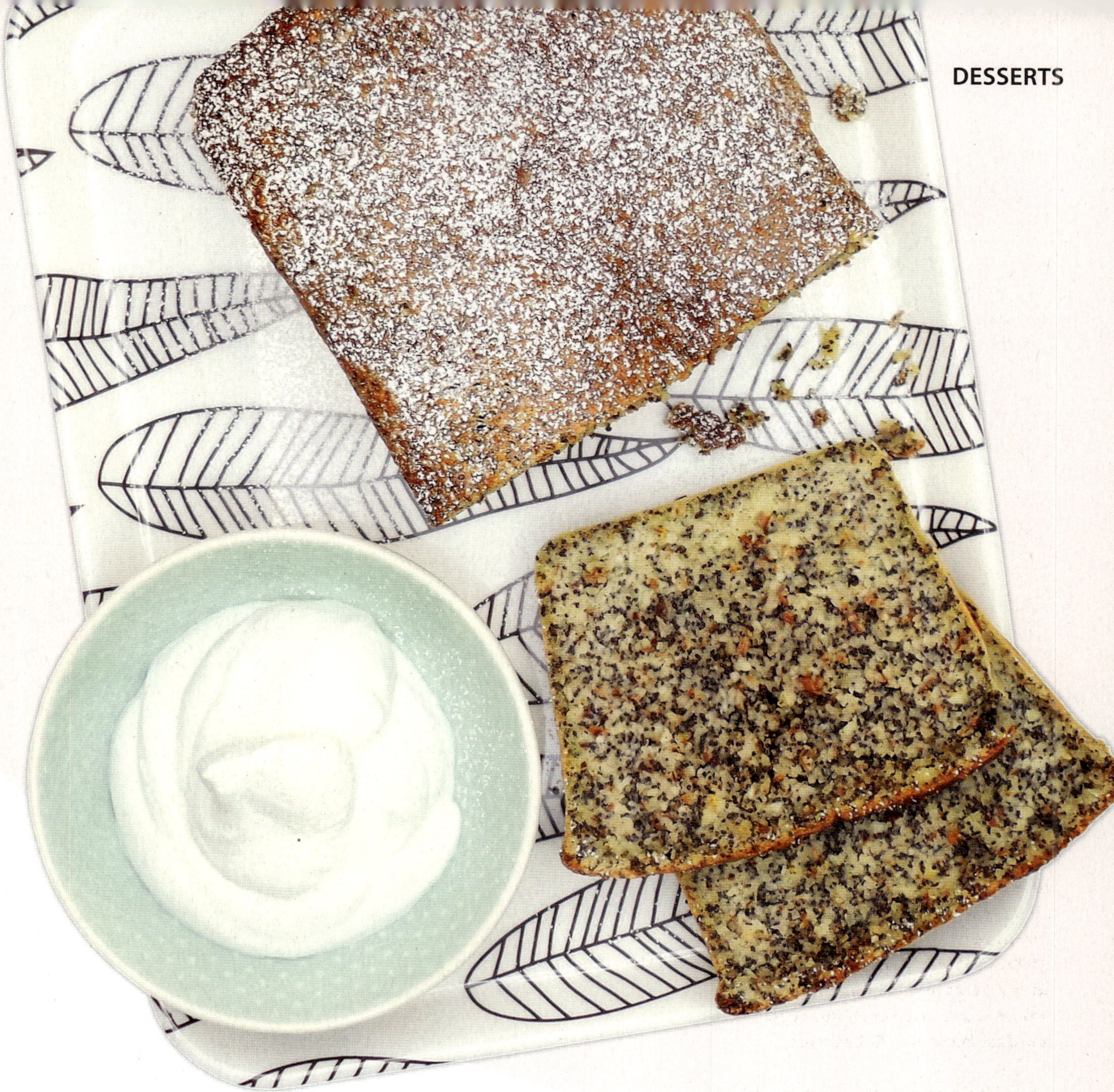

Mohnkuchen

ZUTATEN FÜR 10 Stücke

01 30 std : min

- 250 g Mandelkerne
- 100 g Mohn
- 15 g Weinstein-Backpulver
- 100 g weiche Butter, in Stücken
- 80 g Xylit (Birkenzucker)
- Abrieb von ½ unbehandelten Orange
- 1 Prise Salz
- 6 Eier
- 100 g Magerquark
- 2 TL Puderzucker

Fotos: Friederike Fänger (2)

1 | Ofen auf 180 °C vorheizen. Eine Kastenform (20 cm Länge) mit Backpapier auslegen.

2 | Mandeln mit Mohn in geben, **8 Sek. | Stufe 8** zerkleinern, umfüllen und mit Backpulver mischen. Den Rühraufsatz einsetzen. Butter, Xylit, Orangenschale sowie Salz in den geben und **3 Min. | Stufe 2,5** cremig rühren.

3 | Ohne Messbecher **3 Min. | Stufe 3** weiterrühren, dabei die Eier einzeln mit je 1 EL der Mandel-Mohn-Mischung durch die Deckelöffnung auf das laufende Messer zugeben.

4 | Die restliche Mandel-Mohn-Mischung mit dem Quark in den geben und alles **5 Sek. | Stufe 3,5** vermischen. Den Rühraufsatz entfernen. Die Masse in die Kastenform geben und glatt streichen.

5 | Im vorgeheizten Ofen auf mittlerer Schiene 40–50 Minuten backen. Kurz vor Ende der Backzeit Garprobe durchführen. Kuchen aus dem Ofen nehmen, 10 Min. in der Form abkühlen lassen. Mithilfe des Backpapiers vorsichtig herausheben, auf einem Kuchengitter auskühlen lassen. Mit Puderzucker bestäubt servieren.

TIPP | Dazu etwas kühle Schlagsahne genießen!

PRO STÜCK: 360 KCAL | 14 G E | 29 G F | 11 G KH

LOW CARB

LOW CARB

Joghurt-Beeren-Eis am Stiel

00 10 std : min

zzgl. mind. 3 Std. Kühlzeit

ZUTATEN FÜR 12 Stück

* 250 g Himbeeren
* 2 EL Xylit (Birkenzucker)
* 200 g Sahne
* 100 g Heidelbeeren
* 100 g Sahnejoghurt

1 Himbeeren mit Xylit in den geben, **3 Sek.** | **Stufe 3** zerkleinern und in eine große Schüssel umfüllen. Den Rühraufsatz einsetzen. Die Sahne in den einwiegen und ohne Zeiteinstellung unter Sichtkontakt auf **Stufe 3** bis zur gewünschten Festigkeit steif schlagen.

2 Heidelbeeren mit Sahnejoghurt zugeben und **5 Sek.** | | **Stufe 2** vermischen. Den Rühraufsatz entfernen und die Masse mithilfe des unter die Himbeeren heben. Die Eismasse in 12 Stieleisformen (à ca. 60 ml Inhalt) füllen. Mit je 1 Eisstiel versehen und mindestens 3 Std. einfrieren. Zum Herauslösen die Formen kurz in heißes Wasser tauchen.

PRO STÜCK: 80 KCAL | 1 G E | 6 G F | 5 G KH

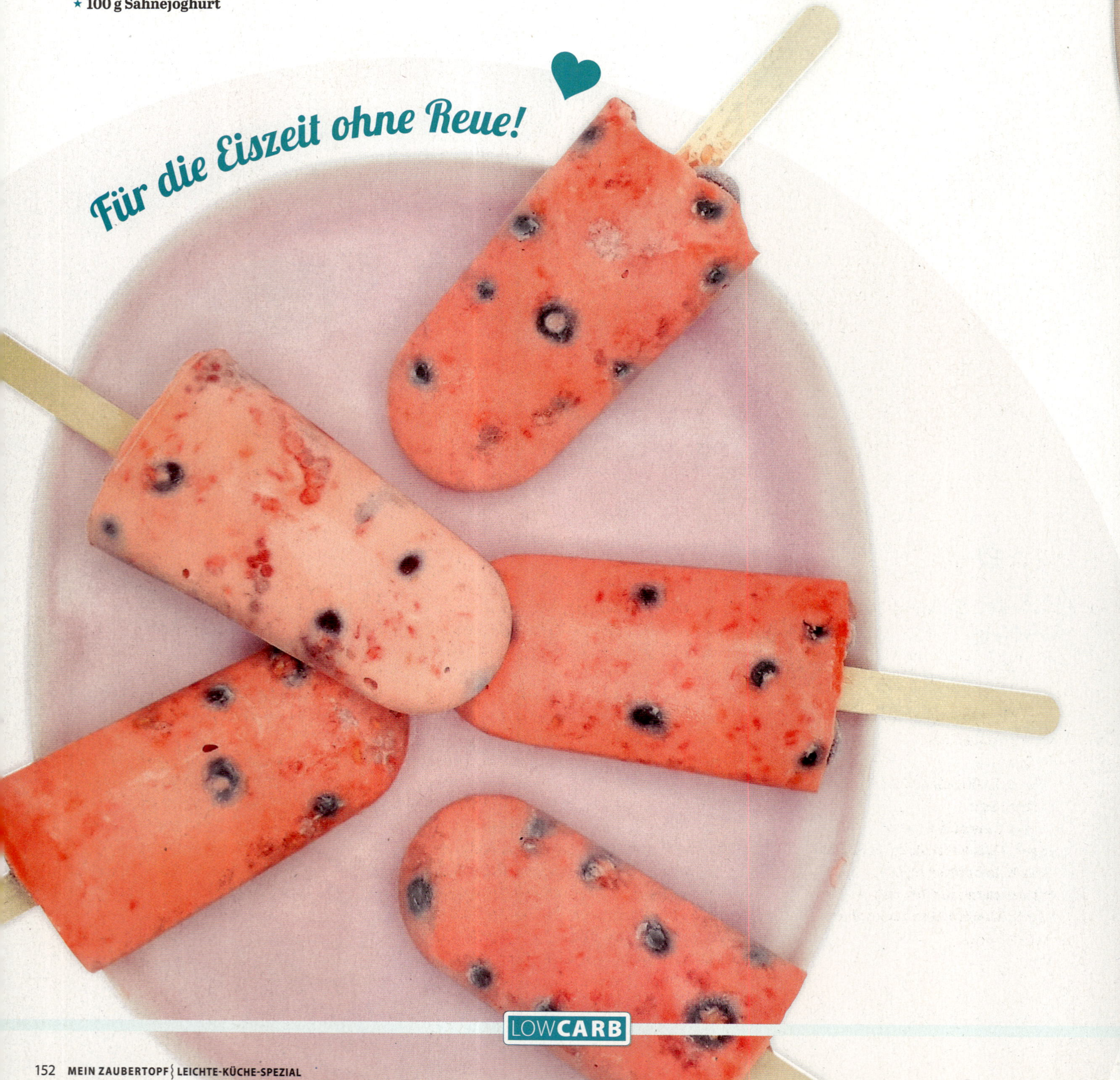

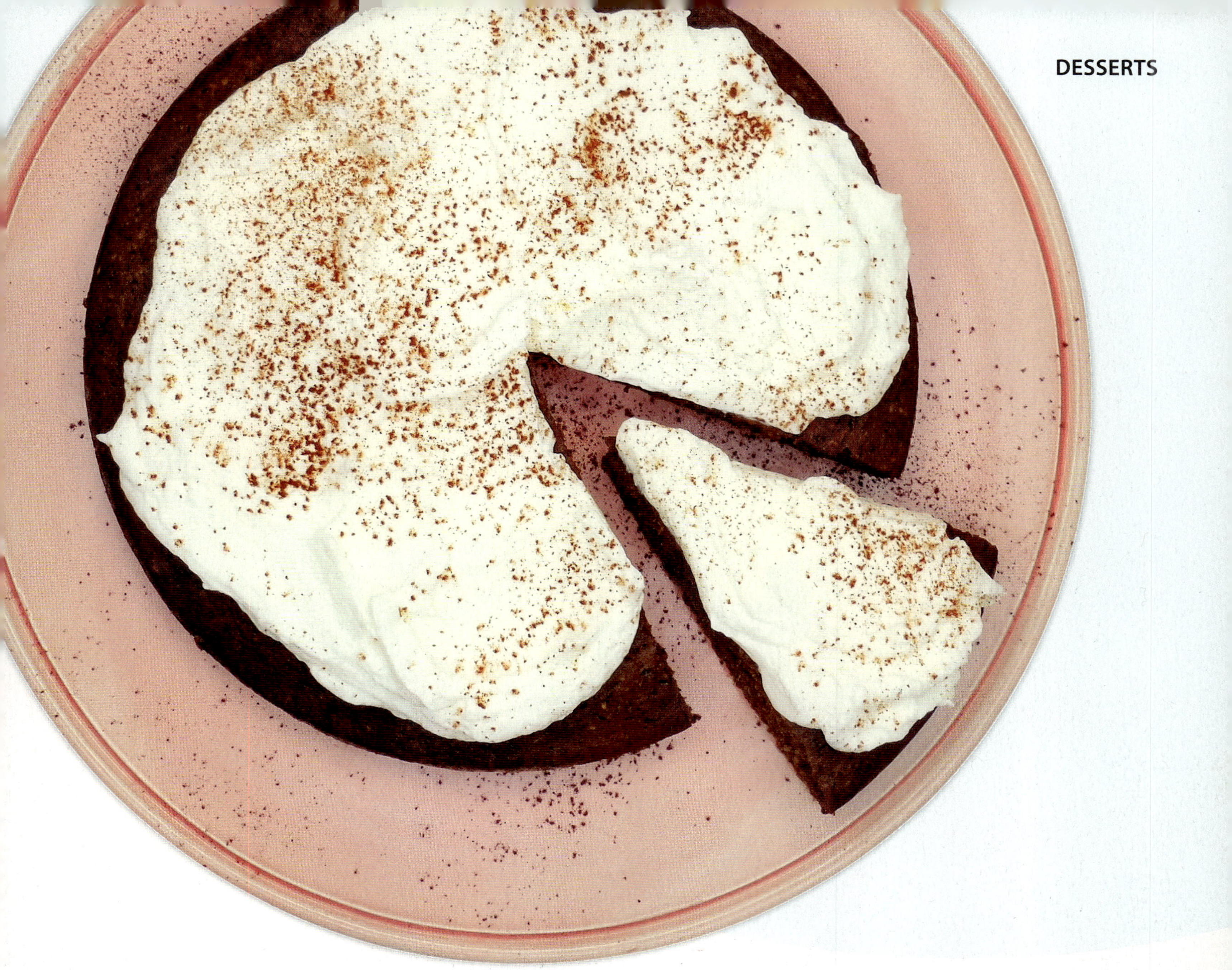

LOW CARB

Mandel-Schokoladen-Kuchen

01 | 25
std : min

ZUTATEN FÜR 12 Stücke

- **50 g Zartbitterschokolade**
- **100 g Mandelkerne**
- **4 Eier**
- **50 g Xylit (Birkenzucker)**
- **1 Prise Salz**
- **1 Msp. Zimtpulver**
- **1 geh. EL Johannisbrotkernmehl**
- **10 g Kakaopulver zzgl. etwas mehr zum Bestäuben**
- **1 geh. TL Weinstein-Backpulver**
- **200 g Sahne**

Fotos: Friederike Fänger (2)

1 | Den Backofen auf 175 °C vorheizen. Den Boden einer Springform (20 cm Ø) mit Backpapier auslegen. Die Schokolade mit den Mandeln in den geben, **10 Sek. | Stufe 7** zerkleinern und umfüllen.

2 | Rühraufsatz einsetzen. Eier, Xylit, Salz und Zimt in den geben, **4 Min. | Stufe 3** cremig aufschlagen. Den Rühraufsatz entfernen.

3 | Johannisbrotkernmehl, Kakao, Backpulver, Mandeln sowie die gehackte Schokolade zufügen und mithilfe des **5 Sek. | Stufe 5** unterrühren. Teig in die vorbereitete Form füllen und glatt streichen. Auf der mittleren Schiene 30–35 Min. backen. Kurz vor Ende der Backzeit die Garprobe durchführen. Den spülen. Den Kuchen aus dem Ofen nehmen und in der Form auf einem Kuchengitter abkühlen lassen.

4 | Den abgekühlten Kuchen aus der Form lösen. Den Rühraufsatz einsetzen. Die Sahne in den geben und ohne Zeiteinstellung unter Sichtkontakt **Stufe 3** bis zur gewünschten Festigkeit steif schlagen. Den Rühraufsatz entfernen und die Sahne auf dem Kuchen verteilen. Dünn mit Kakao bestäubt servieren.

PRO STÜCK: 167 KCAL | 5 G E | 13 G F | 7 G KH

LOWCARB

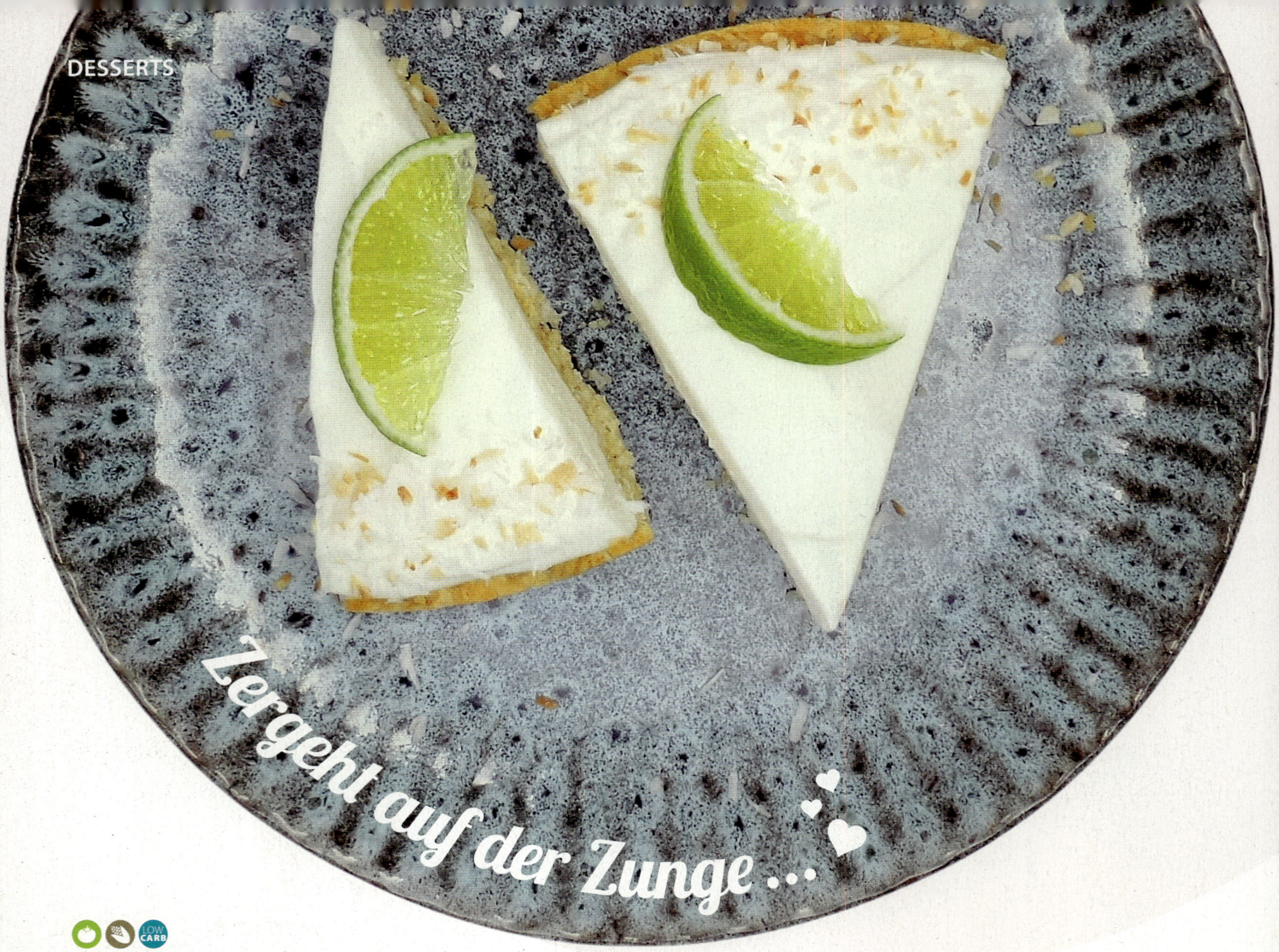

Limetten-Kokos-Frischkäse-Torte

00 | 30 std : min

zzgl. mind. 3 Std. Kühlzeit

ZUTATEN FÜR 12 Stücke

- **75 g Butter, in Stücken zzgl. etwas mehr zum Fetten der Form**
- **120 g Mandelmehl**
- **90 g Kokosraspel**
- **½ Pck. gemahlene Gelatine (5 g)**
- **2 EL kaltes Wasser**
- **3–4 unbehandelte Limetten, davon 1 in Spalten, Schale von 1 Limette abgerieben und Saft (40 g) der übrigen ausgepresst**
- **200 g Frischkäse**
- **40 g Stevia-Süße (z. B. von Canderel)**
- **330 g Sahne**

1 Den Backofen auf 180 °C Ober-/Unterhitze vorheizen. Eine Springform (26 cm Ø) mit Backpapier auslegen und mit Butter einfetten. 75 g Butter in den geben und **3 Min. | 70 °C | Stufe 1** schmelzen. Mandelmehl sowie 75 g Kokosraspel zufügen und **40 Sek. | | Stufe 3** verrühren. Masse in die gefettete Springform geben, gut festdrücken und auf der mittleren Schiene 10 Min. goldbraun backen. Kuchen in der Form auf einem Kuchengitter abkühlen lassen. Den ausspülen.

2 Die Gelatine in einer kleinen Schüssel mit dem Wasser mischen, 5 Min. quellen lassen. Gequollene Gelatine und Limettensaft im **1 Min. | 50 °C | Stufe 1** auflösen. 50 g Frischkäse zugeben und **30 Sek. | Stufe 2** verrühren.

3 Limettenschale, restlichen Frischkäse sowie die Stevia-Süße zufügen und **30 Sek. | Stufe 1** verrühren. Dann in eine Schüssel umfüllen und 10 Min. kalt stellen. Den spülen.

4 Den Rühraufsatz einsetzen. Die Sahne in den geben und ohne Zeiteinstellung unter Sichtkontakt **Stufe 3** bis zur gewünschten Festigkeit steif schlagen. Rühraufsatz entfernen. Die Frischkäsemasse aus dem Kühlschrank nehmen und die Sahne mit dem unterheben. Die Creme auf den abgekühlten Boden streichen und die Torte mindestens 3 Std. oder über Nacht kalt stellen.

5 Die Torte aus dem Kühlschrank nehmen und aus der Springform lösen. Die übrigen Kokosraspel in einer Pfanne ohne Fett goldbraun rösten und auf einem Teller abkühlen lassen. Die Torte mit den gerösteten Kokosraspeln und Limettenspalten garniert servieren.

PRO STÜCK: 292 KCAL | 8 G E | 26 G F | 4 G KH

LOWCARB

Fotos: Friederike Fänger (1)

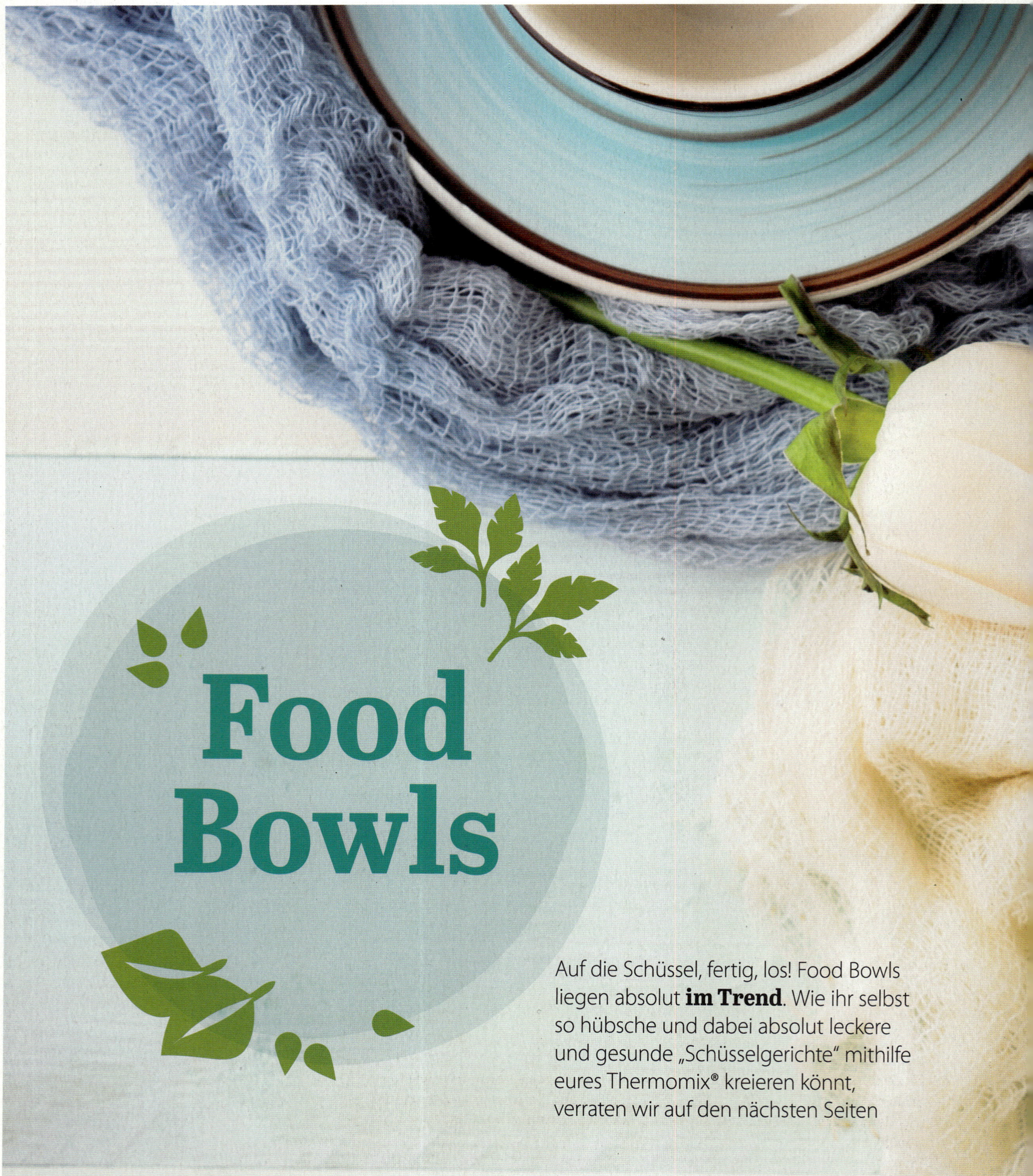

Food Bowls

Auf die Schüssel, fertig, los! Food Bowls liegen absolut **im Trend**. Wie ihr selbst so hübsche und dabei absolut leckere und gesunde „Schüsselgerichte" mithilfe eures Thermomix® kreieren könnt, verraten wir auf den nächsten Seiten

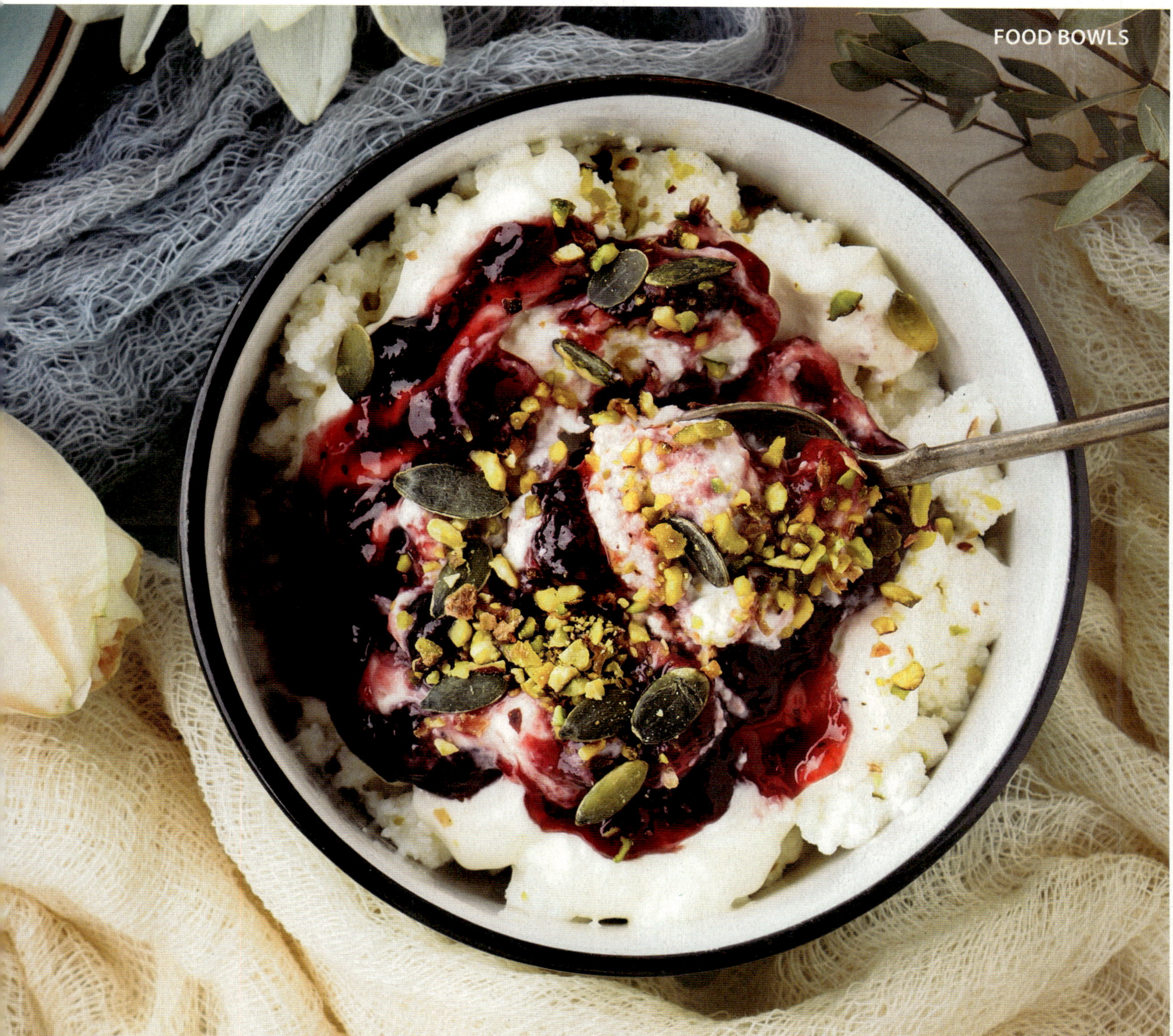

Achtsamkeits-Breakfast-Bowl

00 25 std : min

ZUTATEN FÜR 4 Personen

LOW FAT

- 20 g Pistazienkerne
- 100 g Haferflocken
- 300 g Hafermilch
- 200 g gemischte Beeren (TK)
- 30 g Honig
- 1 TL Zimtpulver
- 200 g Quark
- 60 g Kürbiskerne

1 Pistazien in den Mixtopf geben und **3 Sek. | Stufe 8** zerkleinern, umfüllen. Haferflocken und Hafermilch in den Mixtopf einwiegen, **10 Min. | 90 °C | Linkslauf | Stufe 2** kochen. Umfüllen und etwas abkühlen lassen. Den Mixtopf spülen.

2 Inzwischen die Beeren mit dem Honig in den Mixtopf geben und **6 Min. | 100 °C | Stufe 1** erhitzen. Zimt und Quark unter die abgekühlten Haferflocken rühren.

3 Die Zutaten auf 4 Bowls aufteilen. Dabei den Haferquark als Grundlage verwenden, Beeren obenauf schichten und mit Kürbis- und Pistazienkernen garniert servieren.

PRO PORTION: 320 KCAL | 17 G E | 13 G F | 37 G KH

Foto: www.Gettyimages.de/ tenkende

Slow-Carb-Bowl

01 00
std : min

ZUTATEN FÜR 4 Personen

- **125 g Weizenkörner**
- **25 g natives Olivenöl extra zzgl. etwas mehr zum Bestreichen**
- **Salz**
- **60 g lauwarmes Wasser**
- **200 g Karotten, in Stücken**
- **1 Schalotte**
- **1 TL Kreuzkümmelpulver**
- **½ TL Kurkumapulver**
- **10 g Agavendicksaft**
- **200 g Kichererbsen (Dose), abgetropft**
- **70 g Tahin**
- **2 Prisen frisch gemahlener schwarzer Pfeffer**
- **10 g Zitronensaft**
- **30 g Haselnusskerne**
- **2 EL helle Sesamsaat**
- **200 g Frischkäse**
- **gemischte Kerne und Saaten (Sonnenblumen-, Kürbiskerne, Leinsamen)**
- **600 g Blumenkohl, in Röschen**
- **10 g Zitronensaft**
- **Fruchtfleisch von 1 Avocado, in Streifen**
- **2 Rispen Kirschtomaten**
- **60 g Babyspinat**

1 Für die Cracker die Weizenkörner im Mixtopf **1 Min. | Stufe 10** mahlen. 5 g Öl, Salz sowie Wasser zugeben und für **1 Min. |** Teigknetstufe verkneten. 30 Min. abgedeckt ruhen lassen. Den Backofen auf 200 °C Ober-/Unterhitze vorheizen.

2 In der Zwischenzeit für den Hummus Karotten, Schalotte, Kreuzkümmel, Kurkuma sowie Agavendicksaft in den Mixtopf geben und **5 Sek. | Stufe 6** zerkleinern. Übrige 20 g Öl zufügen und **6 Min. | Varoma | Stufe 2** andünsten. Kichererbsen, Tahin, ½ TL Salz, Pfeffer und Zitronensaft zugeben und **10 Sek. | Stufe 8** pürieren. Den Hummus umfüllen. Den Mixtopf reinigen.

3 Für die Frischkäse-Bällchen Haselnüsse und Sesam **8 Sek. | Stufe 7** zerkleinern, in eine Schüssel geben. Frischkäse zu 8 Kugeln formen und in der Haselnuss-Sesam-Mischung wälzen, sodass sie rundherum bedeckt sind. Auf einen Teller legen und kalt stellen.

4 Den Teig dünn auf Backpapier ausrollen und mit etwas Olivenöl bestreichen. Mit Kernen und mit etwas Salz bestreuen. Mit einem Pizzaroller in Rechtecke schneiden und 15–20 Min. knusprig backen.

5 Blumenkohlröschen, ½ TL Salz sowie etwas Zitronensaft im Mixtopf **4–5 Sek. | Stufe 5** zerkleinern und auf vier Schüsseln verteilen. Mit Avocado, Kirschtomaten und Spinat garnieren. Frischkäsebällchen, Cracker und Hummus in der Schüssel anrichten.

PRO PORTION: 721 KCAL | 25 G E | 45 G F | 62 G KH

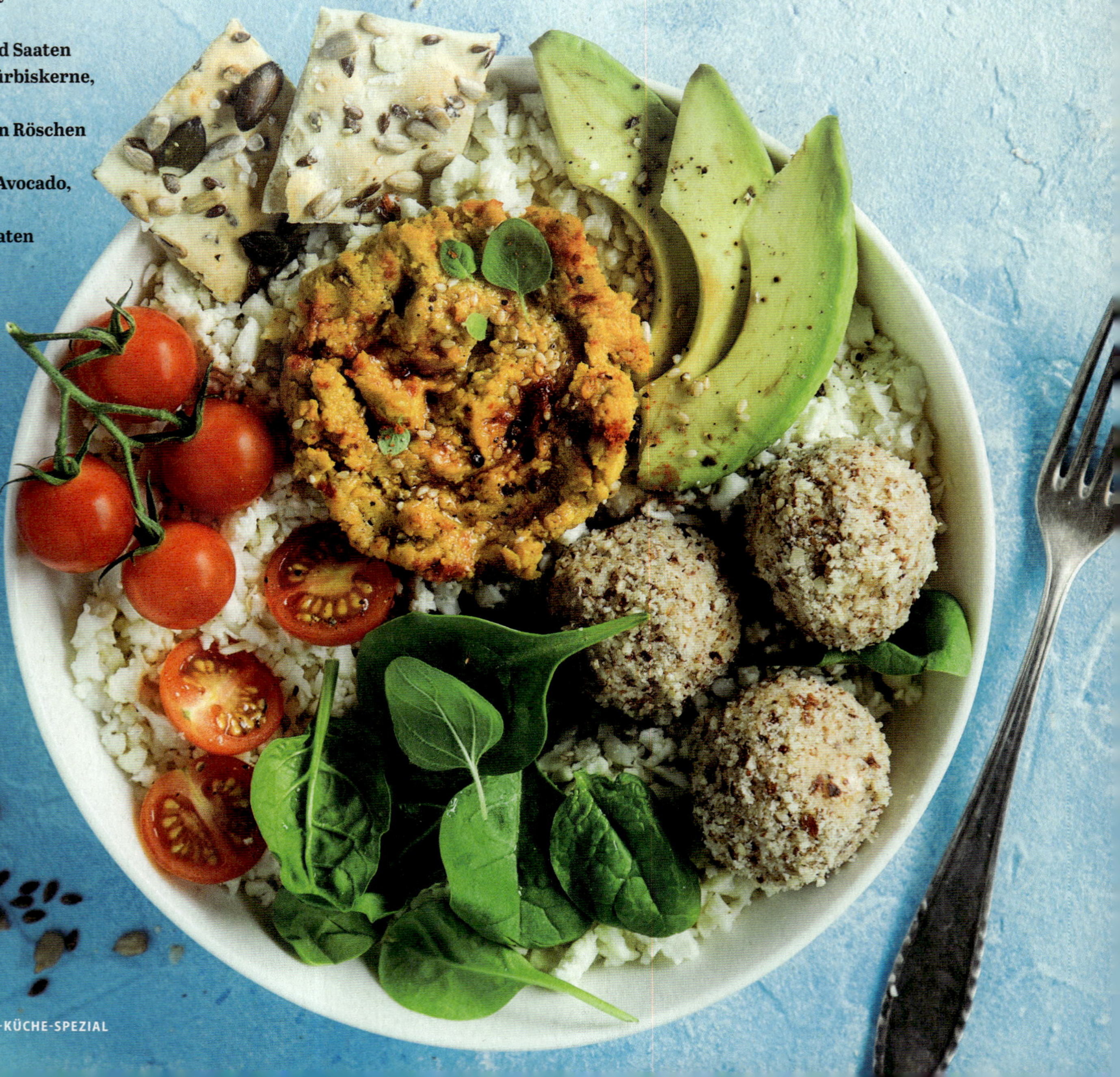

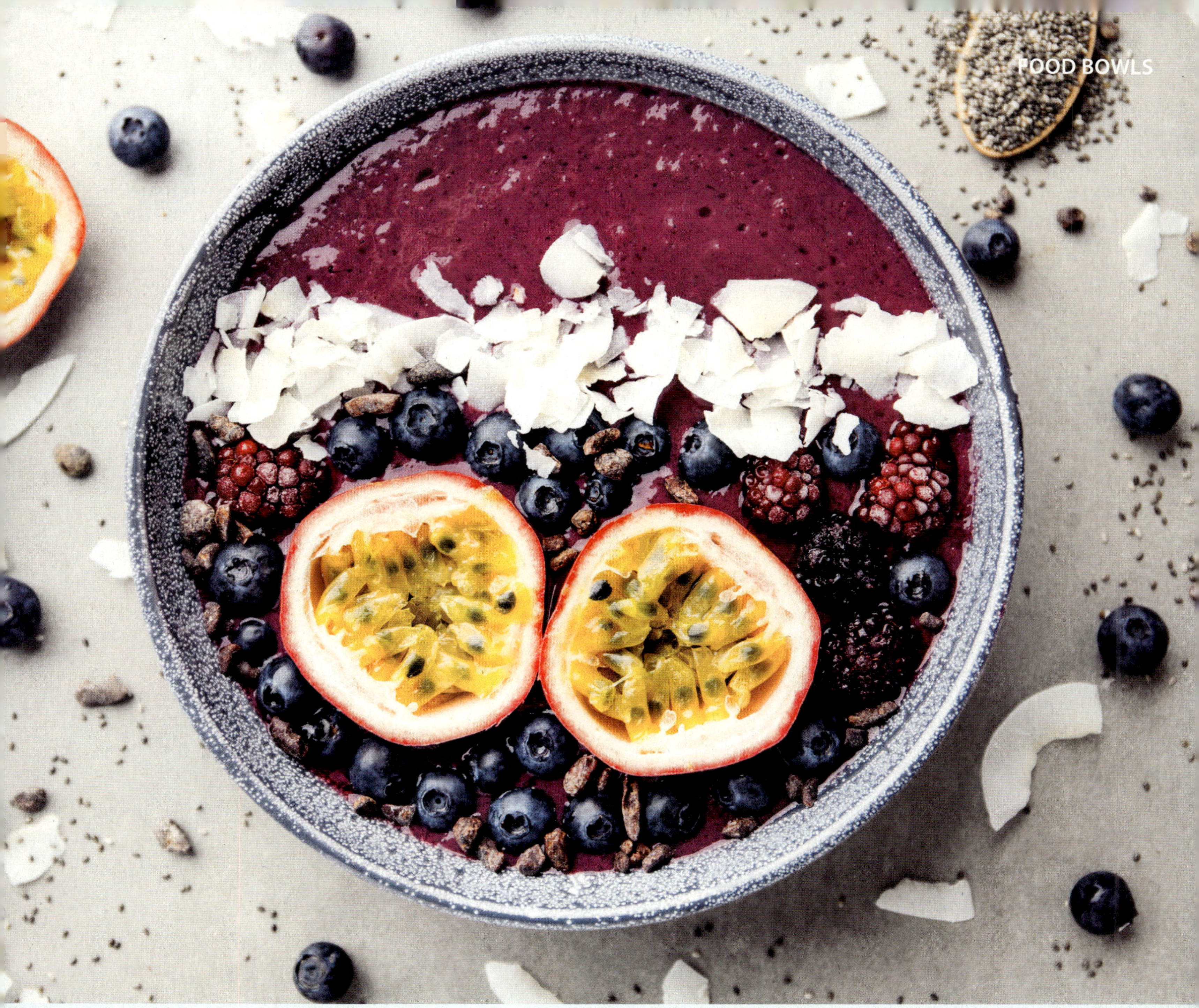

Basische Smoothie-Bowl

00 10
std : min

ZUTATEN FÜR 4 Personen

LOW FAT

* **500 g gemischte Beeren (TK), zzgl. etwas mehr zum Garnieren**
* **4 Bananen, in Stücken**
* **300 g Kokosmilch (Dose)**
* **30 g Agavendicksaft**
* **40 g Chiasamen**
* **100 g Blaubeeren**
* **20 g Kokoschips**
* **20 g getrocknete Gojibeeren**
* **4 Maracujas, gewaschen und halbiert**

1 Die Beerenmischung, Bananen, Kokosmilch, Agavendicksaft und Chiasamen in den Mixtopf geben und alles für **45 Sek. | Stufe 8** pürieren. Das Fruchtpüree gleichmäßig auf auf 4 Schüsseln verteilen.

2 Die Bowl mit Blaubeeren, Gojibeeren, der restlichen Beerenmischung, Kokoschips sowie jeweils 2 Maracujahälften garnieren und sofort genießen.

PRO PORTION: 306 KCAL | 7 G E | 8 G F | 54 G KH

TIPP

Mixt doch einmal eine gelbe Smoothie-Bowl: Verwendet anstelle der Beeren einfach **Ananas, Mango und Pfirsich**, statt Kokosmilch nehmt ihr Orangensaft. Zum Schluss mit Mangoscheiben, Physalis und Sternfrucht garnieren.

Fotos: Anna Gieseler (1); Gettyimages/nerudol (1)

Glutenfreie Hähnchen-Bowl

00 35 std : min

ZUTATEN FÜR 4 Personen

* **120 g Rotkohl, in Stücken**
* **1200 g Wasser**
* **Salz**
* **300 g roter Reis (alternativ Vollkornreis)**
* **2 Hähnchenbrustfilets (à 160 g)**
* **frisch gemahlener schwarzer Pfeffer**
* **25 g Limettensaft**
* **1 EL gemischte Sesamsaat**
* **60 g Sesamöl**
* **6 Blätter Friséesalat, in Streifen**
* **2 Karotten, in Scheiben**
* **4 Radieschen, in Streifen**
* **Fruchtfleisch von 1 Avocado, in Würfeln**
* **4 Limettenscheiben zum Garnieren**

1 Rotkohl in den geben und **3–4 Sek. | Stufe 4,5** klein hacken, umfüllen.

2 Wasser mit 1 TL Salz in den füllen, den Reis in den Garkorb einwiegen und mit dem umrühren. Die Hähnchenbrust in den Varoma legen, leicht salzen und pfeffern. Den Varoma verschlossen aufsetzen. Alles **20 Min. | Varoma | Stufe 4** garen. Danach den Varoma absetzen, den Reis umfüllen und den ausspülen.

3 Für das Dressing Limettensaft, ¾ der Sesamsaat sowie das Sesamöl in den geben. Mit ½ TL Salz und 1 Prise Pfeffer würzen. **20 Sek. | Stufe 4** verrühren. Das Hähnchenbrustfilet in Würfel schneiden.

4 Reis in Schüsseln verteilen, jeweils mit Rotkohl, Salat, Möhrenscheiben und Radieschen bedecken. Avocado und Hähnchenstücke daraufgeben und mit Dressing beträufeln. Mit übriger Sesamsaat und Limettenscheiben garniert servieren.

PRO PORTION: 590 KCAL | 27 G E | 24 G F | 70 G KH

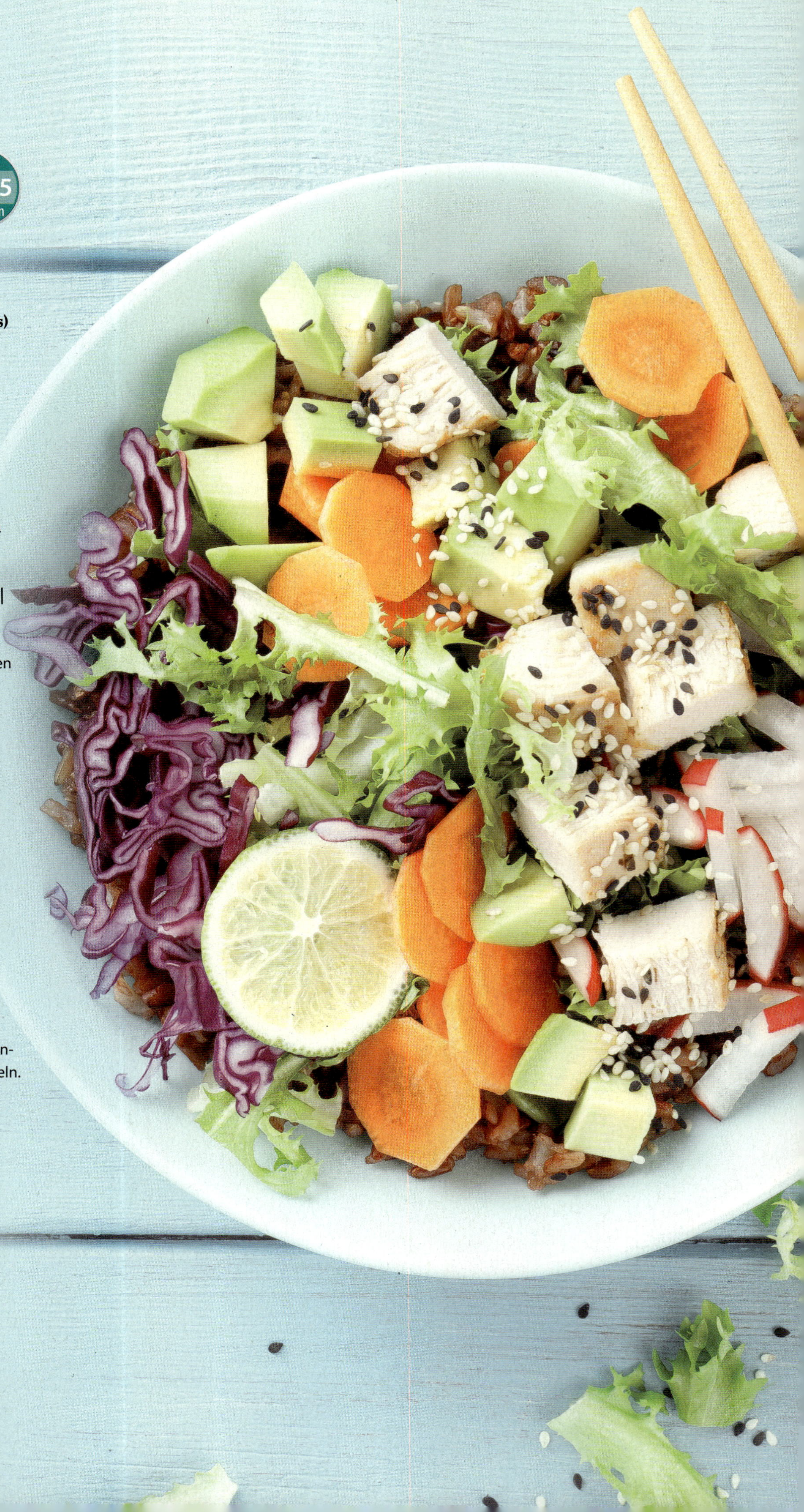

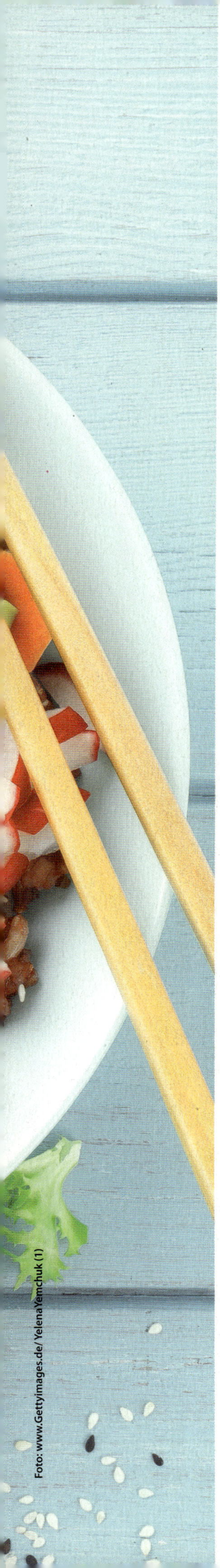

Was sind überhaupt Bowls?

Ihn einer Food Bowl wird das Essen ästhetisch und **farbenfroh in einer Schüssel** angerichtet. Das Ganze folgt dem Prinzip des Clean Eating, beinhaltet also keine Fertigprodukte, sondern unverarbeitete frische, vollwertige und gesunde Lebensmittel

Was gehört in eine Bowl?

Bowls liefern alle Ernährungsbausteine und können perfekt auf die eigenen Bedürfnisse und Vorlieben abgestimmt werden. Je nach Ernährungsform könnt ihr vegane, vegetarische oder auch fleisch- und fischhaltige Zutaten verwenden oder weglassen. Durch die vielen Möglichkeiten kann man Bowls (mehrmals) täglich essen, ohne dass es jemals langweilig wird!

25 % Kohlenhydrate
25 % Proteine
40 % Gemüse und Obst
10 % gesunde Fette

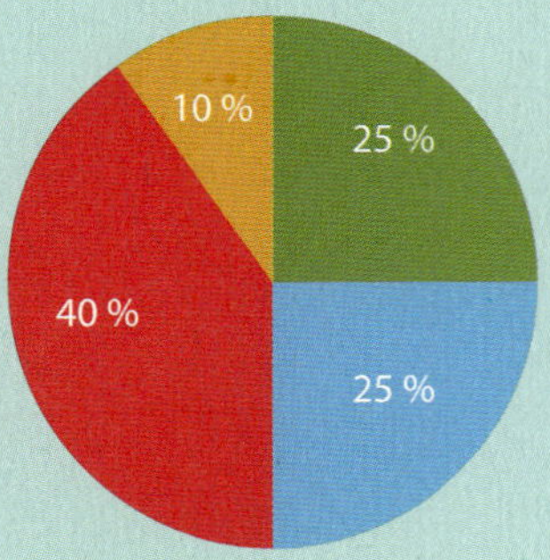

Kohlenhydrate

Kohlenhydrate gehören zu den Makromolekülen und liefern dem Körper Energie. Hier unterscheidet man zwischen kurzkettigen und langkettigen Kohlenhydraten. Die kurzkettigen Kohlenhydrate werden auch Monosaccharide (Einfachzucker) und Disaccharide (Zweifachzucker) genannt und finden sich in Obst und Süßigkeiten.
Die langkettigen Kohlenhydrate nennen sich Oligosaccharide (Mehrfachzucker), befinden sich in Kartoffeln und Hülsenfrüchten. Diese machen länger satt, sind leichter verdaulich und lassen den Blutzuckerspiegel langsamer steigen.

Proteine

Eiweißhaltige Lebensmittel bringen gemeinsam mit Kohlenhydraten und Ballaststoffen den Stoffwechsel in Schwung, sind für die Muskeln und die allgemeine Fitness wichtig.

Fette

Gesunde Fette sind zum größten Teil pflanzlicher Basis. Sie sind ein Baustein für die Gesundheit, den Muskelaufbau und der Regulation des Hormonhaushaltes. Außerdem sind Fette wichtig, um fettlösliche Vitamine aufzunehmen, die in der Bowl versteckt sind.

Vitamine

Vitamine sind ein Allrounder für unseren Körper und helfen, wo sie können – egal ob Immunsystem, Blutzellen, Muskeln oder Nerven. Jedoch sind Vitamine sehr hitzeempfindlich, daher empfiehlt es sich, das Gemüse roh oder schonend gegart zu verspeisen.

Wie unterscheiden sich die vielen Bowls?

Buddha Bowls
Die Buddha Bowl entstammt den Wurzeln des Zen-Buddhismus. Das dabei verwendete Geschirr namens Ōryōki ist ein Satz von Schalen. Die größte Schale wird Buddha-Schale genannt. Beim Ōryōki wird eine meditative Praxis des Essens praktiziert. Die Basis der Buddah Bowl besteht aus Salat, buntem Gemüse, Kohlenhydraten, Proteinen und gesunden Fetten. Hierbei werden alle Nährstoffe, die der Körper braucht, abgedeckt.

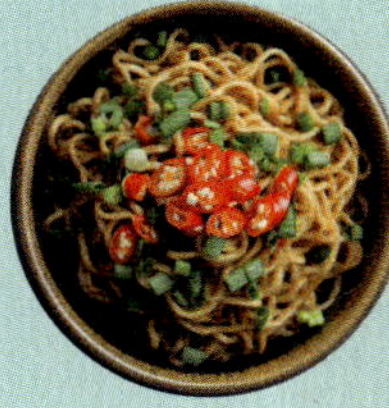

Noodle Bowls
Die aus Asien stammende Bowl hat als Grundlage Reisnudeln. Hier werden Nudeln und Gemüse in einer Schale kombiniert.

Smoothie Bowls
Bei den Smoothie Bowls, auch als **Breakfast Bowls** bekannt, wird püriertes Gemüse und/oder Früchte mit Haferflocken, Nüssen, Samen und Früchten dekoriert.

„Nicecream" Bowls
Im Sommer aber auch zum Frühstück sehr beliebt. Gefrorene Früchte werden mit Joghurt püriert, um eine cremige Konsistenz herzustellen, dann wird mit Toppings garniert.

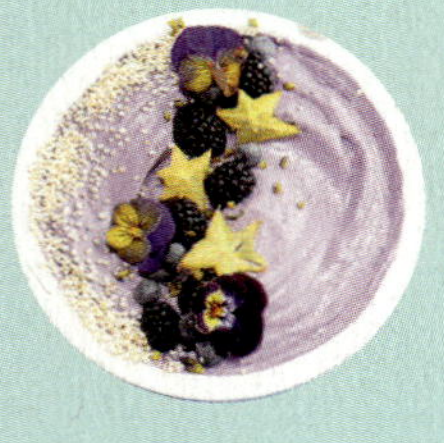

Poké Bowls
Die Poké Bowl kommt aus dem Hawaiianischen und bedeutet so viel wie Fischsalat. Roher Fisch wird mit beliebigen Zutaten angerichtet.

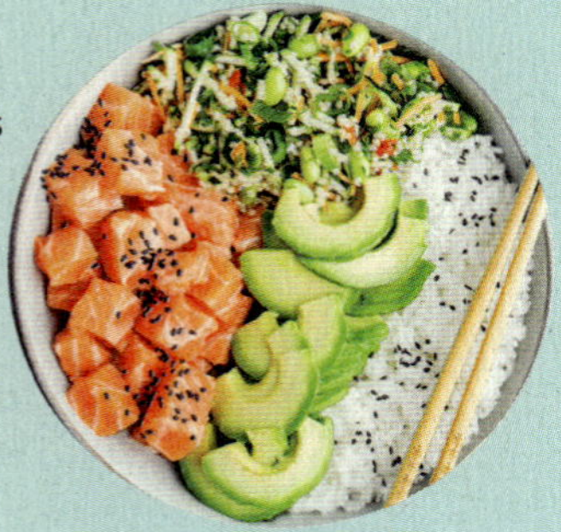

Wer es auch gern mal süß mag, kann einfach Obst untermischen oder dem Dressing etwas Honig hinzufügen.

Buddha Bowl in 6 Schritten

1 | Als Erstes wird eine grüne Basis geschaffen, hierfür könnt ihr Salate, Kohlarten oder Spinat verwenden.

2 | Im zweiten Schritt wird etwas Farbe ins Spiel gebracht. Knackiges buntes Gemüse wie Paprika, Karotten oder anderes peppen die Bowl farblich auf.

3 | Langkettige Kohlenhydrate finden wir in Vollkorn, Quinoa, Süßkartoffeln und Naturreis. Proteinlieferanten sind Tofu, Kichererbsen oder Bohnen.

4 | Gesunde Fette stecken in Avocado, Oliven und Nüssen.

5 | Als Topping könnt ihr ganz nach Belieben Sprossen oder auch Samen verwenden.

6 | Und zu guter Letzt folgt ein köstliches Dressing, das die Bowl vollendet. Ganz einfach selbst machen könnt ihr Hummus, Pesto oder simple Salatdressings.

TIPP | Bowls sind zur Resteverwertung gut geeignet! Einfach die am Vortag übrig gebliebenen Speisebestandteile am nächsten Tag mit einigen frischen Zutaten anrichten.

mein ZauberTopf
www.zaubertopf.de

Impressum

mein ZauberTopf ist eine unabhängige Publikation aus dem Hause falkemedia und steht in keinerlei Verbindung zu den Unternehmen der Vorwerk-Gruppe. Die Marken „Thermomix®" und die Produktgestaltungen des „Thermomix®" sind eingetragene Marken der Unternehmen der Vorwerk-Gruppe. Für die Rezeptangaben und für das Gelingen der Rezepte in **mein ZauberTopf** ist ausschließlich falkemedia verantwortlich.

Verlag
falkemedia GmbH & Co. KG, An der Halle 400 #1, 24143 Kiel
Tel. +49 431 200 766-0, Fax +49 431 20 07 66 50
E-Mail: info@zaubertopf.de, www.zaubertopf.de

Herausgeber
Kassian Alexander Goukassian (v. i. S. d. P.)

Mitglied der Geschäftsleitung & Ltg. Marketing
Wolfgang Pohl

Chefredakteurin/Teamleitung
Vivien Koitka

Redaktion (redaktion@zaubertopf.de)
Charlotte Heyn, Hannah Hold, Svenja Rudolf, Amelie Flum, Kristine Fröhlich, Eric Kluge, Henrieke Wölfl, Madeline Bartsch (stud. Aushilfe), Sophia Kaminski (Praktikantin), Elisabeth Witten (Praktikantin)

Art-Direktion/Layout
Lara Klemm

Grafik und Bildbearbeitung
Lisza Lange, Nele Witt, Sara Wegner, Kathrin Knoll

Lektorat
SchlussBlick

Fotografen
Tina Bumann, Anna Gieseler, Sophia Handschuh, Kathrin Knoll

Abonnementbetreuung
abo@zaubertopf.de, Tel. +49 711 72 52 293,
mein ZauberTopf Abo-Service, Postfach 810640, 70523 Stuttgart

Mediaberatung
Martin Wetzel (Martin.Wetzel@brmedien.de)
Tel. +49 2241 1774 14, Fax: +49 2241 1774 20

Sascha Eilers (s.eilers@falkemedia.de),
Tel. +49 4340 49 93 79, mobil: +49 151 53 83 44 12
Fax: +49 4340 49 93 91

Anzeigenkoordination
Dörte Schröder (d.schroeder@falkemedia.de), Tel. +49 431 20 07 66 12

Anzeigenpreise
Siehe Mediadaten 2020 unter www.zaubertopf.de

Produktionsmanagement/Druck
Impress media GmbH, www.impress-media.de

Vertrieb
VU Verlagsunion KG, Meßberg 1, 20086 Hamburg

Vertriebsleitung
Hans Wies, VU Verlagsunion KG
(Hans.wies@verlagsunion.de)

Bezugsmöglichkeiten
Abo, Zeitschriften- und Buchhandel, Bahnhöfe, Flughäfen

Einzelpreis: 5,50 Euro (reguläres Heft), 9,99 Euro (Spezial)
Jahresabonnement: 42,90 Euro
Europäisches Ausland zzgl. 0,90 Euro je Ausgabe
In den Preisen sind Mehrwertsteuer und Zustellung enthalten.
Bezogen auf 8 Ausgaben im Jahr. Der Verlag behält sich die Veränderung der Erscheinungsfrequenz vor.

Manuskripteinsendung
Manuskripte jeder Art werden gerne entgegengenommen. Sie müssen frei von Rechten Dritter sein. Mit der Einsendung gibt der Verfasser die Zustimmung zum Abdruck des Manuskriptes auf Datenträgern der Firma falkemedia. Ein Einsenden garantiert keine Veröffentlichung. Honorare nach Vereinbarung oder unseren AGB. Für unverlangt eingesandte Manuskripte übernimmt der Verlag keine Haftung.

Datenschutz
Jürgen Koch (datenschutzanfrage@falkemedia.de),
falkemedia GmbH & Co. KG, Abt. Datenschutz,
An der Halle 400 #1, 24143 Kiel

Bei falkemedia erscheinen außerdem die Publikationen LandGenuss, So is(s)t Italien, Mein LandRezept, NaturApotheke, Mac Life, BEAT, DigitalPHOTO, BÜCHER und KIELerLEBEN.

© falkemedia, 2020 | www.falkemedia.de | ISSN 2510-392X

falkemedia

Fotos: www.GettyImages.de/ beats3(1); Tharakorn(1); nerudol(1)